LÜCK
MAN
JETZT

DIE 6 SINNE KÜCHE.
TOBIAS STUMPFL

SEELEN HUNGER

WENN ERNÄHRUNG UNSERE SEELE RETTEN KANN

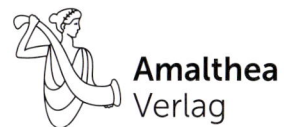
Amalthea Verlag

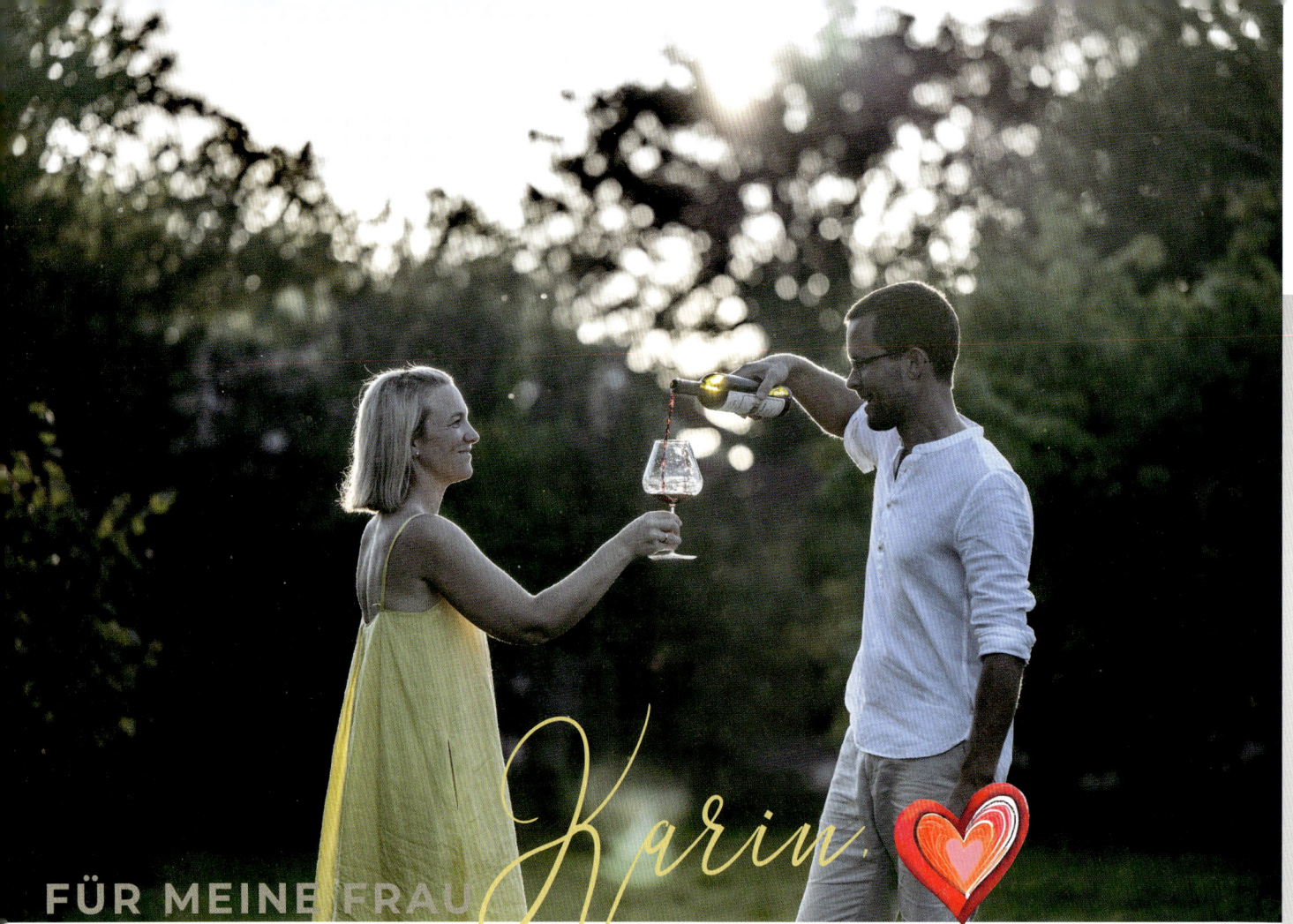

FÜR MEINE FRAU *Karin*,
DIE MICH MIT IHRER UNERSCHÜTTERLICHEN FRÖHLICHKEIT ZU EINEM GLÜCKLICHEN LEBEN INSPIRIERT UND AUCH FÜR MICH DA WAR, ALS ICH DAMALS DEN BODEN UNTER DEN FÜSSEN VERLOR.

Ich bin kein Arzt. Ich bin kein Diätologe. Ich bin kein Wissenschaftler. Ich gehöre nicht zu den Personen, an die man sofort denkt, wenn es um Ratschläge zur Gesundheit und Ernährung geht. Ich bin ein Mensch, der jahrelang durch eine Krankheit gegangen ist. Durch eine Autoimmunerkrankung.

MEINE „MORBUS CROHN"-KRISE HAT MEIN LEBEN VERÄNDERT.

EIN PAAR WORTE ZUR VORSPEISE.

Ich fühle mich heute stärker als je zuvor und bin dankbar dafür, dass mir diese Krise einen neuen Weg im Leben gezeigt hat. Den Weg der Balance, zwischen Vermeidung von Belastungen und Annahme des Wohltuenden. Vermeidung ist kein Verzicht, sondern mein Luxus, so für meinen Körper sorgen zu dürfen, wie ich es für richtig halte.

Ein Beispiel: Lektine sind pflanzliche Stoffe, die vor einiger Zeit durch Zufall in unseren Speiseplan gekommen sind. Zum Leidwesen unserer Gesundheit, denn Lektine können Entzündungen verursachen und verstärken. Entzündungsfreiheit ist aber der Schlüssel zu langer Gesundheit, zu sprudelnder Energie und Lebensfreude.

AUFSEHENERREGENDE WISSENSCHAFTLICHE ERKENNTNISSE ZWINGEN ZUM UMDENKEN.

Auf meiner Reise durch die Krise habe ich eine Leidenschaft entwickelt. Eine, die nicht nur fünf Sinne berührt, sondern auch unseren sechsten: den Gesundheits-Sinn. Ich kreiere Rezepte, die nicht nur vollen Genuss liefern, sondern auch dem aktuellsten Stand der Wissenschaft entsprechen.

ERSPAREN SIE SICH LEIDEN!

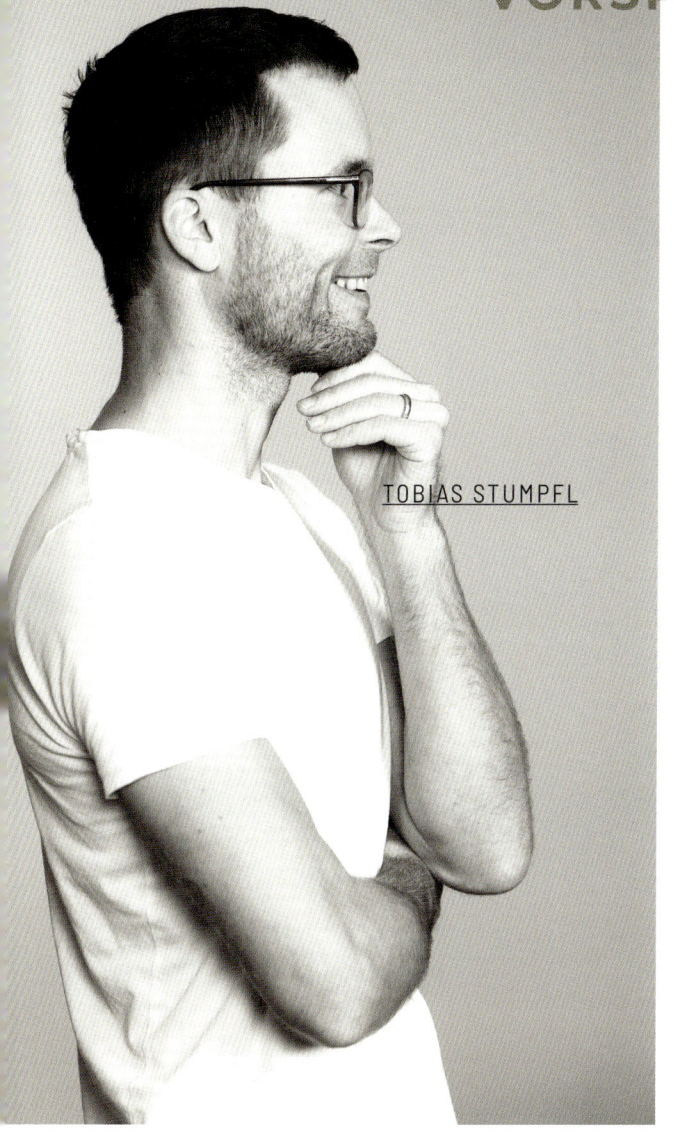
TOBIAS STUMPFL

Entzündungswerte, welche die Laborskala sprengten, Medikamente, die Nebenwirkungen auslösten, ein Organismus, der am Rand einer Katastrophe stand und jederzeit zu kollabieren drohte.

HEUTE BIN ICH GESUND. VÖLLIG GESUND.

> ENERGIEMANGEL, LUSTLOSIGKEIT, ERSCHÖPFUNG: ALLES GEWOHNHEIT. VIELE MENSCHEN – ICH ZÄHLE MICH AUCH DAZU – VERÄNDERN ERST DANN ETWAS IN IHREM LEBEN, WENN DER LEIDENSDRUCK SEHR GROSS IST. ODER: WENN DAS ZIEL EINE ENORME POSITIVE STRAHLKRAFT HAT. LASSEN SIE SICH INSPIRIEREN VON DEN IDEEN, IMPULSEN UND REZEPTEN. FÜR IHR GLÜCK.

Inhalt

6 Stufen zur Gesundheit.   40
Die Speisekammer.
Die Schatzkammer der Genüsse.   42–43
Genuss heißt jetzt: TOBIO!
Einkaufen leicht gemacht.   44–45

14
Die drei Säulen der Heilung.

Für meine Frau Karin …	2
Ein paar Worte zur Vorspeise.	3
Mein Tag X.	
Der Anfang vom Anfang.	8–11
Die drei Säulen der Heilung:	
Belastungen – Nährstoffe – Denkhaltung	14–18
Frühstücksrezepte,	
die der Seele schmecken.	19–35
Eine neue Brotzeit	36–39

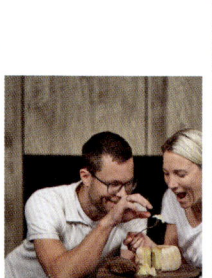

40-41
ERNÄHRUNG

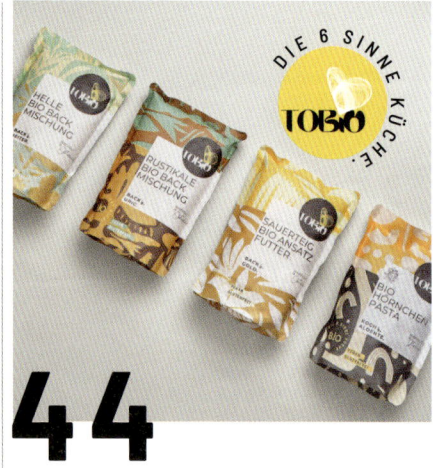

44
TOBIO. DIE 6 SINNE KÜCHE.

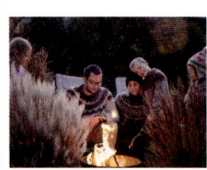

8
MEIN TAG X

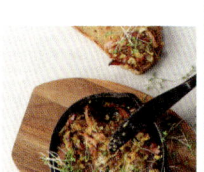

24–26
FRÜHSTÜCK
SHAKSHUKA

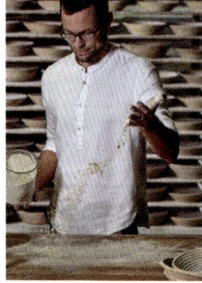

36–39
EINE NEUE
BROTZEIT

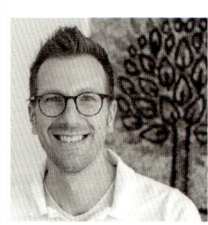

46–47
DR. CHRISTIAN
GERSCH

72
Grundsätze

Was der Experte sagt: Dr. Christian Gersch, Langlebigkeitsmediziner	46–47
Suppen. Die Königinnen der Nährstoffe.	49–69
Bewusster Genuss ohne Verzicht: Elisabeth Grabmer, Spitzenköchin	71
Grundsätze. Oder wie sich Nahrungsmittel in echte Heilmittel verwandeln.	72
Wichtige Fakten zur Zubereitung. Und warum Zutaten so relevant sind.	73
Salate. Genuss in Grün und Beliebtes für dazwischen.	77–87

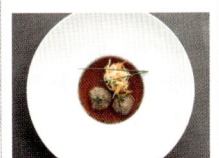

56–57
LEBERKNÖDEL
SUPPE

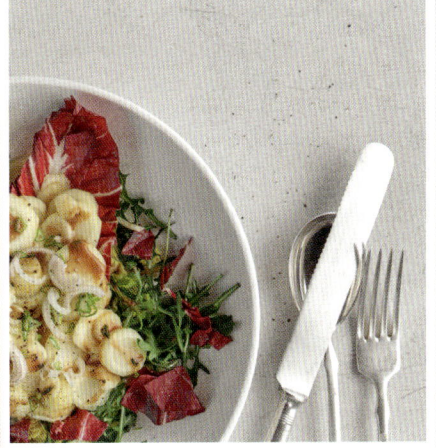

82–83
RÜBEN
SALAT

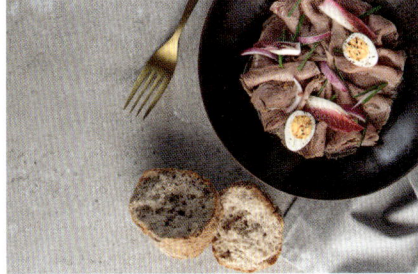

86–87
SAURES
RINDFLEISCH

71

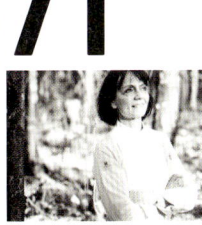

ELISABETH
GRABMER,
SPITZENKÖCHIN

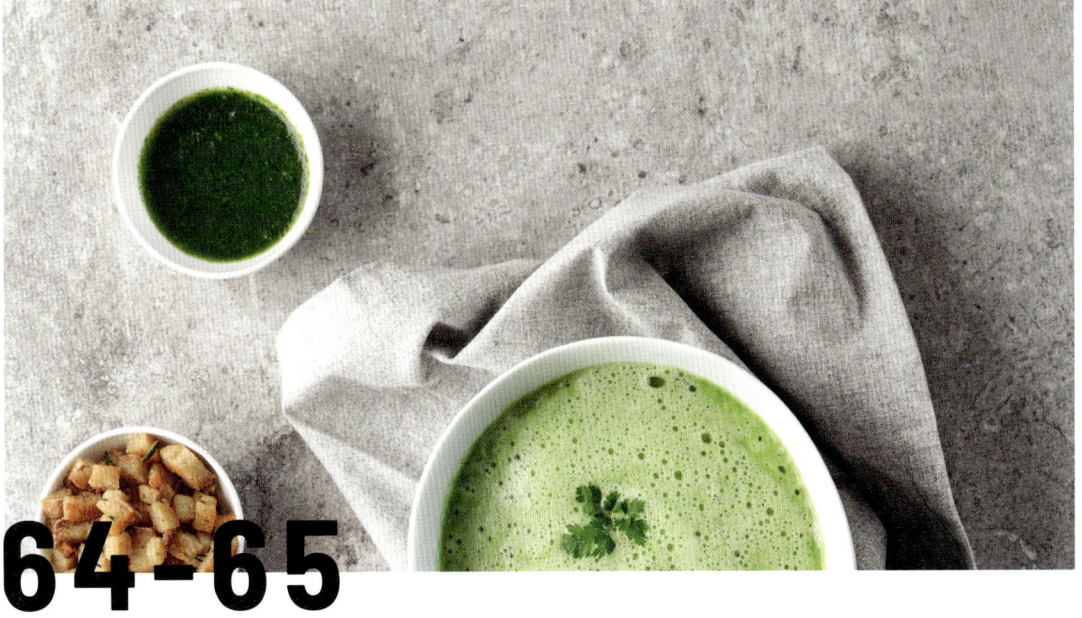

64-65

BÄRLAUCH
SUPPE

Was noch alles drinnen ist:

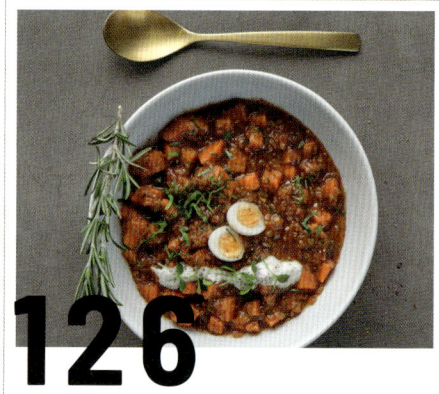

126
SÜSSKARTOFFEL GULASCH

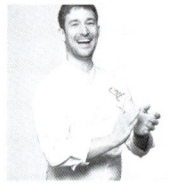

88
MARKUS GRILLENBERGER, KÜCHENCHEF, GOURMETKOCH

Mir geht es um Sinn und Sinnlichkeit! Markus Grillenberger	88
Hauptspeisen. So gabeln Sie Speise für Speise mehr Gesundheit auf.	89–137
Fleischliche Leckerbissen	138–139
Hauptspeisen	140–157

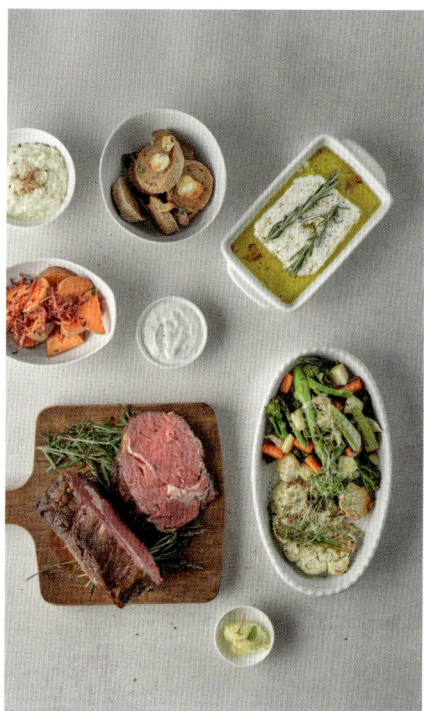

106–107
RAVIOLI

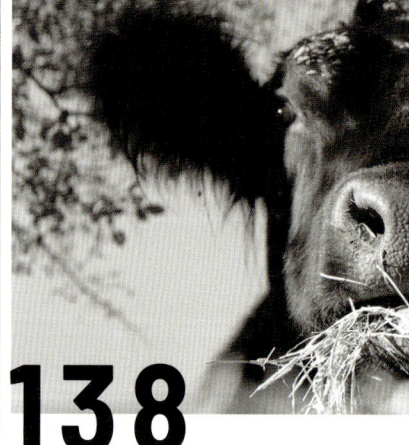

138
FLEISCHLICHE LECKERBISSEN

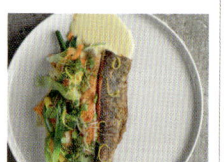

130–131
FISCH MIT BUTTERSCHAUM

154–155
GRILL ABEND

Eine Tür in eine neue Dimension: Karin Stumpfl	160
Desserts. Einladung zu einem Aroma-Tango für den Gaumen.	161–203
Strudel. Eine Symphonie für jeden unserer Sinne.	205–213

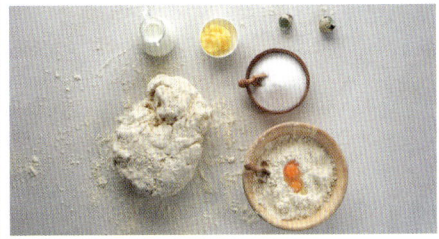

196–197
GERM
TEIG

161
Desserts

Rezeptregister	214
Rechtliche Hinweise, Impressum	215
Wohl bekomm's! Tobias Stumpfl	216

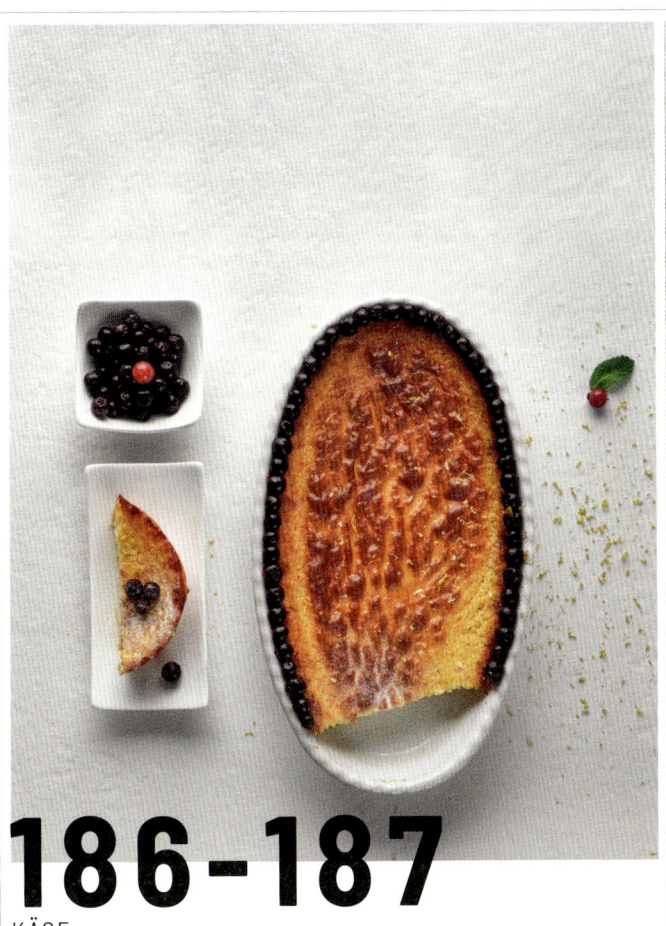

186-187
KÄSE
KUCHEN

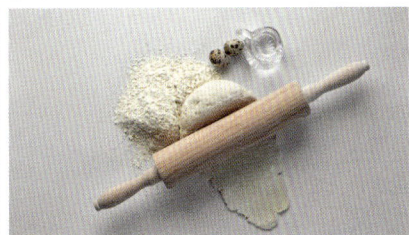

208–209
STRUDEL
TEIG

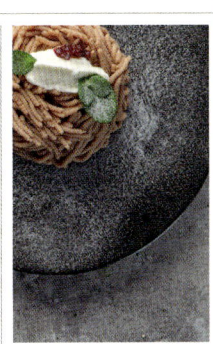

190–191
MARONI
REIS

216

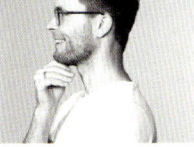

WOHL
BEKOMM'S!

MEIN TAG

ES WAR EIN REGNERISCHER FREITAGABEND IM FRÜHHERBST 2019. EIN ANRUF AUS DEM KRANKENHAUS. DER OBERARZT GIBT MIR DIE DIAGNOSE BEKANNT: „MORBUS CROHN"! <u>UNHEILBAR</u>.

Ich möge unverzüglich kommen und ehest mit der medikamentösen Therapie beginnen. Das heißt: Medikamente ein Leben lang. Medikamente, die mein Immunsystem unterdrücken. Medikamente, die nur symptomatisch wirken. Die Nebenwirkungen seien zwar gefährlich, aber kalkulierbar. Meint die Medizin. Im Notfall müsse man operativ ein Stück Darm entfernen.

DIE LUFT WURDE GANZ DÜNN.

Die Diagnose stellte mein Leben auf den Kopf. „Morbus Crohn" ist eine chronische Entzündung des Dünndarms, bei der das Immunsystem gegen das körpereigene Gewebe arbeitet. Das Ganze sei unheilbar, ein Fortschreiten kann durch Medikamente, die das Immunsystem unterdrücken, zwar gebremst, aber nicht verhindert werden. Über 20 Kilogramm verlor ich innerhalb kurzer Zeit, kratzte an der Untergewichts-Marke, war geplagt von Bauchschmerzen und konnte kaum noch gehen. Dafür verantwortlich: nicht die Krankheit selbst, sondern ein Antibiotikum.

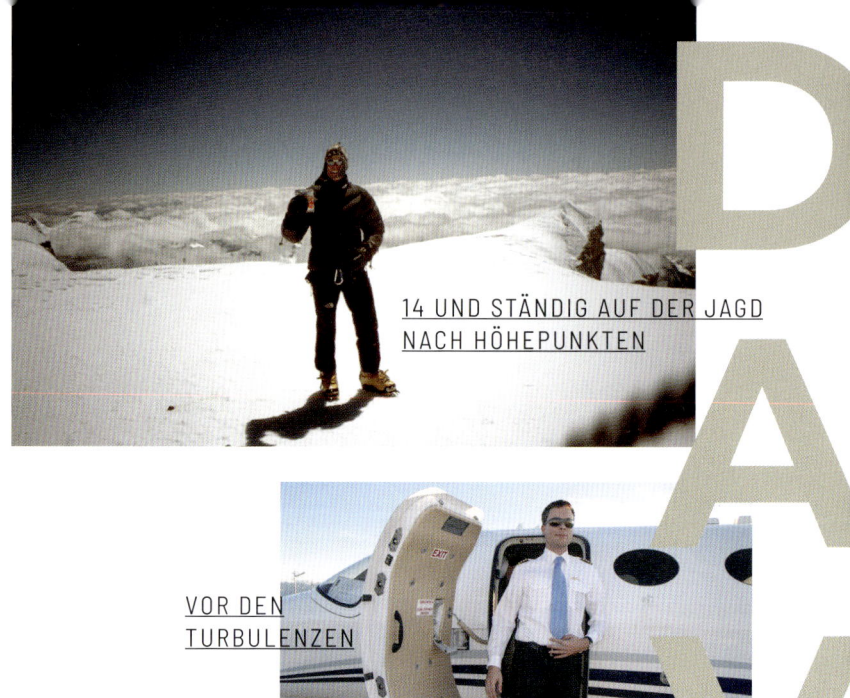

14 UND STÄNDIG AUF DER JAGD NACH HÖHEPUNKTEN

VOR DEN TURBULENZEN

> SO KANN ES NICHT WEITERGEHEN!

Ich war also angekommen am Tiefpunkt meines Lebens. Verzweiflung, völlige Hoffnungs- und Perspektivlosigkeit sowie brutale Schmerzen. Ich griff zu den Medikamenten. Leider keine „erwünschten" Wirkungen, dafür „unerwünschte Nebenwirkungen". Der Startschuss für meine Reise. Aus dem Lebenstiefpunkt in die Veränderung.

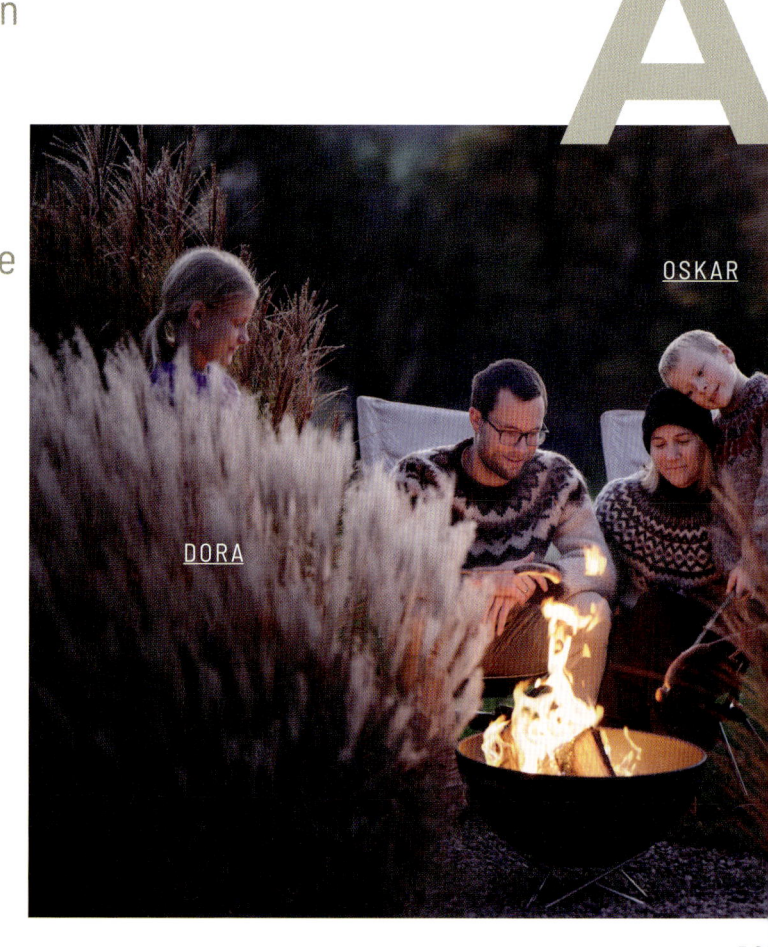

OSKAR

DORA

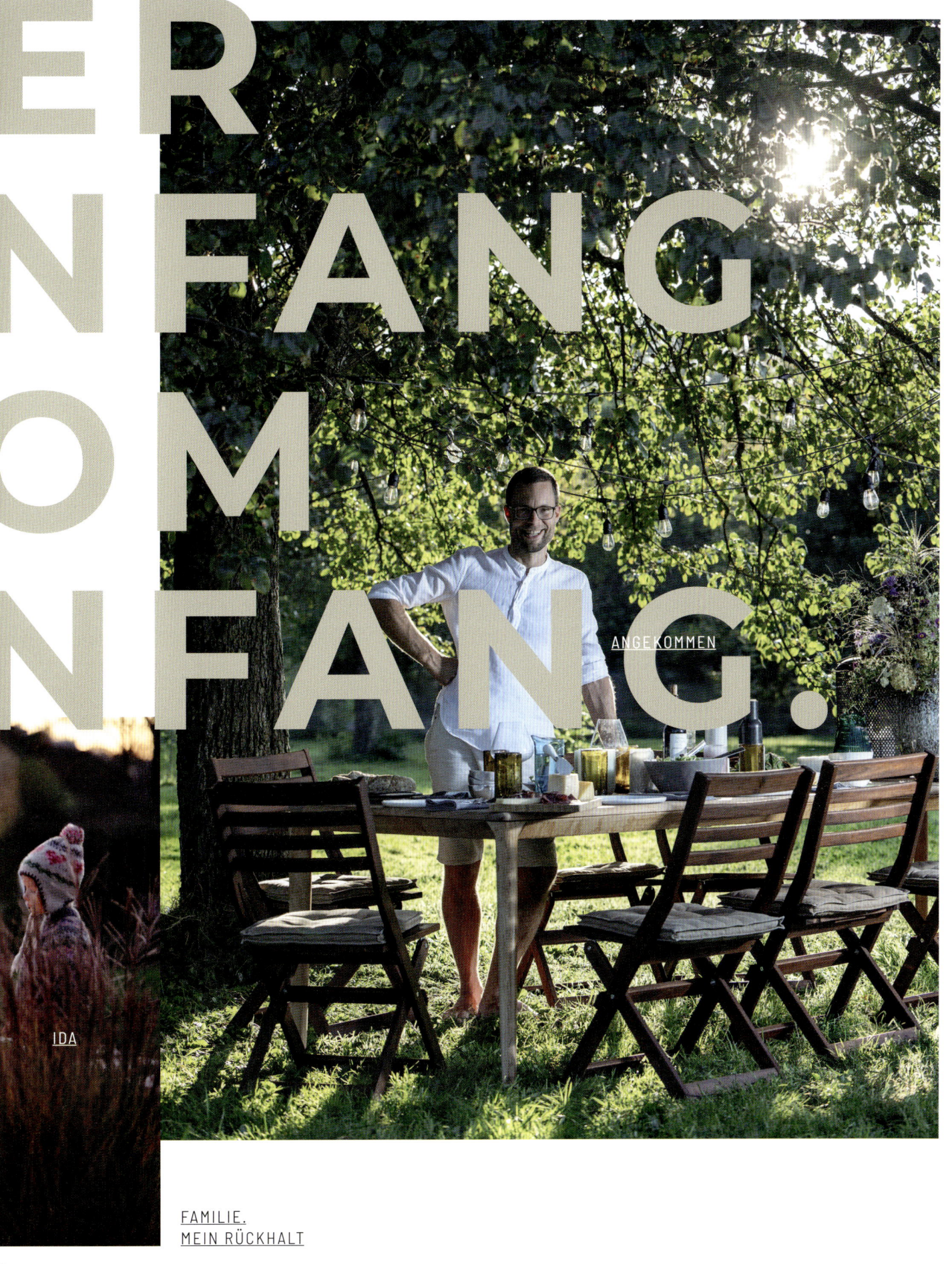

ANGEKOMMEN

IDA

FAMILIE.
MEIN RÜCKHALT

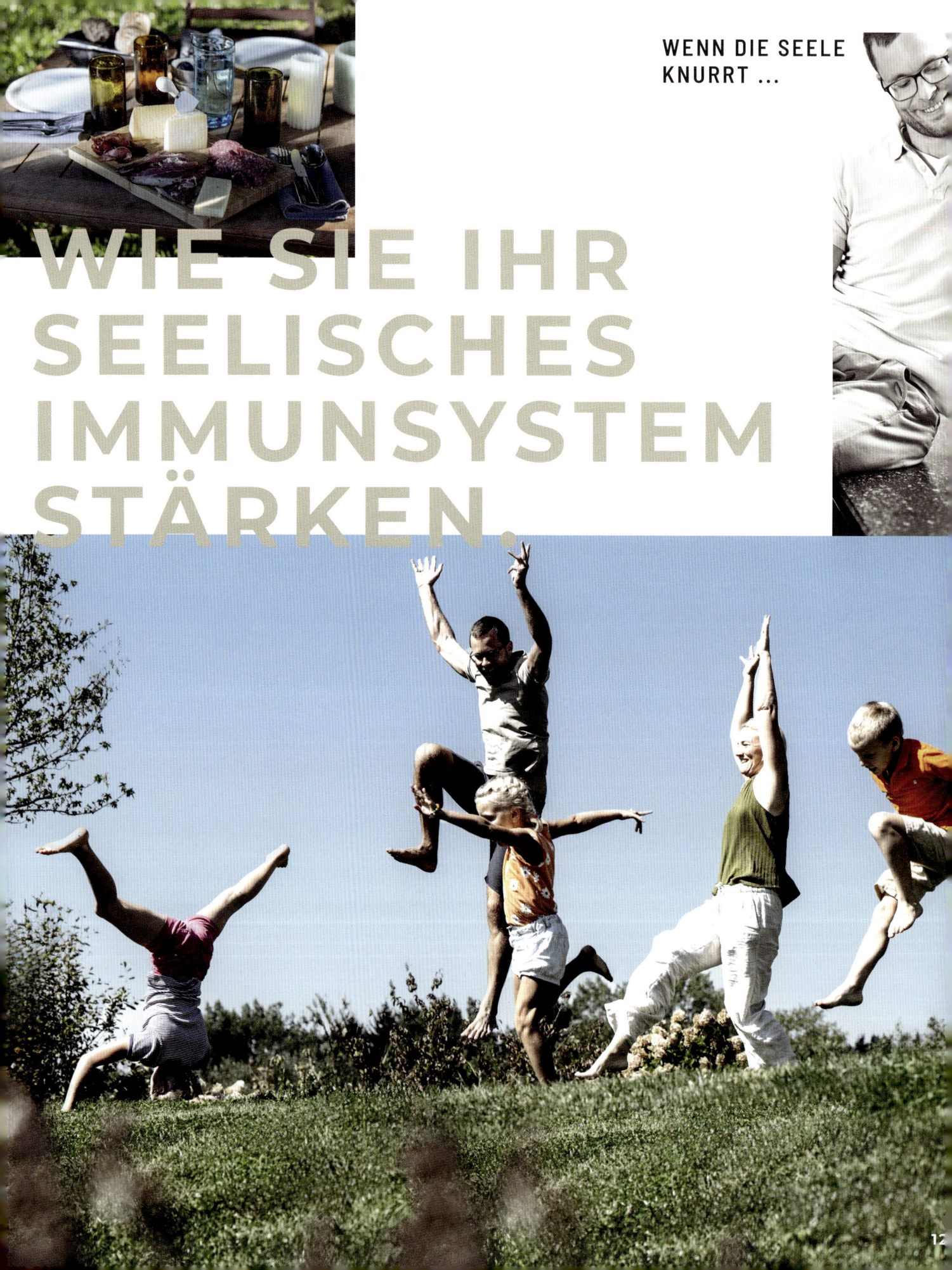

WENN DIE SEELE KNURRT …

WIE SIE IHR SEELISCHES IMMUNSYSTEM STÄRKEN.

ENERGIEMANGEL, LUSTLOSIGKEIT, ERSCHÖPFUNG – IHR SEELISCHES IMMUNSYSTEM IST DIE QUELLE IHRES GLÜCKS. WIE SIE ES DURCH GUTE NAHRUNG ZUM SPRUDELN BRINGEN, ERFAHREN SIE IN DIESEM BUCH.

Was hier vor Ihnen liegt, versteht sich als ein Blattwerk aus Impulsen, Anregungen, Rezepten und Ideen. Wie Sie es „verspeisen" und „verdauen", liegt ganz bei Ihnen.

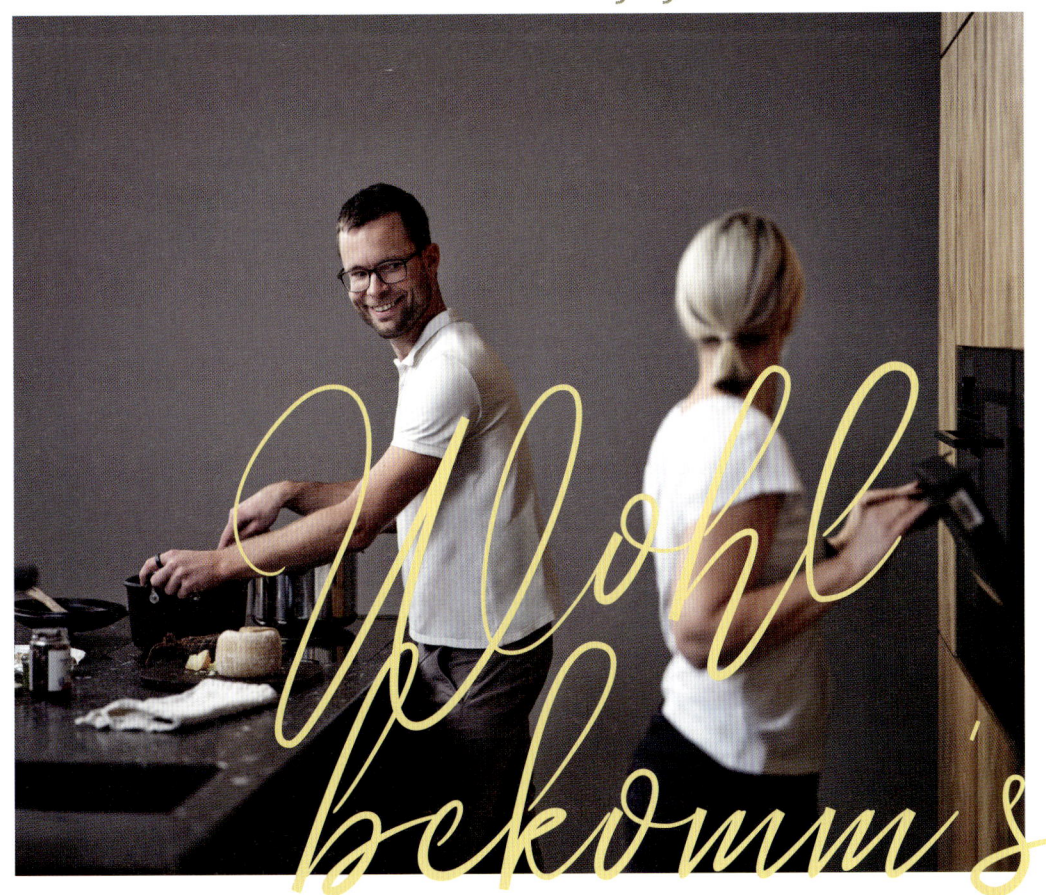

Wohl bekomm's!

> FRÜHER DACHTE ICH, DER ARZT, DAS GESUNDHEITSSYSTEM SIND FÜR MEINE GESUNDHEIT VERANTWORTLICH.

Ich ging regelmäßig zu Untersuchungen, weil ich das Gefühl hatte, ich müsste meine Gesundheit engmaschig kontrollieren. Selbst während meiner Erkrankung blieb ich diesem Credo noch eine Zeit lang konsequent treu. Doch es war frustrierend. Wenn äußere Maßnahmen mich nicht heilen konnten, musste ich mich selbst heilen können, oder? Aber auch das ist nicht möglich. Nicht ganz!

Der Körper verfügt zwar über „eingebaute" Reparaturmechanismen. Dadurch gleicht er kleinere und größere Beschädigungen, Verletzungen, metabolische Entgleisungen und Vergiftungen aus. Er „repariert" sie. Diese Kompetenz stößt jedoch irgendwann an ihre Grenzen. Dann, wenn die Ressourcen dafür nicht mehr ausreichen.

Situationen, in denen die Belastungen für den Körper zu groß sind oder die Versorgung mit Nährstoffen unzureichend ist, können zum Energiemangel führen. Die „Reparatur" misslingt, Krankheit kann entstehen.

DIE DREI SÄULEN DER HEILUNG

HEILUNG LIEGT IM AUSSEN. VON WEGEN!

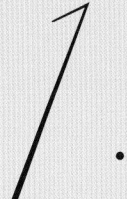 **BELASTUNGEN REDUZIEREN.**

Ein völlig unbelastetes Leben gibt es nicht. Denken Sie nur an Schadstoffe in Lebensmitteln, in Luft und Wasser oder an den mentalen Stress oder an Elektrosmog. Rein physisch stecken wir einen Teil dieser Belastungen weg. Doch der Umgang mit Schadstoffen kostet Energie und verbraucht Ressourcen. Diese Energie fehlt uns an anderer Stelle. Ist das nicht ein Grund, die Dosis zu verringern? Wie das geht? Indem Sie unsere lang erprobten Rezepte der „6 Sinne Küche" genießen.

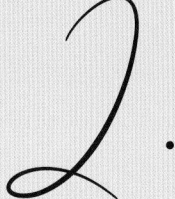 **NÄHRSTOFFE OPTIMIEREN.**

Pflanzen brauchen Nährstoffe, Wasser und Licht in einem ausgewogenen Maß. Ähnlich verhält es sich mit dem menschlichen Stoffwechsel. Er ist allerdings komplexer: Eine Vielzahl an Enzymen, die ineinandergreifen, benötigen unterschiedliche Kofaktoren. Mangelt es daran oder fehlen sie, kann der Organismus dieses Zusammenspiel nur eingeschränkt oder unter großem Mehraufwand erledigen. Ein Ungleichgewicht entsteht. Warum fällt das nicht sofort auf? Weil sich bestimmte Nährstoffe sehr lange bevorraten lassen.

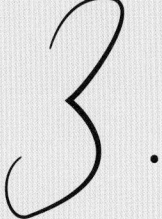 **DENKHALTUNG ENTWICKELN.**

Vieles im Leben lässt sich rational erklären. Mit Gefühlen, Vorstellungen und Überzeugungen, die in Summe die Denkhaltung, also unser „Mindset" ausmachen, ist das nicht ganz so einfach. Weshalb?

DAS GROSSE POTENZIAL DER HEILUNG LIEGT IN DEN DREI SÄULEN.

1. BELASTUNGEN

WER LEKTINE WEGLÄSST, REDUZIERT ENTZÜNDUNGSWERTE DRASTISCH.

LEKTINE

zählen zu den pflanzlichen Proteinen. Sie haben die Eigenschaft, sich an „alles" zu binden. Das ist einerseits förderlich. Andererseits, vor allem bei wiederholtem Konsum, ein Nachteil. Warum? Weil Entzündungen begünstigt werden und in der Folge Krankheiten entstehen können. Wer bereits an Entzündungen leidet und auf lektinhaltige Lebensmittel verzichtet, reduziert in der Regel die Entzündungswerte.

Generell gilt: Lektine aus Tomaten, Kartoffeln, Hülsenfrüchten, Getreide und deren jeweiligen Verwandten sollte man besser meiden.

KUHMILCH, A1-BETA-KASEIN

Das in herkömmlicher Kuhmilch enthaltene Protein A1-Beta-Kasein wirkt ähnlich wie ein Lektin. Das Heimtückische daran: Die Molekülstruktur von Kuhmilch-Kasein ist vergleichbar mit einer bestimmten körpereigenen Struktur. Das begünstigt Autoimmun-Prozesse. Wer auf Kuhmilch verzichtet, verringert das Risiko zu erkranken.

ZUCKER, STÄRKE UND VOR ALLEM FRUCHTZUCKER

Zu viel Zucker ist ungesund. Das wissen wir. Nicht so bekannt ist, dass die schädliche Wirkung von Zuckerkonsum inklusive Insulinausschüttung viel früher beginnt und dadurch einen massiven Einfluss auf die Entstehung von Krankheiten ausübt. Zucker bereitet den Nährboden für die Krankheiten auf.

Haben Sie gewusst, dass der in Obst enthaltene Fruchtzucker irgendwann zu Leberschäden führen kann? Darum: Entsaften!

Der Saft wird entsorgt, der Presskuchen liefert eine vitamin- und polyphenolhaltige Supernahrung. Übrigens, Fruchtzucker ist etwa doppelt so giftig wie Alkohol.

PFLANZENÖLE MIT UNGESÄTTIGTEN FETTSÄUREN UND „GEHÄRTETE" FETTE

Aktuelle Forschungen zeigen: Cholesterinarten und Blutfette, die mit vermehrtem Auftreten von kardiovaskulären Erkrankungen assoziiert sind, werden durch den Konsum von Kohlenhydraten und pflanzlichen Fetten erhöht. Ungesättigte Fettsäuren beschleunigen oxidativen Stress, können nicht nur Schäden in den Mitochondrien, bei Autoimmunprozessen, in der Schilddrüse auslösen, sondern auch Hormonprobleme verursachen.

UMWELTGIFTE UND DIGITALE MEDIEN

Mit freiem Auge kaum sichtbar, aber weithin bekannt ist, dass der Mensch durch Landwirtschaft, industrielle Produktion, Verkehr und Co. viele giftige Substanzen in die Umwelt bringt. Das trifft auch auf digitale und mediale Belastungen zu. Emotionaler Druck, Stress und Ängste können die Folge sein. Zudem strömen viele unsichtbare elektromagnetische Strahlungen auf uns ein.

Mein Impuls: Reduzieren Sie die Dosis.

2. NÄHRSTOFFE

WEIL DU BIST, WAS DU ISST.

GESÄTTIGTE FETTSÄUREN

sind wichtige Bausteine im Körper, sie können nicht ersetzt werden. Fehlen sie in der Nahrung, muss der Körper Kompromisse schließen. Fette fungieren als Energielieferanten für einen ausgeglichenen Blutzuckerspiegel. Sie vermeiden Heißhunger- und Schwächeattacken. Kohlehydrate und Pflanzenöle erhöhen die „schlechten" Cholesterinarten sowie die Blutfette. Gesättigte Fette hingegen steigern die „guten" Cholesterinarten.

Werfen Sie einen Blick auf die Liste auf Seite 44, welche gesättigten Fette gut für Sie sind.

VITAMINE, MINERALIEN, SPURENELEMENTE, PHOSPHOLIPIDE UND CO

Obst und Gemüse liefern wertvolle Vitamine. Schön wär's. Auch wenn viele Gemüsearten gute Quellen für Ballaststoffe sind, wird man mit Gemüse allein kaum den Bedarf an Vitaminen, Mineralien und Spurenelementen abdecken. Zudem verfügen viele unserer Böden nicht mehr über ausreichend Nährstoffe. Woher sollen die Pflanzen ihre Nährstoffe nehmen?

TIERISCHE PRODUKTE

Ich habe selbst zwei Jahre 100 % vegan gelebt. In dieser Zeit habe ich gelernt, was man nicht isst. Aber irgendwann waren bestimmte Nährstoffdepots erschöpft. Lektine, pflanzliche Öle, Phytinsäure, Oxalsäure wurden zu meinen Belastungen. Tierische Produkte müssen gewisse Kriterien erfüllen, um auf meinem Teller zu landen.

Mehr auf meiner Liste auf Seite 44.

LÖSLICHE BALLASTSTOFFE, POLYPHENOLE, PRE- UND POSTBIOTIKA

Polyphenole kennt man als Antioxidantien. In dieser Funktion sind sie auch wichtig.

Was kaum jemand weiß: Polyphenole sind wertvolle Nahrung für manche symbiotischen Darmbakterien, die sogenannte Postbiotika wie z. B. Butyrat herstellen.

Diese Pflanzenstoffe finden sich primär in Beerenobst bzw. dem ausgepressten Fruchtfleisch.

3. DENKHALTUNG

FREIHEIT JENSEITS DES EGOS.

ICH BIN NICHT MEIN EGO.

Es gibt Menschen, die aufgrund ihres scharfsinnigen Verstands jede Situation genau analysieren. Wenn nicht schon im Vorhinein, dann zumindest im Nachhinein. Sie begründen, warum etwas ist, wie es ist. Viele dieser Menschen denken schon alle Eventualitäten und Möglichkeiten sowie deren Konsequenzen durch. Dazu zählte auch ich. Diese Identifikation abzulegen, birgt großes Wohlfühlpotenzial. www.zarastro.com/ego

DAS LEID BEGINNT, WENN MAN DIE DINGE ANDERS HABEN MÖCHTE, ALS SIE SIND.

Dinge anzunehmen, wie sie sind, gelingt nur wenigen Menschen. Diese Denkweise ist eng verknüpft mit der Dankbarkeit:

Dankbarkeit ist für diejenigen gesund, die dankbar sind.

Beim Dankenden laufen faszinierende biochemische Prozesse ab, die sich auf Dauer sehr positiv auf das eigene Befinden auswirken. Sowohl seelischer als auch körperlicher Natur. www.zarastro.com/dankbarkeit

DIE ABSOLUTE WAHRHEIT ODER: WARUM MAN NICHT RECHT HABEN KANN.

Wissenschaft und Glaubenssysteme sind Modelle der Ordnung. Was dabei oft nicht bedacht wird: Die Schemata und Ordnungssysteme sind variabel und deren Definition und Legitimation willkürlich gewählt. Was Ausgangspunkte für Konflikte bedeutet. Denn für sich betrachtet, hat im jeweilgen „Wahrheitsraum" jeder und jede recht. Ein Beispiel: Früher glaubte man, die Erde sei eine Scheibe. Alle, die daran zweifelten, hatten kein leichtes, oft sogar ein sehr kurzes Leben. Das Ordnungsschema war anders als heute. Aber für alle damals darin Lebenden die erlebte Wahrheit.

Für welche Infragestellungen von Dogmen landet man heute am (virtuellen) Scheiterhaufen? Was wird sich in den nächsten 100 Jahren ändern? Welcher Wahrheit wird man Glauben schenken? www.zarastro.com/wahrheit

Wer sich gegenwärtiger Systeme und Glaubenssätze bewusst wird und kritische Fragen stellt, ist weniger anfällig für Propaganda.

Mehr Inspirationen zur Reduktion von Belastungen, Steigerung der Nährstoff-Aufnahme sowie Entwicklung der Denkhaltung finden Sie auf www.zarastro.com/blog

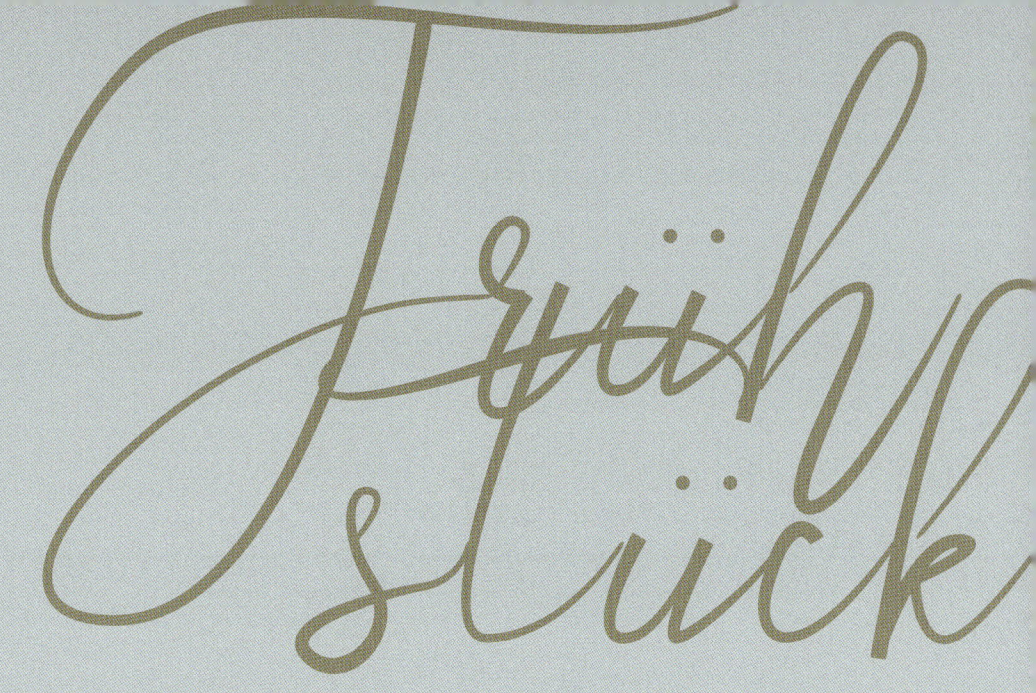

Frühstück

**FRÜHSTÜCKSREZEPTE,
DIE DER SEELE
SCHMECKEN.**

„ DAS FRÜHSTÜCK LEGT DEN GRUNDSTEIN FÜR EINEN ENERGIEREICHEN TAG. ENTSCHEIDEND DABEI IST, WIE SIE IHRE SINNE VERWÖHNEN.

ES ERÖFFNET IHNEN EINEN SANFTEN EINSTIEG **UND LÄDT IHRE AKKUS AUF.**

4 PORTIONEN

HAM AND EGGS

ZUTATEN

20 Wachteleier
100 g Rinderspeck

frische Kräuter
z. B. Schnittlauch, Petersilie …

Ghee

ZUBEREITUNG

1 Den Speck in feine Streifen oder in Scheiben schneiden und in einer Pfanne in erhitztem Ghee knusprig braten. Danach herausnehmen und beiseite stellen.

2 Kräuter waschen und fein hacken.

3 Die Eier aufschlagen, zu einer homogenen Masse verquirlen und dann in der Pfanne bei mittlerer Hitze in reichlich Ghee unter ständigem Wenden stocken lassen.

4 Die Eier gemeinsam mit dem Speck auf einem Teller anrichten und mit den Kräutern garnieren.

Als kräftiges Frühstück wurde Ham and Eggs bereits in den 50er Jahren sehr geschätzt. Und gilt auch aus heutiger ernährungstechnischer Sicht als wahre Energiequelle.
Anders als damals: Schwein sollte durch grasgefüttertes Rind ersetzt werden.

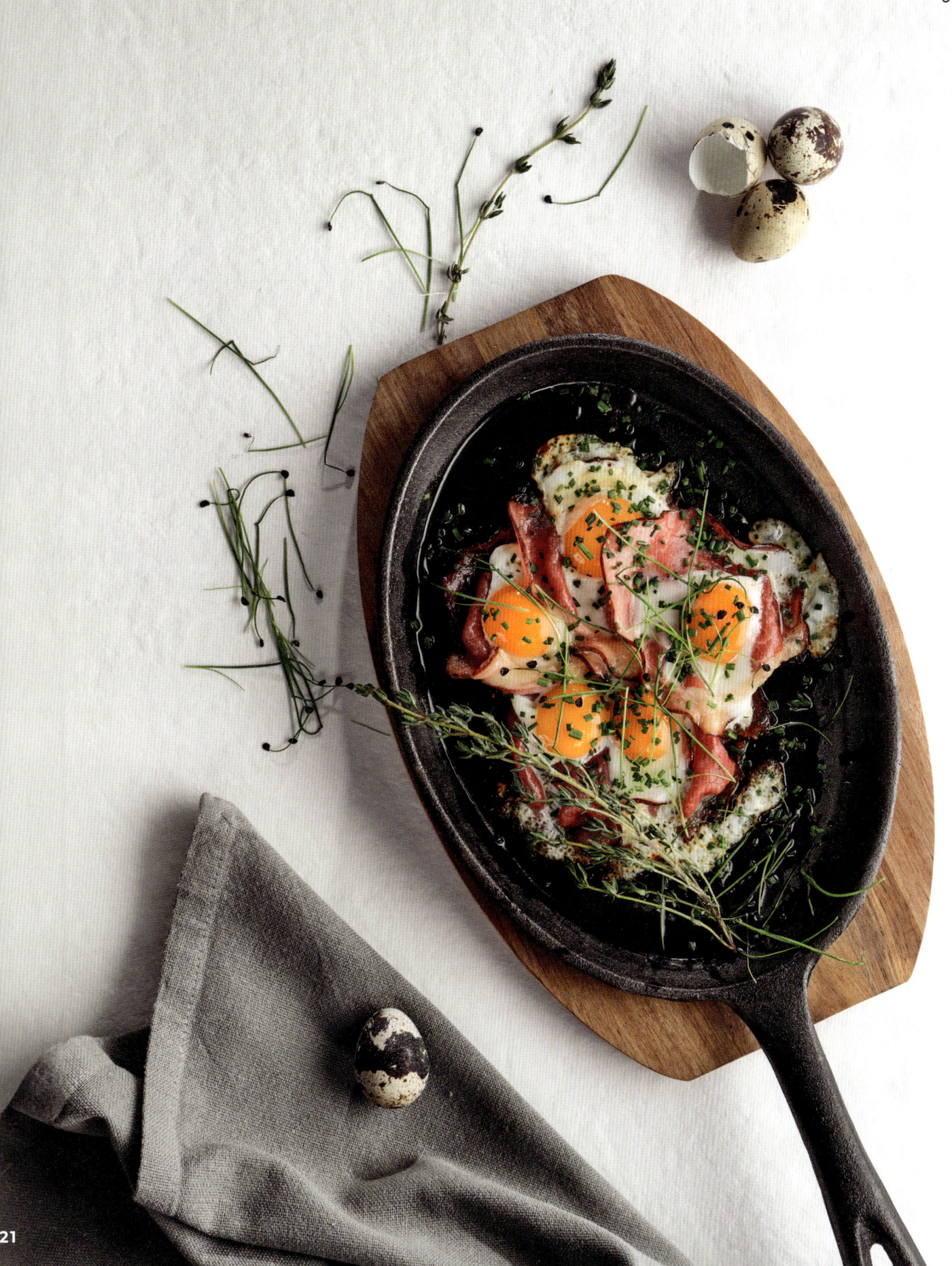

Früh stück

21

4 PORTIONEN

OMELETTE

ZUTATEN

20 Wachteleier
200 g Schafkäse, gerieben
½ kleine Zwiebel
Ghee
Salz
Pfeffer

frische Kräuter
z. B. Schnittlauch, Petersilie …

ZUBEREITUNG

1. Eier aufschlagen und mit einer Prise Salz verquirlen.

2. Zwiebel schälen, klein schneiden und die Kräuter waschen und fein hacken. Den Käse reiben.

3. In einer Pfanne Ghee zerlassen und darin bei mittlerer Hitze den Zwiebel anrösten. Zwiebel an den Rand der Pfanne schieben und die Eier in die Mitte der Pfanne gießen. Hitze etwas reduzieren.

4. Sobald die Omelette anfängt zu stocken, den geriebenen Käse über die Eiermasse streuen.

5. Wenn der Käse fast geschmolzen ist und die Unterseite leicht gebräunt, die Omelette einschlagen. Nach Belieben salzen und pfeffern und mit frischen Kräutern garnieren.

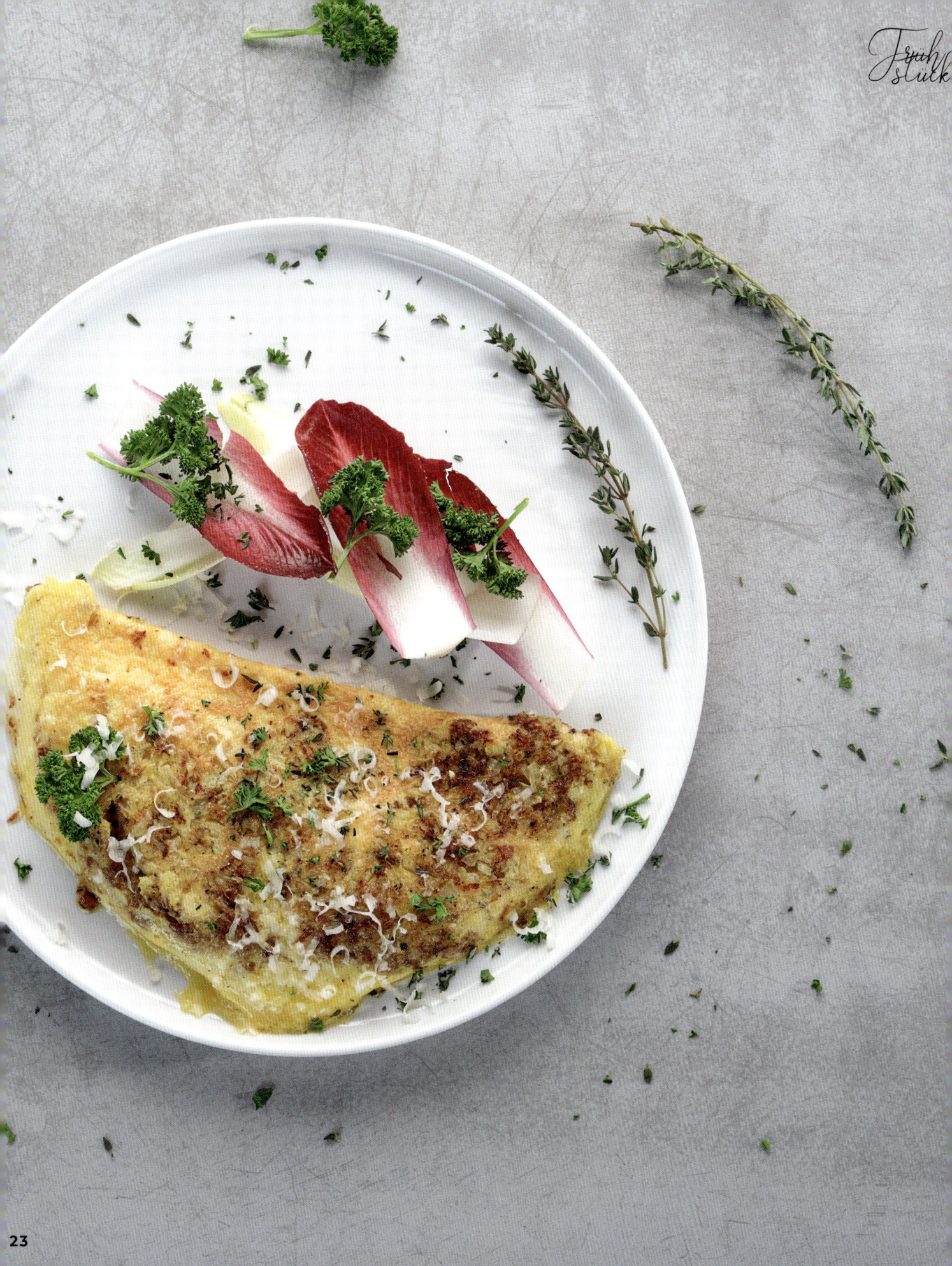

4 PORTIONEN

SHAKSHUKA

ZUTATEN

20 Wachteleier
1 große Zwiebel
1 Lauch
100 g Rinderspeck oder Rindersalami

frische Kräuter
z. B. Schnittlauch, Petersilie …

Ghee

ZUBEREITUNG

1. Zwiebel schälen, Lauch waschen und beides in Ringe schneiden. Kräuter waschen und fein hacken.

2. Ghee in einer Pfanne erhitzen und darin die Zwiebel und den Lauch anrösten.

3. Speck oder Wurst in feine Streifen schneiden und ebenfalls mitrösten.

4. Die Eier aufschlagen und etwas verquirlen. In die Pfanne geben und auf mittlerer Hitze stocken lassen.

5. Mit den Kräutern garnieren und servieren.

> WENN DIE EIER NUR SANFT VERRÜHRT WERDEN, ERHÄLT DAS SHAKSHUKA EIN ANSPRECHENDERES ERSCHEINUNGSBILD. ES ENTSTEHT EIN FEIN MARMORIERTES, WEISS-GELBES MUSTER.

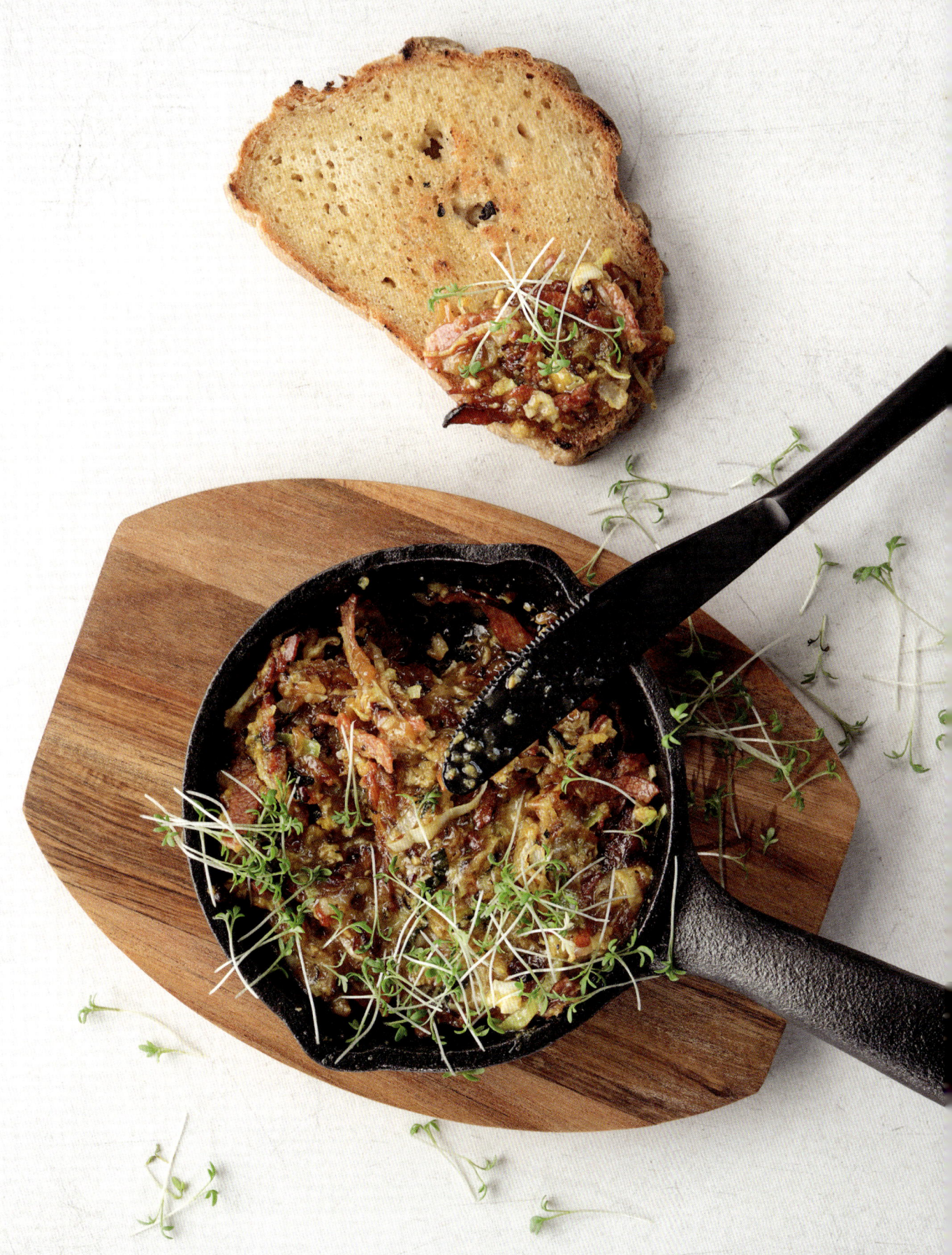

Frühstück

FRÜHSTÜCKS TOAST

ZUTATEN

TOBIO Helles Brot
siehe Rezept Seite 196

HERZHAFTE AUFSTRICHE
Rinderverhackertes
Schafbutter
Schaf-Kochkäse
Schaf-Frischkäse
Schwarzer-Knoblauch-Mus

SÜSSE AUFSTRICHE
Macadamiamus

Beerenmus
siehe Rezept Seite 28

ZUBEREITUNG

1. Aufstriche zubereiten und in Schalen füllen.
2. Das Brot in dünne Scheiben schneiden und toasten. Die Röstdauer ist länger als bei Getreide-Broten.
3. Noch warm bestreichen und am besten sofort genießen.

> Brot spielt nur den Träger, um die Aufnahme von genügend Fetten in den Körper zu erleichtern.

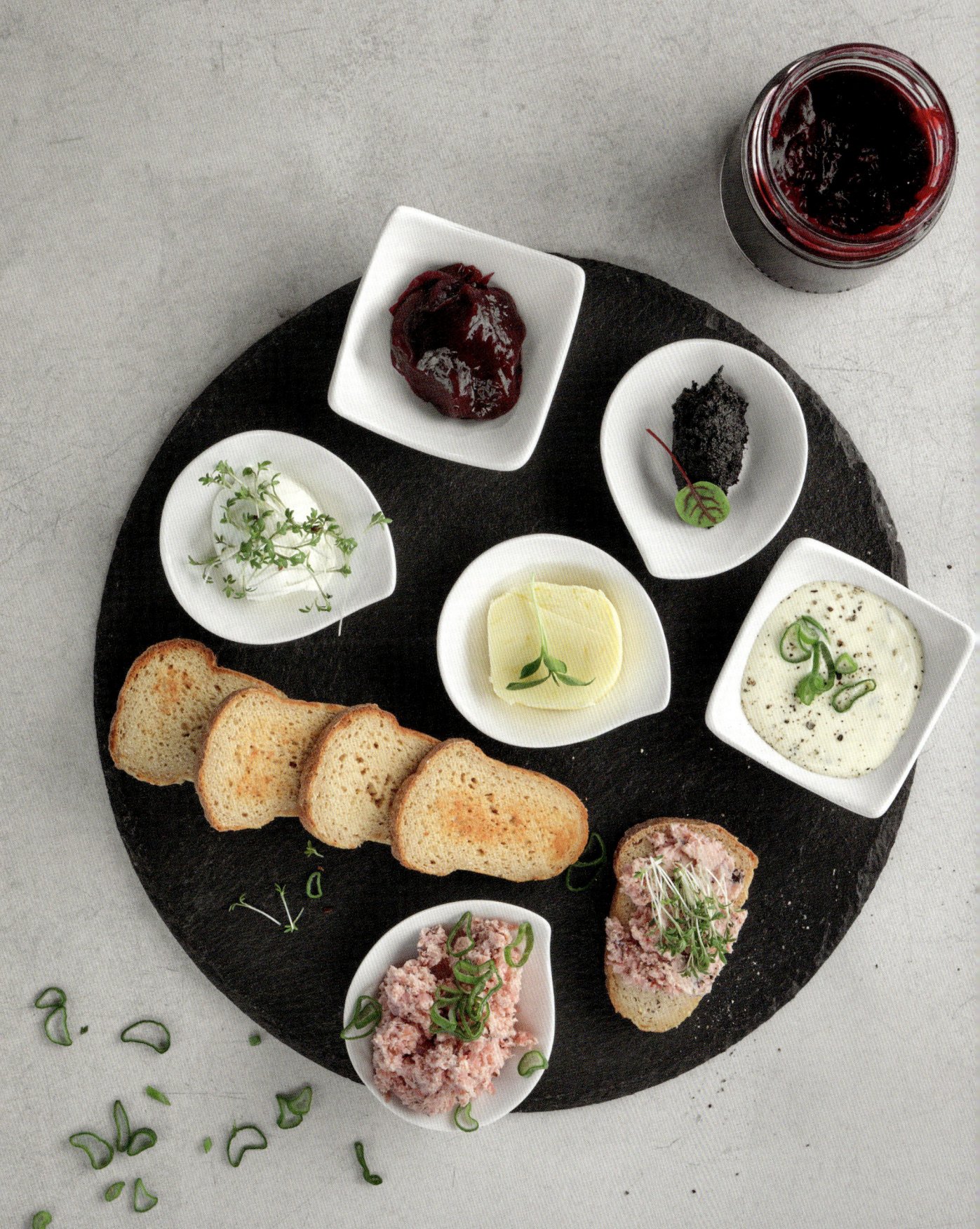

BEEREN MUS

ZUTATEN

500 g fructosearme Beeren
z. B. Aronia, Heidelbeeren, Sanddorn

100 ml Wasser
Schuss Zitronensaft

1 – 2 TL Agar Agar
je nach gewünschter Konsistenz

OPTIONAL
Allulose* für die Süße

ZUBEREITUNG

1. Beeren waschen und abtropfen lassen.
2. Gemeinsam mit allen anderen Zutaten in einen großen Topf füllen, aufkochen lassen und etwa 5 Minuten einkochen.
3. Pürieren, in zuvor ausgekochte Gläser abfüllen und sofort gut verschließen. Die Gläser zum Auskühlen auf den Kopf stellen.

> ENTSAFTETE BEEREN VERWENDEN: WILDE HEIDELBEEREN, ERDBEEREN, RIBISEL ... AUSPRESSEN, SAFT ENTSORGEN UND NUR DAS FRUCHTFLEISCH WEITERVERARBEITEN.

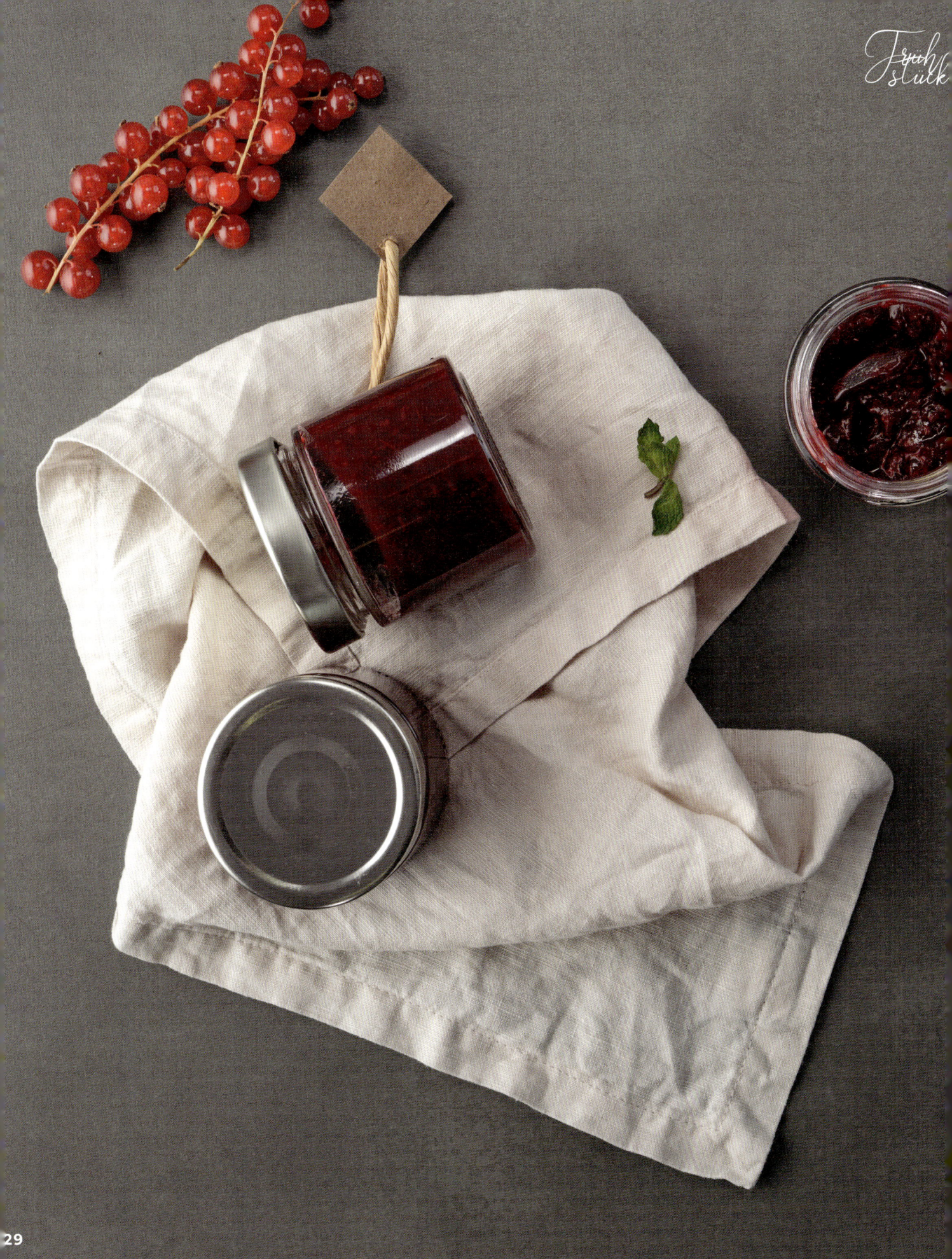

4 PORTIONEN

FRÜHSTÜCKS FISCH

ZUTATEN

400 g geräucherter Fisch aus Wildfang
z. B. Sockeye Wildlachs oder
heimische Reinanke aus tiefen, kalten Gewässern

Zitrone
Kren
Dijon-Senf

OPTIONAL
Kapern

ZUBEREITUNG

1 Kren reiben und in den Senf einrühren.
2 Zitrone waschen und in Spalten schneiden.
3 Fisch mit Zitrone, Senf und nach Belieben mit Kapern garnieren.

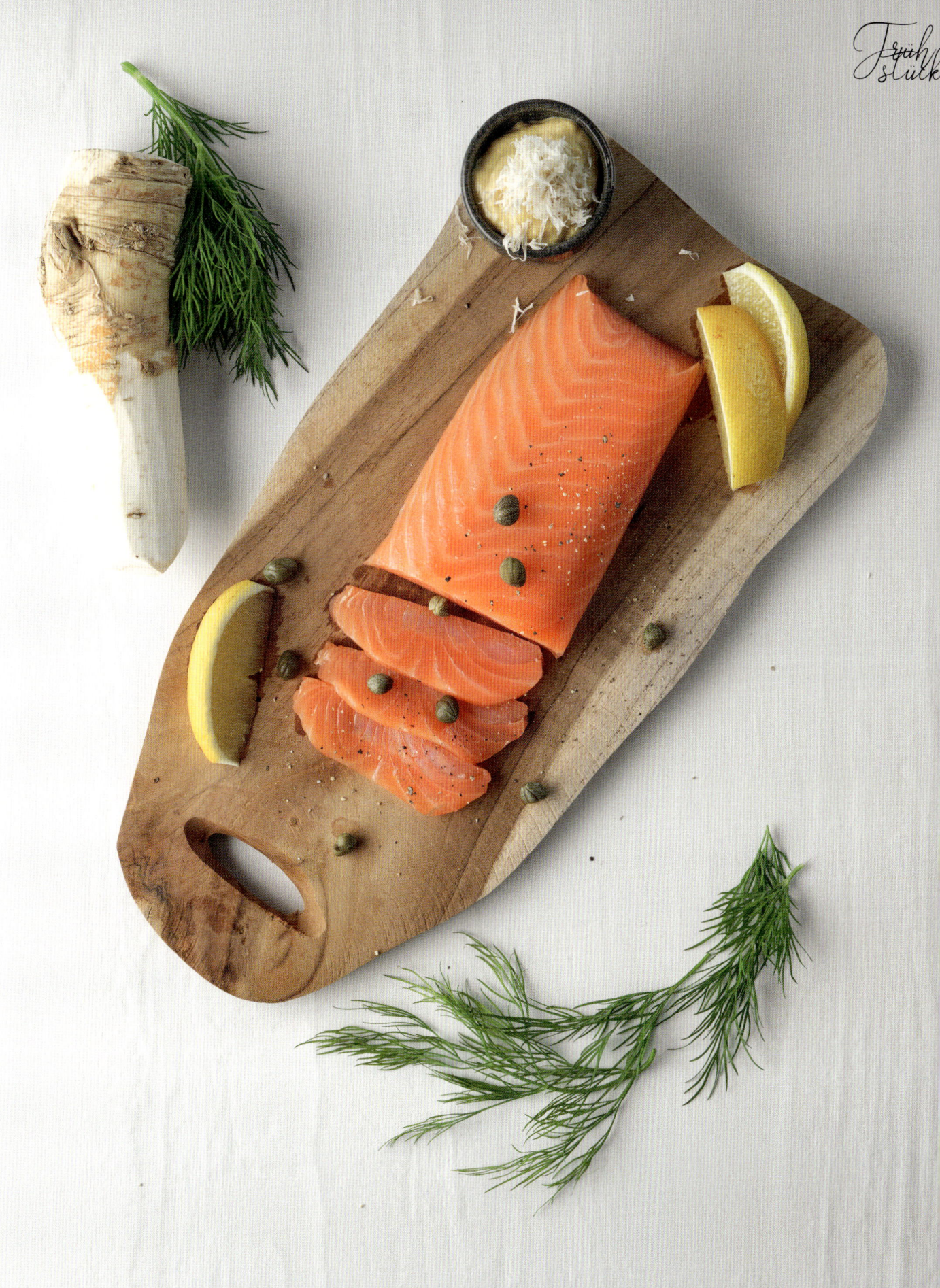
Frühstück

4 PORTIONEN

FRÜHSTÜCKS JOGHURT

ZUTATEN

400 g Schafmilchjoghurt

dunkle Beeren
z. B. Aronia, Heidelbeeren, Ribisel …

Kokosraspeln

ZUBEREITUNG

1. Die Beeren entsaften oder einfach durch die Kartoffelpresse in ein Sieb drücken, mit Wasser abspülen und abtropfen lassen.
2. Das Fruchtfleisch in das Joghurt geben und gemeinsam mit den Kokosraspeln anrichten.

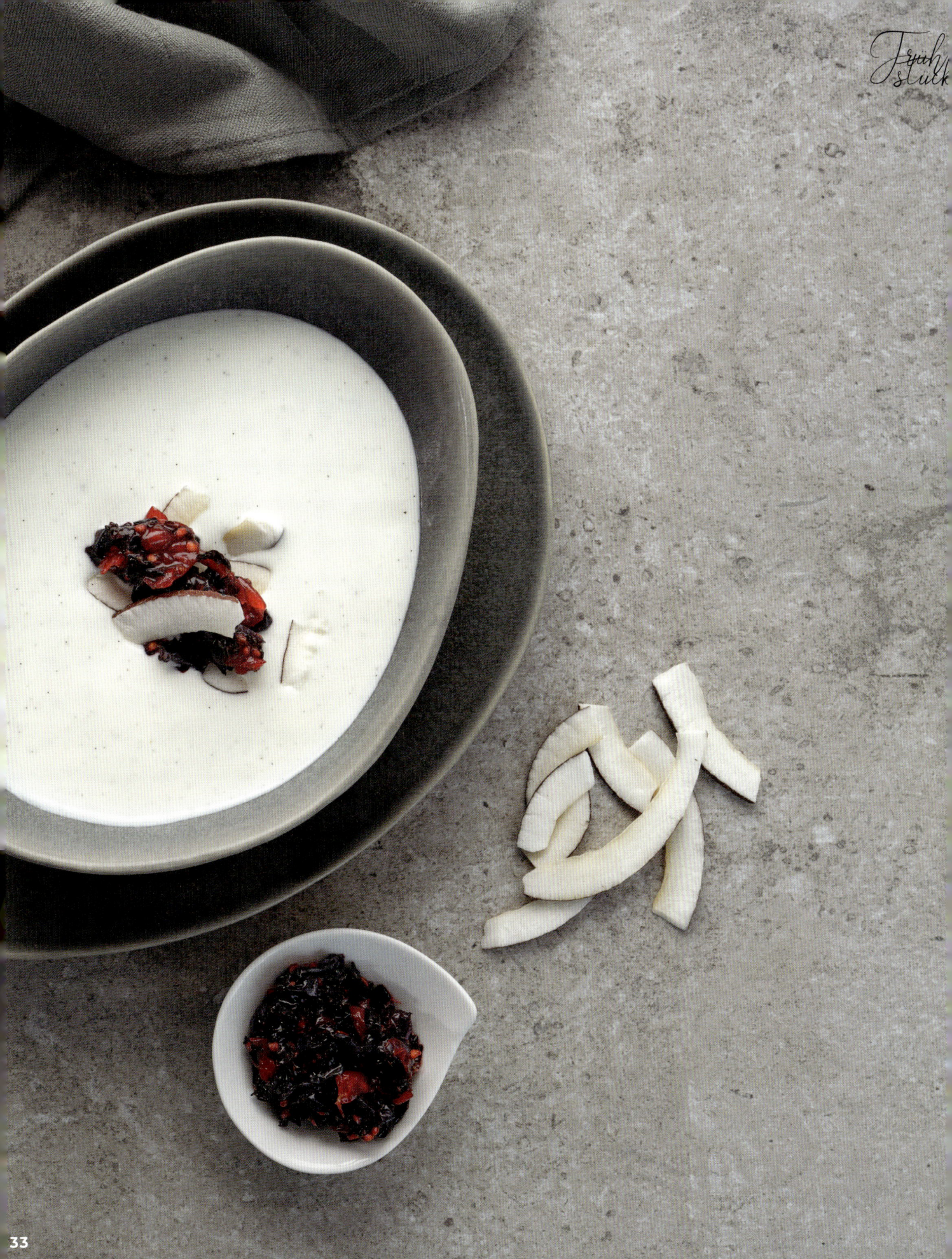

4 PORTIONEN

HIRSE FRÜHSTÜCK MIX

ZUTATEN

125 g Hirse
oder Sorghum

250 g Schafmilch
Prise Salz

MISCHUNG
20 g Vanille
40 g Zimt
50 g Kakaonibs
1 TL Leinmehl
1 TL Kümmel gemahlen
1 TL Koriander gemahlen
3 EL Inulin
3 EL Flohsamenschalen

OPTIONAL
Nüsse oder Nussmus: zuckerarme dunkle Beeren
Macadamia, Pistazie,   Macadamia- oder MCT-Öl
Haselnuss ...   Kokosraspeln oder -chips
Pinienkerne

ZUBEREITUNG

1 Die Hirse zuerst warm, dann kalt waschen und abtropfen lassen.

2 Die Schafmilch in einen Topf geben, mit einer Prise Salz aufkochen und die Hirse hinzufügen. Etwa 10 bis 15 Minuten garen lassen bzw. bis die Hirse die Flüssigkeit vollkommen eingezogen hat.

3 Alle anderen Zutaten für die Mischung verrühren und in eine Schale füllen.

4 Auch die alternativen Zutaten in Schalen füllen und auf den Tisch stellen. So kann jeder seinen eigenen Frühstücksmix kreieren.

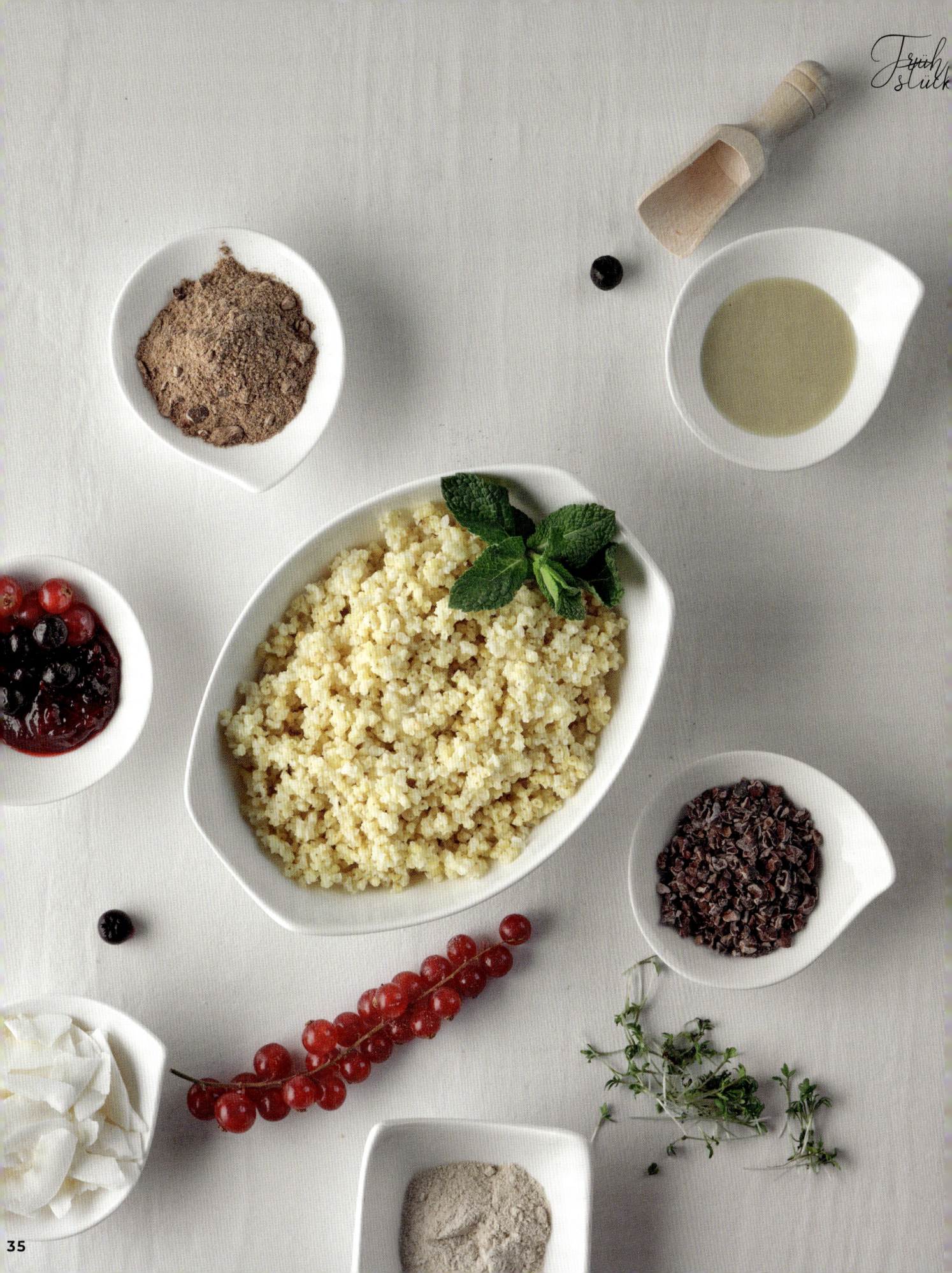

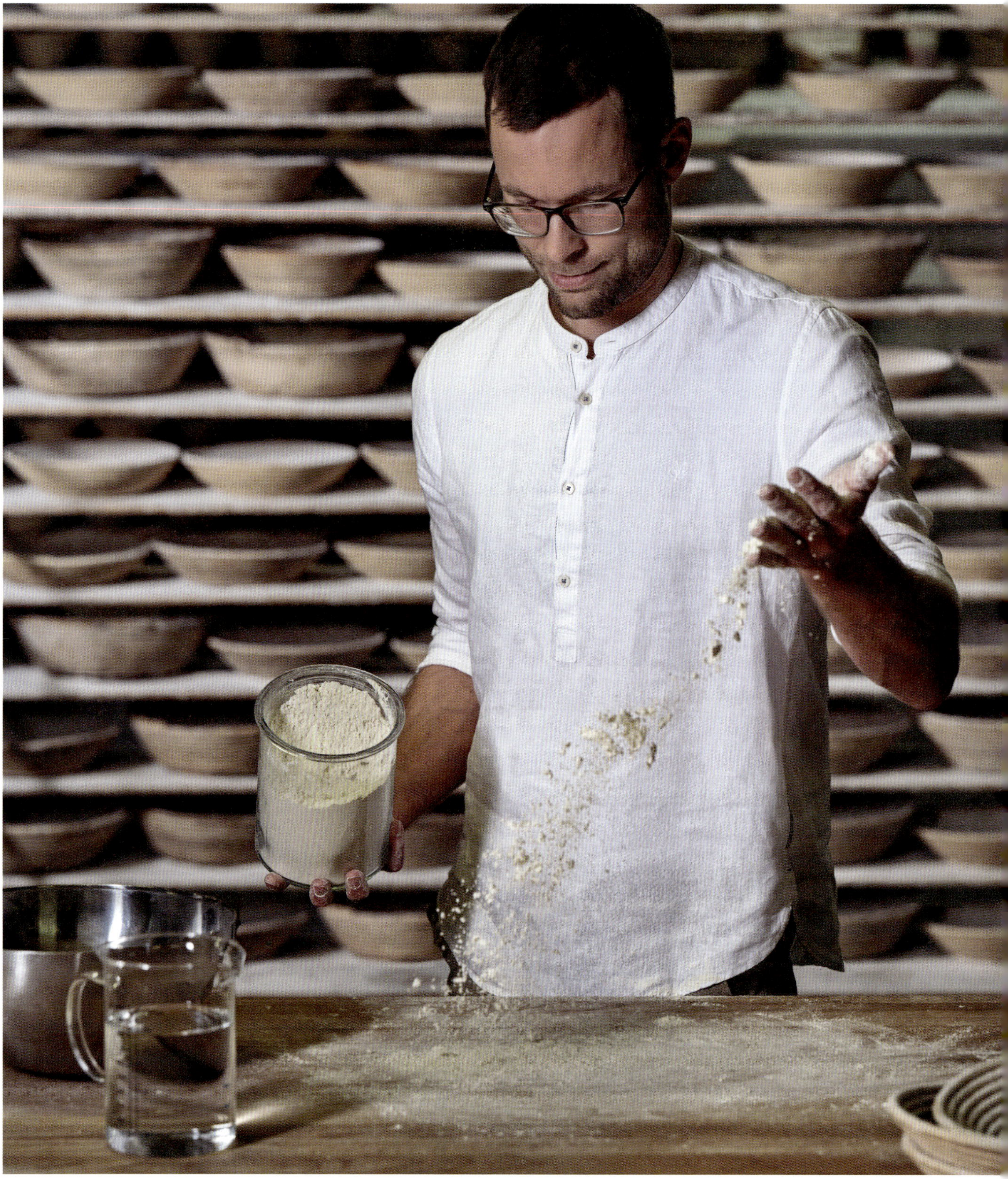

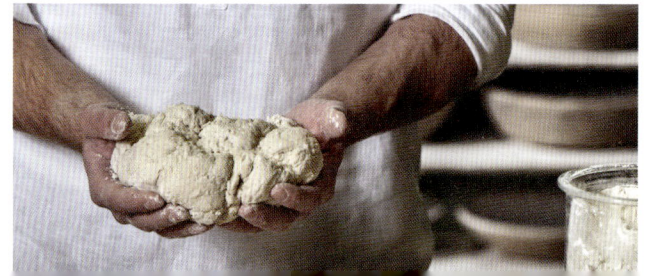

OFENFRISCHES BROT UND GEBÄCK. WER KENNT IHN NICHT, DIESEN WÜRZIG FEINEN DUFT, DER DIE NASE KITZELT, DEM GAUMEN VORFREUDE ENTLOCKT UND HERZ UND SEELE VERZAUBERT?

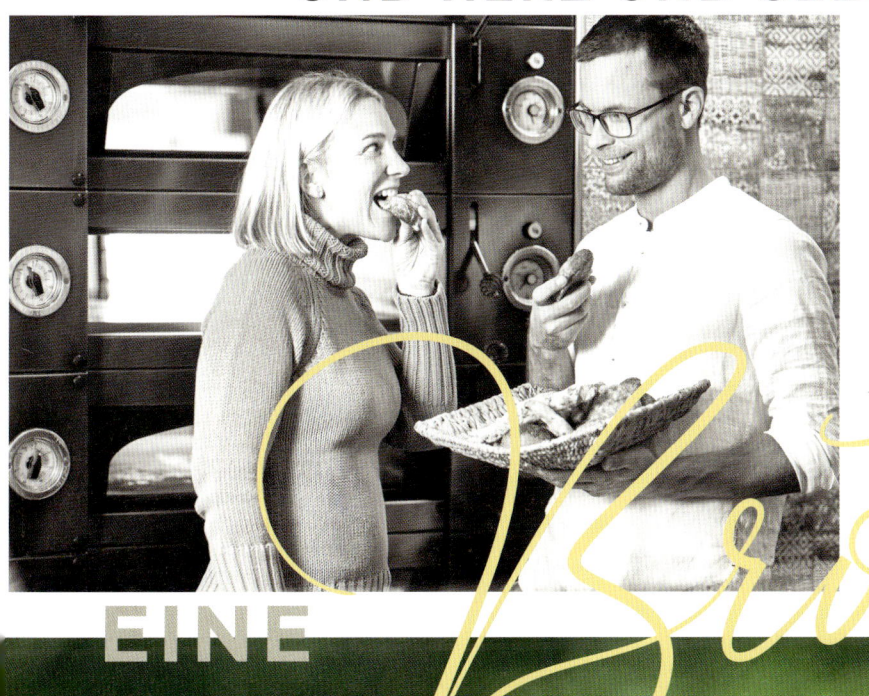

EINE NEUE *Brotzeit*

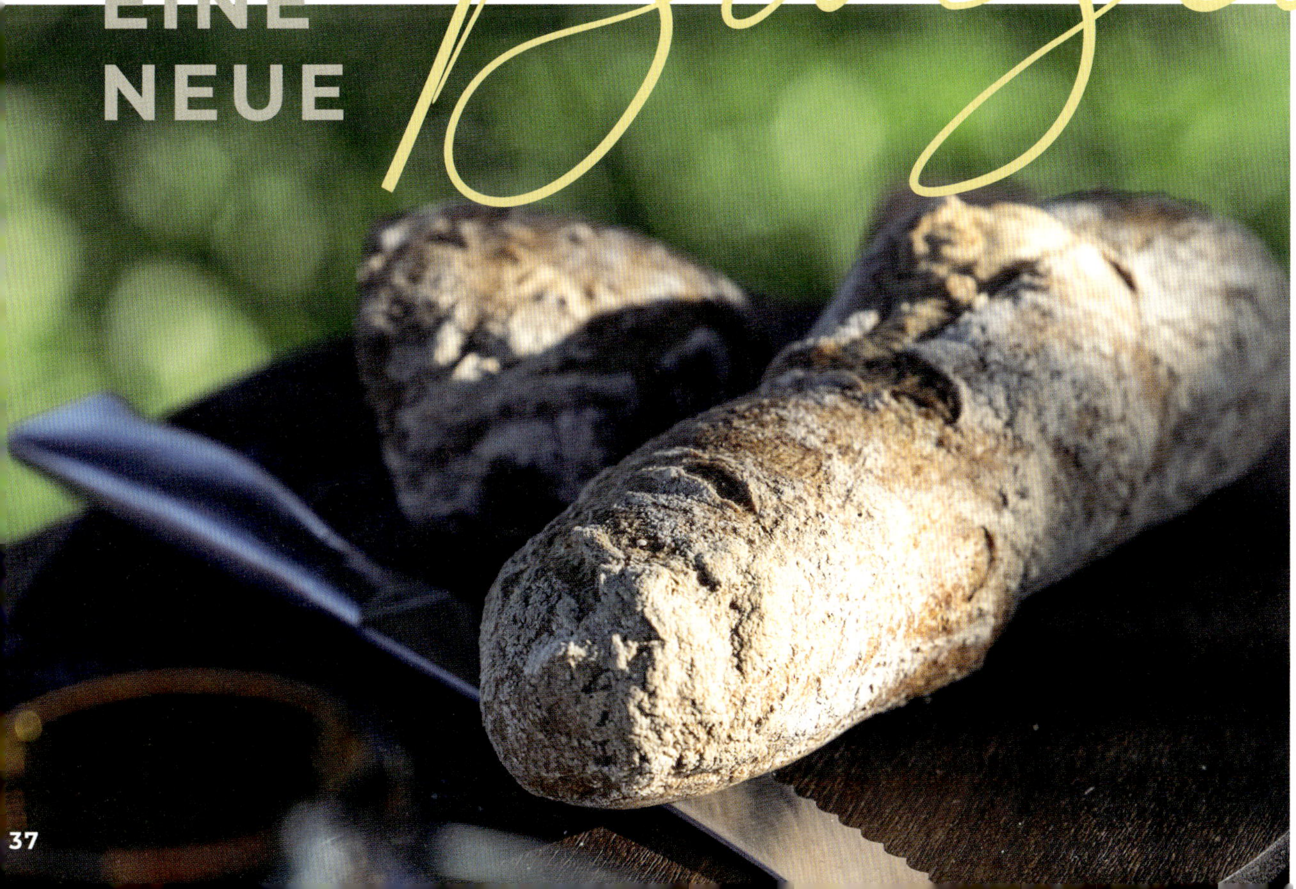

SAUER TEIG

ZUTATEN

ANSATZ
1 Pkg. Sauerteig Ansatz
TOBIO Bio Ansatz Futter
Wasser

VORTEIG
4 EL Ansatz
100 g TOBIO Helle Bio Backmischung
oder 100 g TOBIO Rustikale Bio Backmischung

HAUPTTEIG
ganzer Vorteig
4 EL zusätzlicher Ansatz
500 g TOBIO Helle Bio Backmischung
oder 500 g TOBIO Rustikale Bio Backmischung
Wasser

OPTIONAL FÜR BROT
Salz   Gewürze
z. B. Kümmel, Fenchel,
Koriander …

TEIG ANSETZEN UND PFLEGEN

1. Den Sauerteig mit etwas Wasser ansetzen und im Glas aufrühren.

2. Sobald sich eine kompakte Masse bildet, 6 EL Wasser und 4 EL Sauerteig Ansatz Futter hinzufügen und ebenfalls aufrühren.

3. Der Ansatz beginnt nach etwa drei Stunden zu blubbern und ist dann einsatzbereit.

4. Um nicht jedes Mal einen Neustart hinzulegen, einfach den Ansatz in Zukunft immer wieder füttern: Entweder einmal am Tag bei Raumtemperatur (wenn man jeden Tag bäckt) oder mindestens einmal pro Woche, wenn im Kühlschrank. Zur Aufbewahrung im Kühlschrank wird der Ansatz gefüttert und danach gleich in den Kühlschrank gestellt. Bei der nächsten Verwendung nimmt man den Ansatz aus dem Kühlschrank, füttert ihn und wartet, bis er zu blubbern beginnt – etwa 3 Stunden.

ZUBEREITUNG VORTEIG

1. Wenn der Ansatz nach dem Füttern gut blubbert, kann es losgehen: Dazu einen Vorteig anrichten mit: 4 EL Ansatz, 100 g TOBIO Helle Bio Backmischung oder TOBIO Rustikale Bio Backmischung, 250 ml lauwarmem Wasser.

2. Alles in ein abdeckbares Gefäß geben und 8 – 12 Stunden bei Raumtemperatur zum Gären stellen.

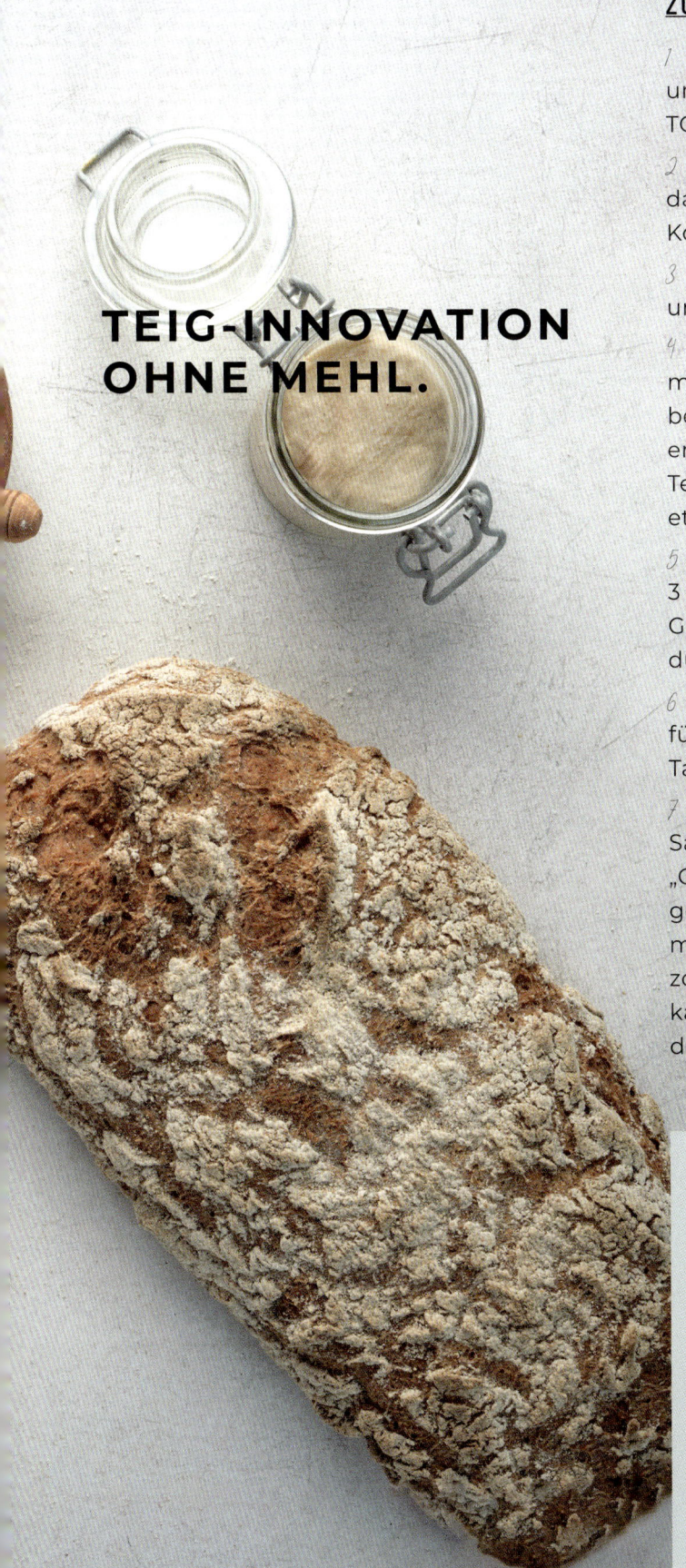

TEIG-INNOVATION OHNE MEHL.

ZUBEREITUNG TEIG

1 Ganzer Vorteig mit 4 EL zusätzlichem Ansatz und 500 g TOBIO Helle Bio Backmischung oder TOBIO Rustikale Bio Backmischung vermischen.

2 Danach 650 ml Wasser beigeben bzw. so viel, dass sich eine gute, leicht klebrige Brotteig-Konsistenz ergibt.

3 Optional nach Belieben 1 – 2 EL Gewürze untermischen.

4 Kräftig kneten oder mit einer Küchenmaschine etwa 10 Minuten mit dem Knethaken bearbeiten, bis die gewünschte Konsistenz erreicht ist. Durch das Kneten bekommt der Teig seine Elastizität. Der fertige Teig soll sich etwas ziehen lassen, also gut elastisch sein.

5 Mit einem Baumwolltuch abdecken und 3 Stunden ruhen lassen, danach je nach Geschmack 1 – 1,5 EL Salz dazugeben, nochmals durchkneten lassen, bis das Salz gut verteilt ist.

6 Danach die Schüssel wieder abdecken und für mindestens 24 Stunden oder auch mehrere Tage in den Kühlschrank stellen.

7 Mit dem Geschmack kann man variieren, bei Sauerteig-Führungen offenbaren sich diverse „Glaubensrichtungen". Allgemein gilt: Je ausgedehnter und wärmer die Führung ist, desto milder (und von einem Hauch von Hefe durchzogen) ist der Geschmack. Bei einer längeren kalten Führung wird der Sauerteig-Geschmack deutlich intensiver und ausgeprägter.

> Der fertige Teig darf bedenkenlos länger im Kühlschrank bleiben. Durch die Ruhezeit wird er nicht nur feiner und elastischer, sondern bietet auch eine äußerst praktische Lösung: **Immer steht ein frischer Teig bereit, von dem man bei Bedarf einfach eine Portion entnehmen kann.** Der restliche Teig bleibt über mehrere Tage hinweg in optimaler Verfassung.

Was essen?
Was trinken?
Ein kurzer Blick auf unsere Ernährungspyramide zeigt, worauf es bei der Auswahl von Lebensmitteln ankommt.
So steigern Sie den Genuss,
Ihr Wohlbefinden,
Ihre Lebensqualität.
Und Ihr Bauchgefühl.

6 STUFEN ZUR GESUNDHEIT.

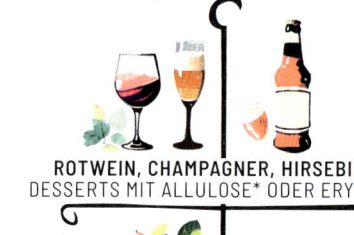

ROTWEIN, CHAMPAGNER, HIRSEBIER, DESSERTS MIT ALLULOSE* ODER ERYTHRIT

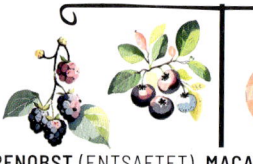 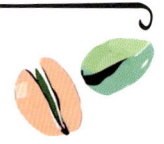

BEERENOBST (ENTSAFTET), MACADAMIANÜSSE, PISTAZIEN

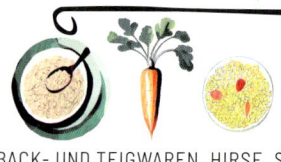 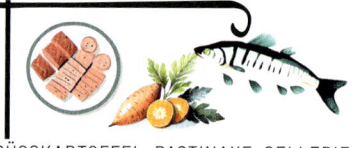

TOBIO BACK- UND TEIGWAREN, HIRSE, SÜSSKARTOFFEL, PASTINAKE, SELLERIE, KAROTTE, FISCH AUS WILDFANG, WURSTWAREN**, A2-MILCH-PRODUKTE

 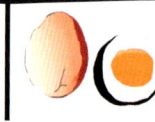 

AUSSCHLIESSLICH GRAS- UND HEUGEFÜTTERTES, FETTES RIND/LAMM/WILD, (WACHTEL)EIER AUS WEIDEHALTUNG, SCHAFKÄSE-PRODUKTE

 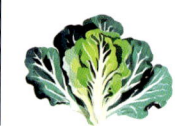 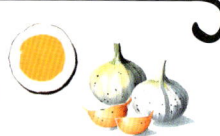

SCHAFJOGHURT, KOKOS, BLATTSALATE, DOTTER, KNOBLAUCH

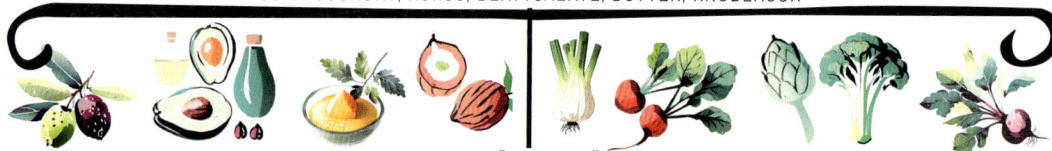

GHEE/BUTTERSCHMALZ, RINDERTALG, OLIVENÖL, KOKOSÖL, LAUCH, ZWIEBEL, BROKKOLI, KARFIOL, SPARGEL, OLIVEN, ARTISCHOCKEN, AVOCADO, KOHLSPROSSEN, RADIESCHEN, RETTICH, FENCHEL ...

*Allulose: siehe Hinweis zum Zulassungsverfahren als Novel Food in der EU am Ende des Buches.
**Wurstwaren: ausschließlich aus „6 Sinne Küche"-Fleisch OHNE Nitrit.

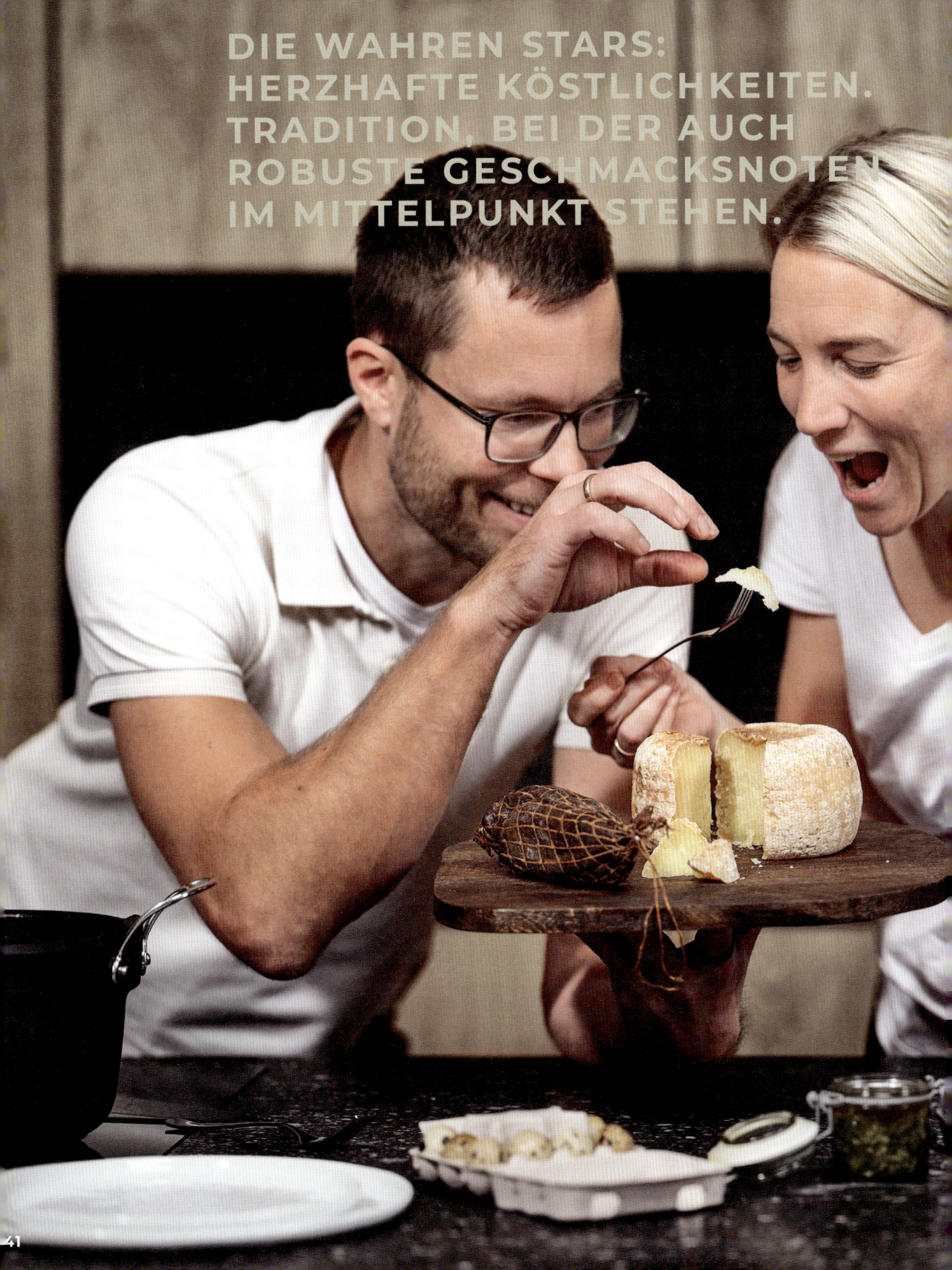

DIE WAHREN STARS: HERZHAFTE KÖSTLICHKEITEN. TRADITION, BEI DER AUCH ROBUSTE GESCHMACKSNOTEN IM MITTELPUNKT STEHEN.

Wohltuende LEBENSMITTEL

GEMÜSE, OBST UND ANDERE PFLANZLICHE PRODUKTE

Brokkoli, Karfiol, Romanesco, Oliven, Kapern, Artischocken, Mangold, Fenchel, Kohlsprossen, Kohl, Rotkraut, Weißkraut, Spitzkraut, Stangensellerie, Knollensellerie, Zwiebeln, Frühlingszwiebeln, Schalotten, Lauch, Spargel, Karotten, Kohlrabi, Kren, Radieschen, Rettich, Süßkartoffeln, Pastinaken, Rote Rüben, Peterwurzen, Pilze, Knoblauch, Bärlauch, Brennnessel, Chicorée, grüne Blattsalate (außer Romanasalat), Sauerkraut und anderes Gemüse aus dieser Liste fermentiert

Petersilie, Oregano, Basilikum, Majoran, Korianderkraut, Thymian, Kerbel, Lorbeer, Schnittlauch, Kresse, Sprossen von Brokkoli, Radieschen, Kohl und Gemüse aus dieser Liste

Heidelbeeren, Aroniabeeren, Brombeeren, Ribisel, Johannisbeeren, Holunderbeeren, Sanddorn, Zitrone, Limette

Mohn, Macadamia, Pistazien, Pilinüsse

Hirse, Sorghum, Fonio, Hanfsamen geschält

Cassava, Kokosmehl, Leinmehl, Hanfmehl, Pfeilwurzel, Tapioka, Flohsamenschalen, Hirsemehl

Kümmel, Koriander, Kreuzkümmel, Ingwer, Kurkuma, Muskat, Piment, Schwarzkümmel udgl.

Kokos: Milch, Chips, Raspel, Flocken, Öl, Joghurt, Sahne, Kefir – kein fructosereiches Kokoswasser

Kalt gepresste, frische und gekühlte Öle von Oliven, Macadamia, Schwarzkümmel, Mohn, Pistazien, Mariendistel, Hirsemilch ohne Sonnenblumenöl, Kakaobutter

Balsamico-Essig

Allulose* (D-Psicose), D-Galactose, D-Ribose, Erythrit in geringen Mengen

FLEISCH, FISCH, EIER

Fisch aus Wildfang: z. B. Zander, Reinanke, Wildlachs

Muscheln aus Wildfang: z. B. Jakobsmuscheln

Fleisch ausschließlich mit Gras, Heu oder Grünfutter gefüttert: Rind, Lamm, Ziege, Wild, Bison, Wasserbüffel, wildes Geflügel

Knochenbrühe und Innereien wie z. B. Leber, Herz, Nieren …

Wurstwaren von grasgefütterten Rindern, Lamm, Wild ohne Pökelsalz und Kutterhilfsmitteln

Wachteleier, Eier von Hühnern aus Wiesenhaltung

Rindertalg – ausgelassenes Rinderfett „beef tallow"

MILCHPRODUKTE

Schafprodukte: Milch, Käse, Joghurt, Topfen, Butter, Rahm, Ghee, Butterschmalz, Jersey-Rohmilchbutter (A2-Kasein)

WAS STATT WAS?

Alternativen und Austauschoptionen unter www.zarastro.com/alternativen

DIE SPEISEKAMMER.
DIE SCHATZKAMMER
DER GENÜSSE.

Die Speisekammer ist der Ort, an dem sich Wertvolles für die Sinne tummelt.
Oder besser gesagt: tummeln sollte.
Hier ein kleiner Einblick, welche Lebensmittel von besonderem Wert sind und von welchen Sie die Finger lassen sollten.

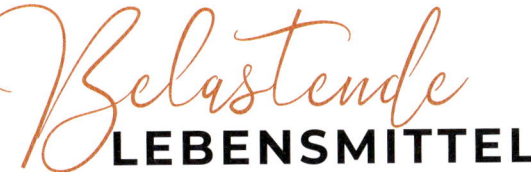

Belastende LEBENSMITTEL

KÖRNER UND NACHTSCHATTENGEWÄCHSE

Weizen, Roggen, Dinkel, Hafer, Buchweizen, Amaranth, Quinoa, Couscous, Bulgur, Kamut, Gerste, Grünkern ... sowie deren Milch, Mehl, Grieß und andere verarbeitete Produkte

Reis, Kartoffeln

Tomaten, Paprika, Chili, Gurken, Zucchini, Melanzani, Auberginen, Mais in allen Formen – auch nicht als Bindemittel

GEMÜSE, OBST UND ANDERE PFLANZLICHE PRODUKTE

Hülsenfrüchte wie Bohnen, Erbsen, Linsen, Soja in allen Formen – einschließlich Sauce, Tofu, Milch und andere Derivate, vegane Milchalternativen aus Hafer, Mandeln ...

Alle raffinierten, verarbeiteten, gehärteten, hydrierten Öle: Mais, Raps, Olive, Sonnenblume, Margarine, veganes Bratöl ...

Alle Früchte, Erdnüsse, Cashews

Kürbis, Spinat

Nüsse, Samen: Chia, Mandeln, Para, Pekan

FLEISCH, FISCH, EIER

Eier, die nicht von Hühnern aus Wiesenhaltung stammen

Geflügel, Schwein, Pökelfleisch

Wurstwaren mit Pökelsalz und Kutterhilfsmitteln

Fisch und Meeresfrüchte aus Zucht, Aquakultur, Forelle, Wildfisch-Arten, die besonders schwermetall- oder mikroplastikbelastet sind: Thunfisch, Marlin ...

MILCHPRODUKTE

Alle Milchprodukte von der Kuh

SONSTIGES

Zucker aus Sacharose, Fructose, Glucose, raffinierte Stärke, andere Süßstoffe

Alle künstlichen Geschmacksverstärker, Glutamat, Trennmittel, Emulgatoren, Konservierungsmittel ...

Alle industriell verarbeiteten Lebensmittel, Convenience-Produkte

DIE 6 SINNE KÜCHE.

TOBIO

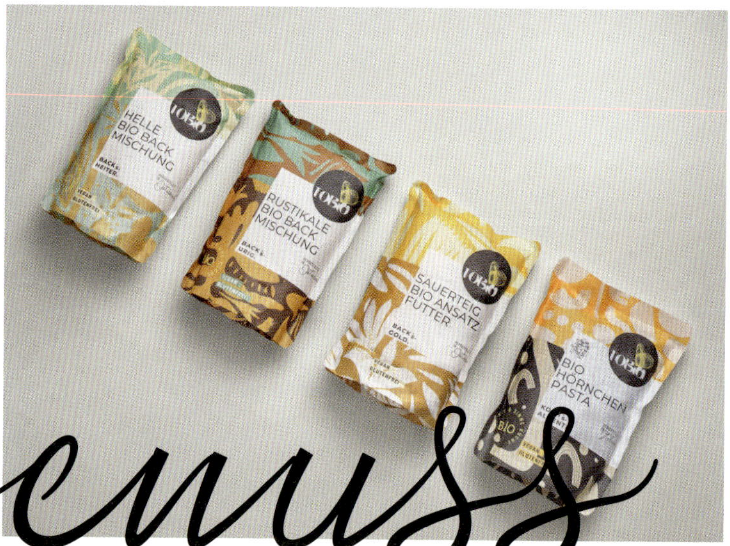

Genuss HEISST JETZT: TOBIO!

SO EINFACH GEHT'S.

LANGE WEGE UND ZEITAUFWENDIGES SUCHEN NACH LEKTINFREIEN LEBENSMITTELN GEHÖREN MIT UNSEREM WEBSHOP DER VERGANGENHEIT AN.

Die wichtigsten Basics – speziell entwickelte Mischungen für Brot, zum Backen und Kochen, Nudeln und mehr – finden Sie auf unserem Online-Portal: shop.tobio.at. Ein Sortiment, das fortlaufend erweitert wird.

Aktualisierte News, Highlights, Wissenswertes und herzhafter Genuss ohne Verzicht: **SHOP.TOBIO.AT**

EINKAUFEN
LEICHT GEMACHT.

Wir haben bei unseren Lebensmitteln strenge Kriterien angelegt. Strenge Kriterien, was Verarbeitung und Qualität anbelangt.

Alle TOBIO Produkte sind aus biologischer Landwirtschaft – und das Wichtigste: Sie sind LEKTINFREI!

Machen Sie sich selbst ein Bild und noch besser, laden Sie Ihren Gaumen ein, die feine, ausgesuchte Qualität selbst zu schmecken.

Produkte aus dem TOBIO Sortiment sind Zutaten für wertvolle und nährstoffreiche Gerichte:

- Brot und Weckerl
- Brösel und Knödelbrot
- Pizza und Fladen
- Nudeln und Pasta
- Strudel und Kuchen
- Palatschinken und Schmarrn
- Krapfen und Strauben

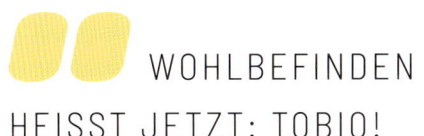

WOHLBEFINDEN HEISST JETZT: TOBIO!

ABER WAS KOMMT VITAMINFRISCH AUF IHREN TISCH?

TOBIO ist 100 % Gewissheit über Qualität und lektinfreien Genuss. Aber was kommt vitaminfrisch auf Ihren Tisch?

Gönnen Sie sich für Ihr Wohlbefinden ausschließlich Gutes. Lebensmittel – regional, saisonal und mindestens in Bio-Qualität! In ganz Europa gibt es mittlerweile Bio-Bauernhöfe, Bio-Läden, Supermärkte mit Bio-Produktlinien. Oder „Tante Emma Läden", die lokal mit großer Leidenschaft betrieben werden.

Einkaufstipps im Bio-Laden:

- frisches Gemüse, Salate, Beeren, Pilze nach Saison
- Kräuter und Gewürze – z. B. auch Salz ohne Rieselhilfe
- Schafmilchprodukte
- Nuss- bzw. Samenprodukte
- Eier, Wachteleier
- Olivenöl, Ghee, Butterschmalz
- Backpulver, Germ
- eingelegte Oliven, Kapern, Artischocken …
- Senf
- …

Aber **Achtung** beim Kauf von Fisch und Fleisch! 100 % Gewissheit und Qualität gibt es nur bei Wildfang-Fisch und beim Rind oder Schaf, das ausschließlich grasgefüttert wurde. Für sicheren Fleischgenuss und ein Gaumenhalali sorgt Wild aus freier Wildbahn.

WAS DER EXPERTE SAGT.

DR. MED. CHRISTIAN GERSCH,
LANGLEBIGKEITSMEDIZINER,
PRIVATÄRZTLICH TÄTIGER ARZT

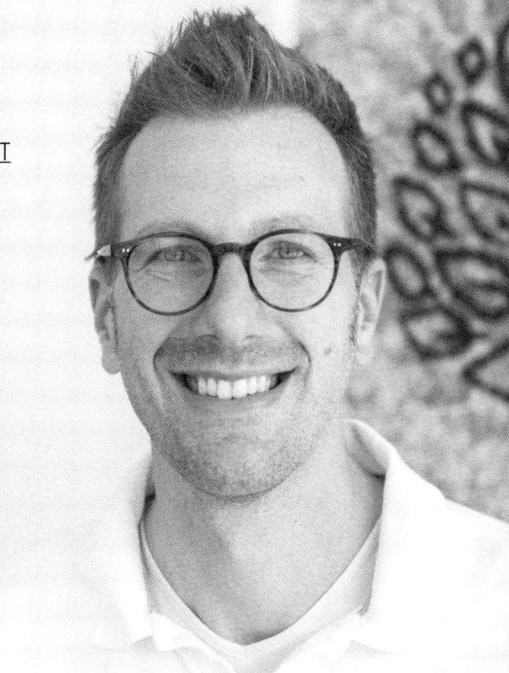

WIE ICH ZU MEINEM THERAPEUTISCHEN ANSATZ KAM.

Vor einiger Zeit suchte ich für eine 25-jährige Medizinstudentin mit Multipler Sklerose (MS) eine Therapiemöglichkeit, die besser funktionieren würde als bisherige Therapieversuche. Sie konnte schlecht gehen und fürchtete, demnächst wahrscheinlich an den Rollstuhl gebunden zu sein. Die üblichen Medikamente und Therapien konnten ihren Zustand zwar bessern und ihren Verfall bremsen, doch sie und ich wollten eine nachhaltigere, kausale „Lösung".

In meinem damaligen Therapieportfolio gab es eine solche Lösung nicht. Also machte ich mich auf die Suche und durfte in der Literatur einige Entdeckungen machen, die ich mit dem Wissen aus meinem Studium und meiner Facharztweiterbildung verknüpfte:

1. Der Grund von Autoimmunerkrankungen ist das Immunsystem, das sich gegen Bestandteile des eigenen Körpers richtet.
2. Der Treiber von Autoimmunerkrankungen ist Entzündung.
3. Moderne Medikamente wie „Biologika" sind künstlich hergestellte Antikörper, die bestimmte Entzündungsbotenstoffe binden. Sie wirken daher nicht kausal, sondern nur symptomatisch und haben Nebenwirkungen.
4. Es gibt Pflanzenstoffe, die, wenn sie in den Organismus gelangen, dort immunologische Prozesse auslösen können, die sich schließlich sogar gegen körpereigene Zellen richten. Diese Pflanzenstoffe sind der Wissenschaft seit den 70ern bekannt und werden als „Lektine" beschrieben.

LEKTINFREIE ERNÄHRUNG

EXPERTEN TIPP

Der Wechsel zu lektinfreien Lebensmitteln ist in der Regel noch dazu mit einer höheren Nährstoffdichte verbunden, wovon auch gesunde Menschen profitieren.

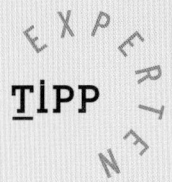

Lektine stecken zwar nicht in allen Lebensmitteln, aber in vielen, die wir bisher zu unseren Grundnahrungsmitteln zählten. Meine Schlussfolgerung: Wenn es uns gelingt, Lektine aus dem Speiseplan zu entfernen, dann sollten die dadurch verursachten Entzündungen und deren Symptome abklingen. Es erschien mir aber reichlich unsicher, dass eine Ernährungsumstellung bei meiner Patientin weitere Schübe ihrer MS verhindern sollte. Ich wollte diese These also vorab überprüfen, und zwar mit einem Krankheitsbild, das potenziell mit einer schnelleren Regeneration verbunden war als sich langsam erneuerndes Nervengewebe.

Wie es der Zufall wollte, tat sich für mich eine Möglichkeit auf, noch während ich mitten in meinen Recherchen steckte: Im Sommer 2018 betrat ein amerikanischer Major namens Joe meine Praxis, der an der chronischen Darmentzündung Colitis ulcerosa litt. Der perfekte Test: Darmgewebe erneuert sich sehr schnell, also sollten wir bald sehen können, ob unsere Theorie funktionierte. Joe war motiviert und willigte in den Versuch ein – mit Erfolg: Bereits sechs Wochen später waren seine Entzündungswerte weit gesunken, und das obwohl er bereits Medikamente abgesetzt hatte.

JOES GEHEIMNIS

Lektine sind pflanzliche Proteine, die in einer Vielzahl von Lebensmitteln wie Getreide, Hülsenfrüchten, Nüssen sowie Kürbis- und Nachtschattengewächsen vorkommen. Sie haben die Fähigkeit, sich an Zelloberflächen zu binden, was zu einer Aktivierung des Immunsystems führen kann, mit der die bekannten Symptome vieler „Zivilisationserkrankungen" einhergehen.

Bei einer Routineuntersuchung nach einem Jahr konnten wir keine Entzündungen mehr messen. Mittlerweile ist auch „unsere" Studentin bereits Kinderärztin, die nicht im Rollstuhl sitzen muss, sondern mit ihren jungen Patienten Fangen spielt und ihre Freizeit mit Kitesurfen verbringt.

Die Forschung sowie unsere eigenen Praxiserfahrungen zur lektinfreien Ernährung haben bisher gezeigt, dass diese bei vielen der sogenannten „Zivilisationserkrankungen" aus dem entzündlichen Formenkreis helfen kann: Darmentzündungen wie Morbus Crohn oder Colitis ulcerosa, Rheuma, Arthritis, Multipler Sklerose, Hashimoto-Thyreoiditis oder Schuppenflechte – um einige prominente Vertreter zu nennen.

Seither haben wir viele Hundert Patienten entsprechend begleitet und bisher erst einen Fall erlebt, in dem die Vermeidung von Lektinen zu keiner signifikanten Verbesserung geführt hatte.

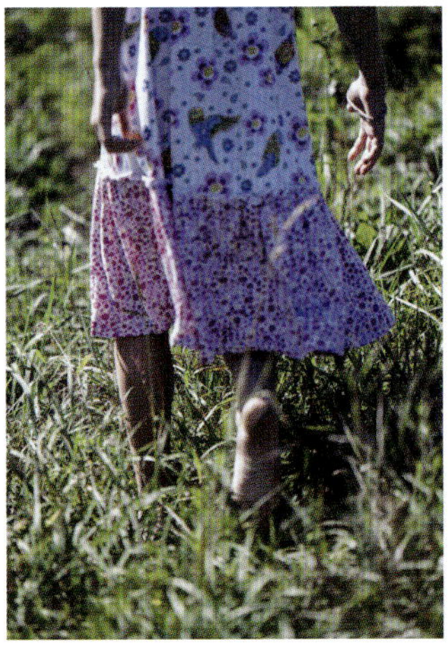

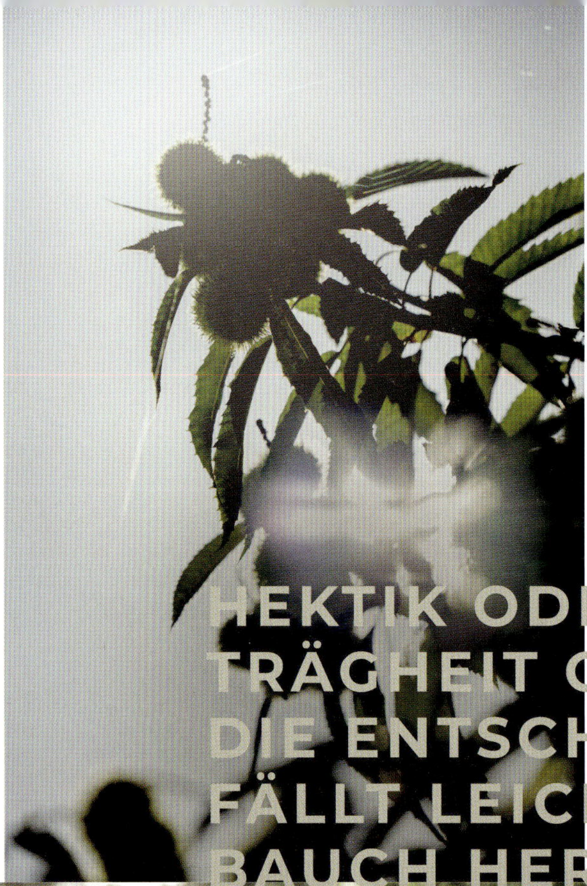

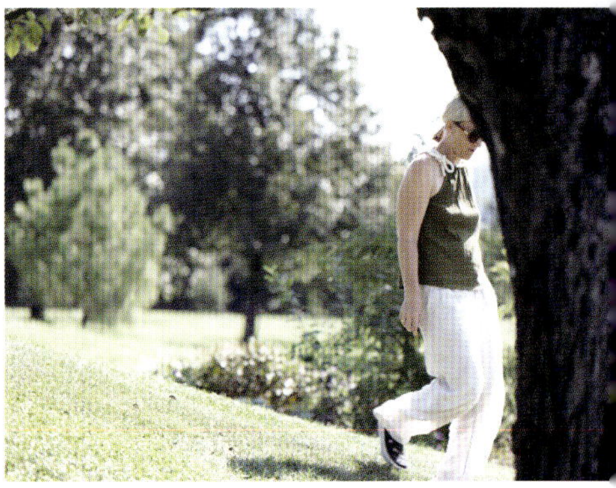

HEKTIK ODER RUHE?
TRÄGHEIT ODER ENERGIE?
DIE ENTSCHEIDUNG
FÄLLT LEICHT. AUS DEM
BAUCH HERAUS.

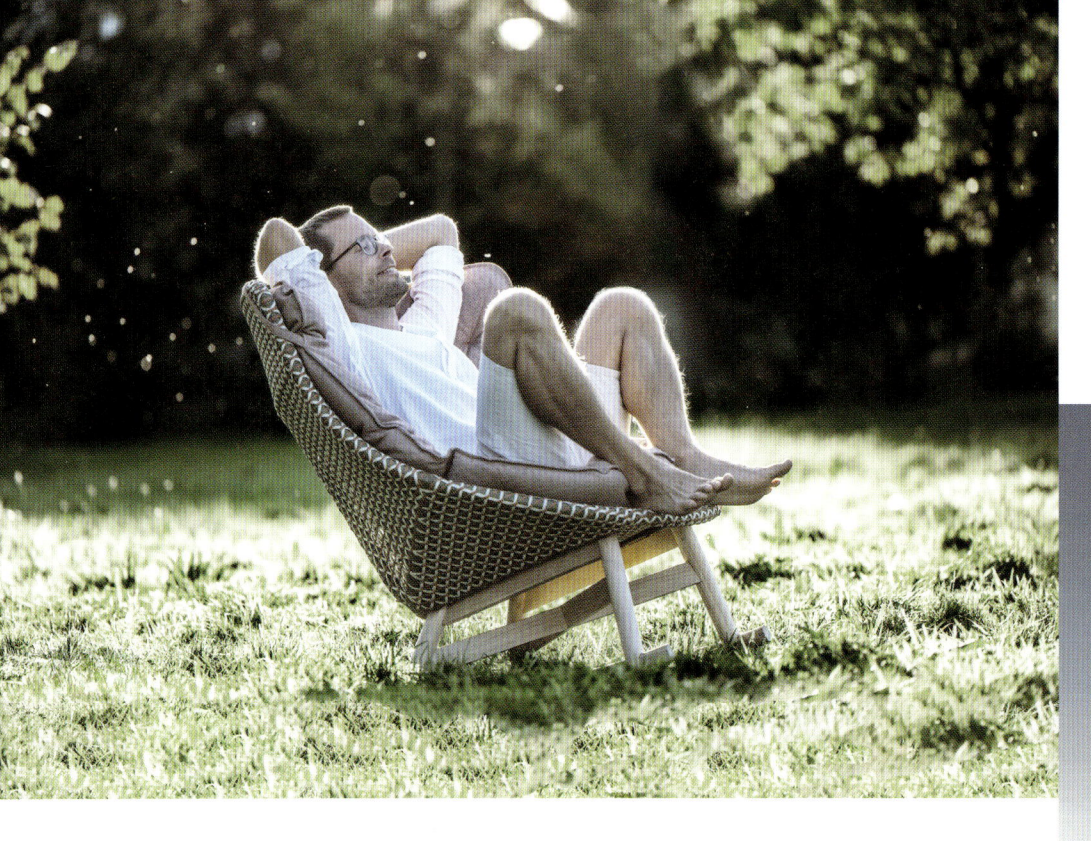
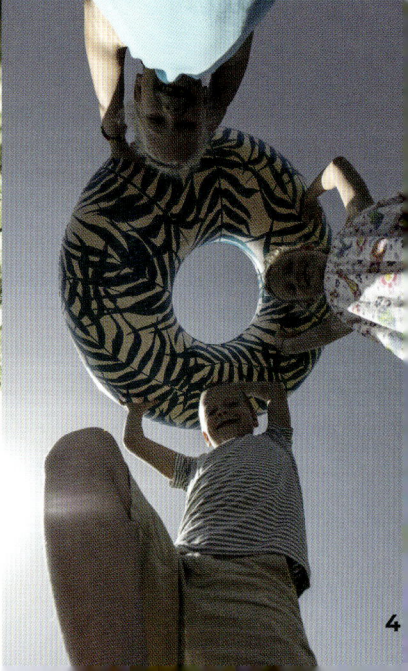

Suppen

DIE KÖNIGINNEN DER NÄHRSTOFFE.

„ DAS LANGE, LANGSAME KOCHEN MACHT BESTIMMTE NÄHRSTOFFE ERST RICHTIG BIOVERFÜGBAR UND SUPPEN SOMIT ZU WAHREN NÄHRSTOFF-KÖNIGINNEN.

ARME-LEUTE-MAHLZEIT. **VON WEGEN!** SUPPEN TUN GUT, LIEFERN ENERGIE UND STÄRKEN DEN ORGANISMUS GANZHEITLICH. SIND DAS NICHT GUTE GRÜNDE, EINE SUPPE ZU LÖFFELN?

RIND SUPPE

ZUTATEN

500 g Markknochen
oder Fleischknochen oder Tafelspitz

2 große Zwiebeln
1 Scheibe Sellerie
2 Karotten
1 Bund Petersilie
2 Knoblauchzehen
4 Lorbeerblätter
Wacholderbeeren
Pfefferkörner
1 Scheibe Ingwer
1 Scheibe Pastinake
1 Scheibe Petersilienwurzel
Ghee

> Die Suppe lässt sich hervorragend in Einweckgläsern im Kühlschrank auf Vorrat lagern.

ZUBEREITUNG

1 Zwiebeln schälen, Wurzelgemüse putzen und klein schneiden. Etwas Ghee in die Pfanne geben, schmelzen lassen und das Wurzelgemüse gemeinsam mit den Zwiebeln und den Markknochen anrösten.

2 Restliche Zutaten dazugeben, Topf mit Wasser auffüllen und einige Stunden (je länger, desto besser) kochen lassen.

3 Suppe absieben, wenn gewünscht das Knochenmark auslösen und wieder in die Suppe geben, mit Salz und Pfeffer abschmecken.

SUPPEN WÜRZE

ZUTATEN

300 g Zwiebeln
300 g Karotten
150 g Petersilie mit Grün
250 g Sellerie
150 g Porree
50 g Knoblauch
300 g Salz

ZUBEREITUNG

1 Zwiebeln, Knoblauch und Sellerie schälen.

2 Gemeinsam mit allen anderen Zutaten mit einem Gemüsewolf fein zerkleinern. Anschließend Salz hinzufügen.

3 Über Nacht stehen lassen. Danach gut ausdrücken und zur Lagerung in Gläser abfüllen.

/ NACH GROSSMUTTERS ART

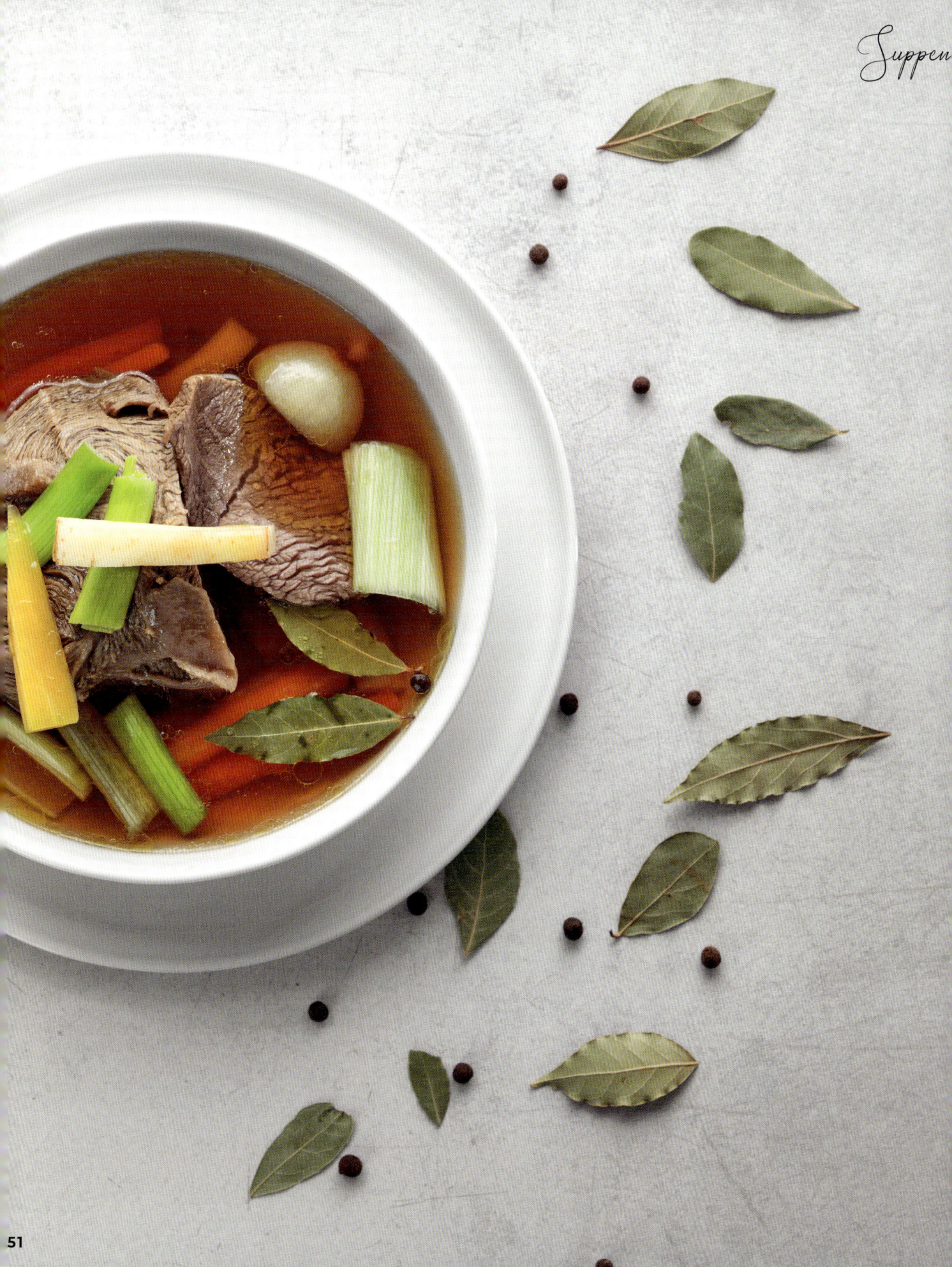

Suppen

4 PORTIONEN

FRITTATEN SUPPE

ZUTATEN

PALATSCHINKENTEIG
125 g TOBIO Mehlspeisen Bio Backmischung
250 ml Schafmilch
5 Wachteleier
Prise Salz
etwas Ghee
Schnittlauch

RINDSUPPE
siehe Rezept Seite 50

ZUBEREITUNG

1. Rindsuppe laut Rezept vorbereiten.

2. Für die Palatschinken zuerst TOBIO Mehlspeisen Backmischung, Schafmilch, Wachteleier und Salz mit dem Schneebesen in einer Schüssel glatt rühren. Etwa 10 Minuten stehen lassen und danach nochmals gut durchrühren.

3. In einer Pfanne etwas Ghee erhitzen. Dann mit einem Schöpfer etwas Teig mittig in die heiße Pfanne gießen. Die Pfanne dabei immer wieder schwenken, sodass der Boden gleichmäßig dünn mit Teig bedeckt ist.

4. Mit dem Pfannenwender die Palatschinke mehrmals wenden und von beiden Seiten goldgelb ausbacken.

5. Fertige Palatschinken leicht überkühlen lassen, einrollen und in kleine Streifen zu je 4 cm Länge schneiden. Schnittlauch fein hacken.

6. Die Frittaten in Tellern mit heißer Suppe anrichten und mit Schnittlauch garnieren.

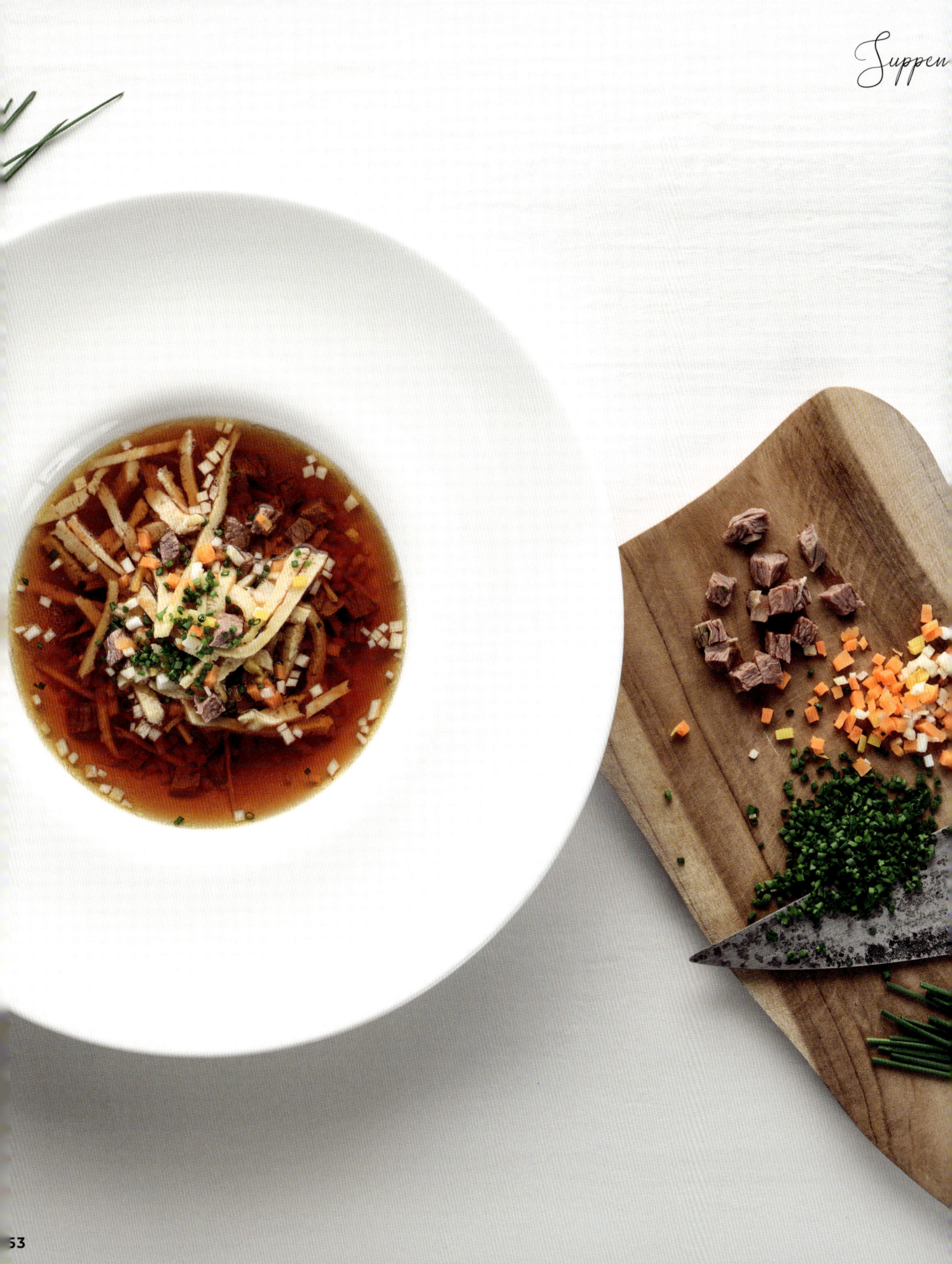

Suppen

4 PORTIONEN

GRIESS NOCKERL SUPPE

ZUTATEN

30 g Ghee, weich
5 Wachteleier
2 Prisen Salz
Prise Muskatnuss
80 g Fonio oder Hirsegrieß

RINDSUPPE
siehe Rezept Seite 50

ZUBEREITUNG

1 Rindsuppe laut Rezept vorbereiten.

2 Ghee mit den Eiern, dem Salz und Muskat schaumig rühren. Danach den Grieß bzw. Fonio zügig einrühren und für etwa 10 – 15 Minuten stehen lassen.

3 Aus der Grießmasse mit zwei Kaffeelöffeln Nockerl formen und in die Suppe geben.

4 Zugedeckt etwa 10 Minuten ziehen lassen – nicht kochen.

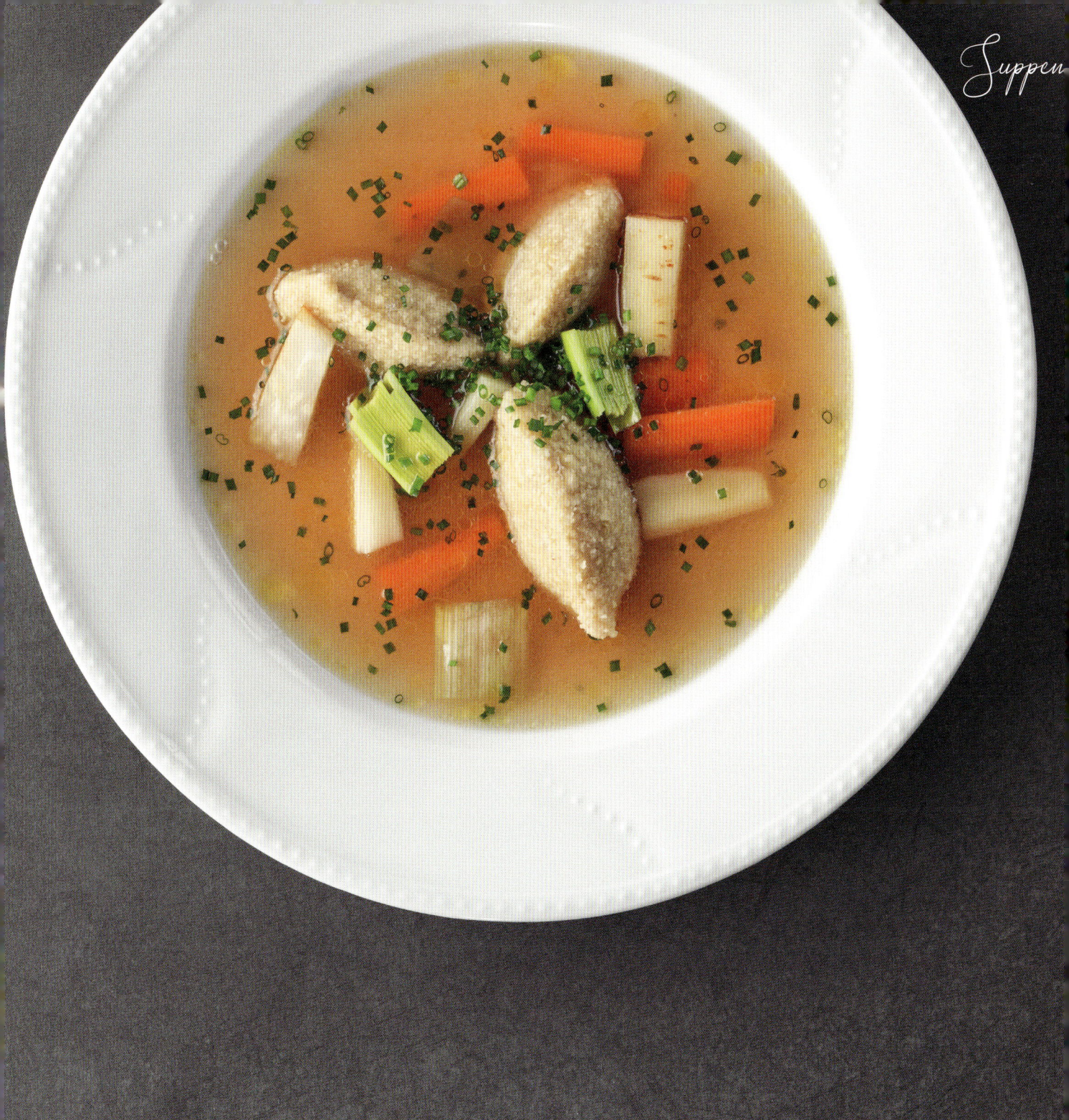

Suppen

4 PORTIONEN

LEBERKNÖDEL SUPPE

ZUTATEN

130 g TOBIO Knödelbrot
siehe Bezugsquelle Seite 44

200 g Rinderleber, faschiert
1 Zwiebel
3 EL Majoran
1 Bund Petersilie
Salz
Pfeffer
Muskat

RINDSUPPE
siehe Rezept Seite 50

ZUBEREITUNG

1 Rindsuppe laut Rezept vorbereiten.

2 Zwiebel schälen und klein schneiden. Die Petersilie waschen, Blätter abzupfen und fein hacken.

3 Alle Zutaten gut vermischen und den Teig etwa 1 Stunde im Kühlschrank anziehen lassen.

4 Mit befeuchteten Händen aus der Masse kleine Knödel formen und in kochendem Salzwasser bzw. der Suppe selbst etwa 8 Minuten sanft kochen lassen.

5 Alternativ können die Knödel auch in einer Pfanne knusprig gebraten oder im vorgeheizten Backofen bei 200 °C Ober-/Unterhitze etwa 6 Minuten gebacken werden.

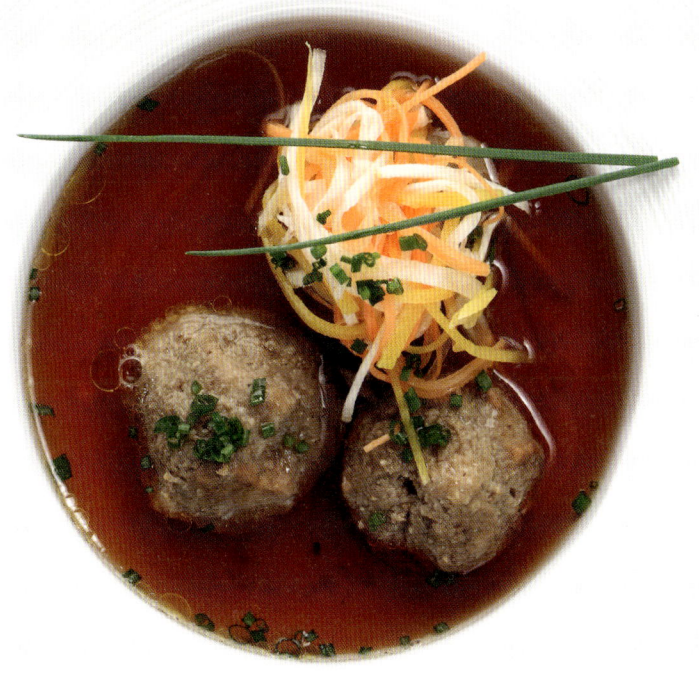

KASPRESS KNÖDEL SUPPE

ZUTATEN

2 Zwiebeln

400 g würziger Schafkäse
z. B. Bergjuwel oder weicher Pecorino

1 Bund Petersilie
30 g Schafbutter oder Ghee
200 g Schafmilch

300 g TOBIO Knödelbrot
siehe Bezugsquelle Seite 44

20 Wachteleier
100 g Ghee

RINDSUPPE
siehe Rezept Seite 50

ZUBEREITUNG

1 Zwiebeln schälen und fein schneiden. Den Käse grob reiben. Petersilie waschen, die Blätter abzupfen und fein hacken.

2 Butter oder Ghee in einer Pfanne zerlassen und die Zwiebeln darin glasig anrösten. Mit Schafmilch aufgießen und kurz aufkochen.

3 Knödelbrot, Käse, Petersilie und Wachteleier in eine Schüssel geben und mit der warmen Milch-Butter-Zwiebel-Mischung übergießen. Alles gut vermischen und etwa 1 Stunde ziehen lassen.

4 Aus der Masse mit feuchten Händen Laibchen formen. Diese in heißem Ghee beidseitig goldbraun ausbacken.

5 Rindsuppe vorbereiten und die fertigen Kaspressknödel darin anrichten.

Suppen

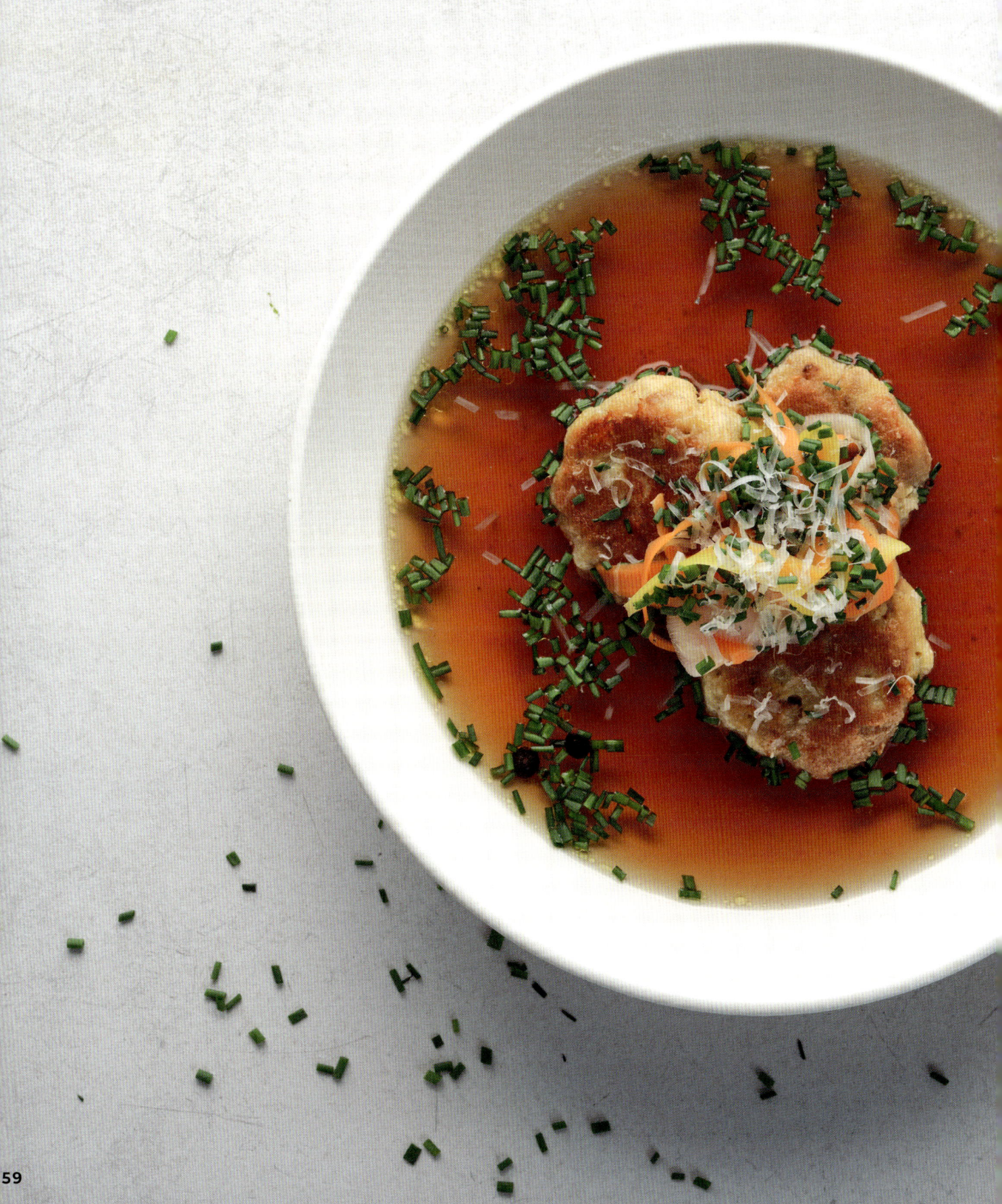

4 PORTIONEN

ZWIEBEL SUPPE

ZUTATEN

450 g Zwiebeln
60 g Ghee
1 EL TOBIO Helle Bio Backmischung

1 l klare Suppe
Gemüse-, Rind- oder Wildsuppe
Rindsuppe siehe Rezept Seite 50

Prise Salz
Prise Pfeffer
4 Scheiben TOBIO Brot
1 EL Ghee
200 g Schaf-Halbhartkäse

OPTIONAL
1 TL Apfelessig

ZUBEREITUNG

1 Das Backrohr auf 100 °C Ober-/Unterhitze vorheizen.

2 Die Zwiebeln schälen und in feine Scheiben schneiden. Ghee in einem Topf zerlassen und die Zwiebeln darin glasig dünsten. Anschließend mit Hirsemehl bestäuben.

3 Mit der Suppe aufgießen und einmal aufkochen lassen. Auf kleiner Flamme 10 Minuten köcheln lassen und mit Salz und Pfeffer abschmecken.

4 Nach Belieben einen Schuss Weißwein in die Suppe einrühren und den Topf vom Herd nehmen.

5 Ghee in einer Pfanne zerlassen und das Brot darin beidseitig rösten. Danach den Käse reiben.

6 Die Zwiebelsuppe in ofenfeste Tassen oder Schalen füllen. Die angerösteten Brote darauflegen und großzügig mit Käse bestreuen.

7 Die Suppe im vorgeheizten Backofen kurz überbacken bis der Käse geschmolzen ist.

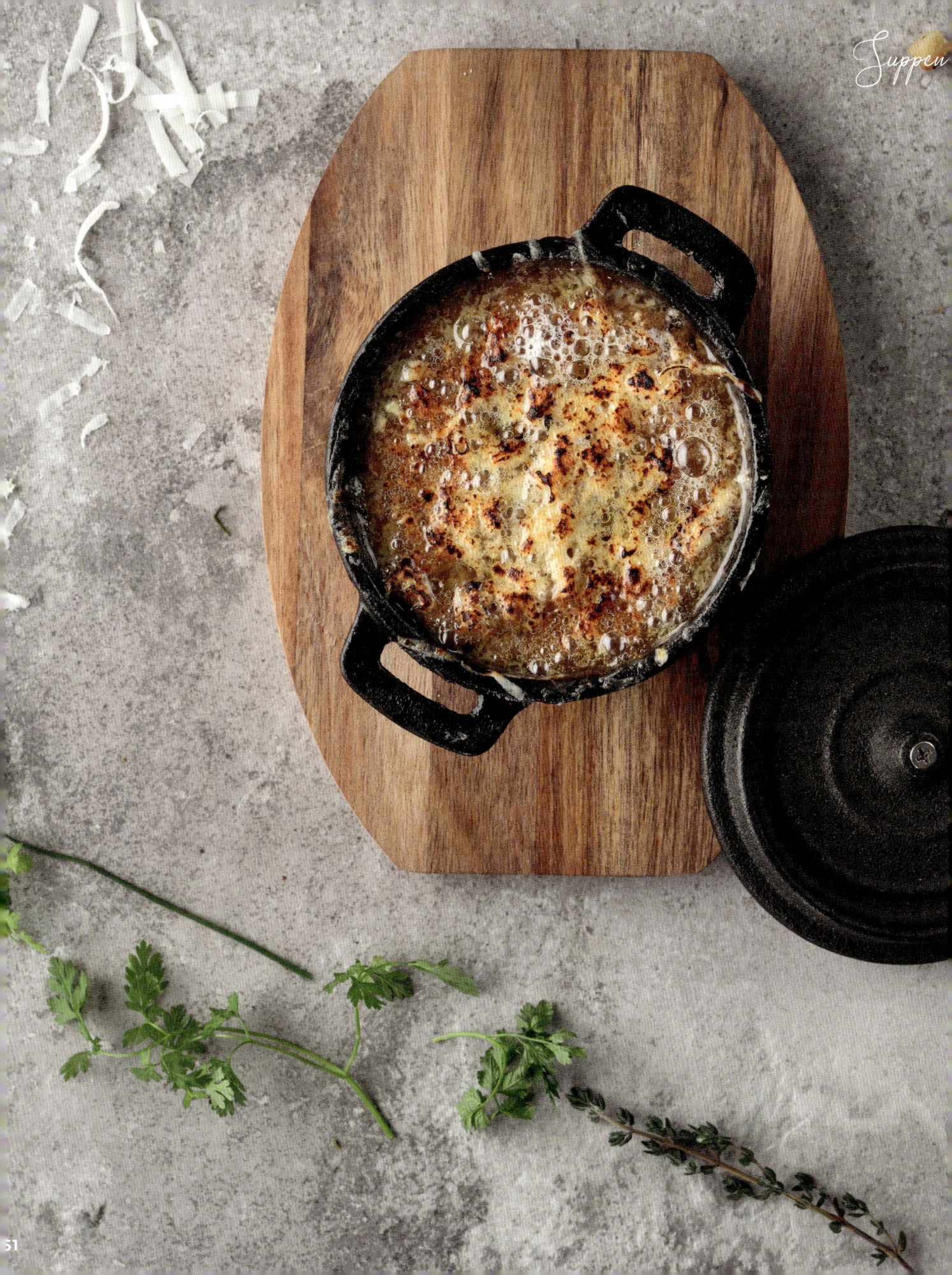

Suppen

4 PORTIONEN

MARONI SUPPE

ZUTATEN

400 g gekochte Maroni
1 Zwiebel

1 EL Schafbutter
oder Ghee

½ l Rindsuppe oder Gemüsefond
siehe Rezept Seite 50

200 ml Schafsauerrahm
oder Schafsahne

Salz
Pfeffer
Muskatnuss

ZUBEREITUNG

1 Zwiebel schälen und klein schneiden. Butter in einem Topf zerlassen und die Zwiebel darin anschwitzen.

2 Die restlichen Zutaten in den Topf geben, aufkochen lassen und bei mittlerer Hitze etwa 30 Minuten köcheln lassen.

3 Die Suppe pürieren, mit den Gewürzen abschmecken und servieren.

> EMPFEHLUNG: ZUR VEREDELUNG DES GERICHTS TOBIO BROT WÜRFELN UND IN EINER PFANNE MIT GHEE GOLDBRAUN-KNUSPRIG ANBRATEN.

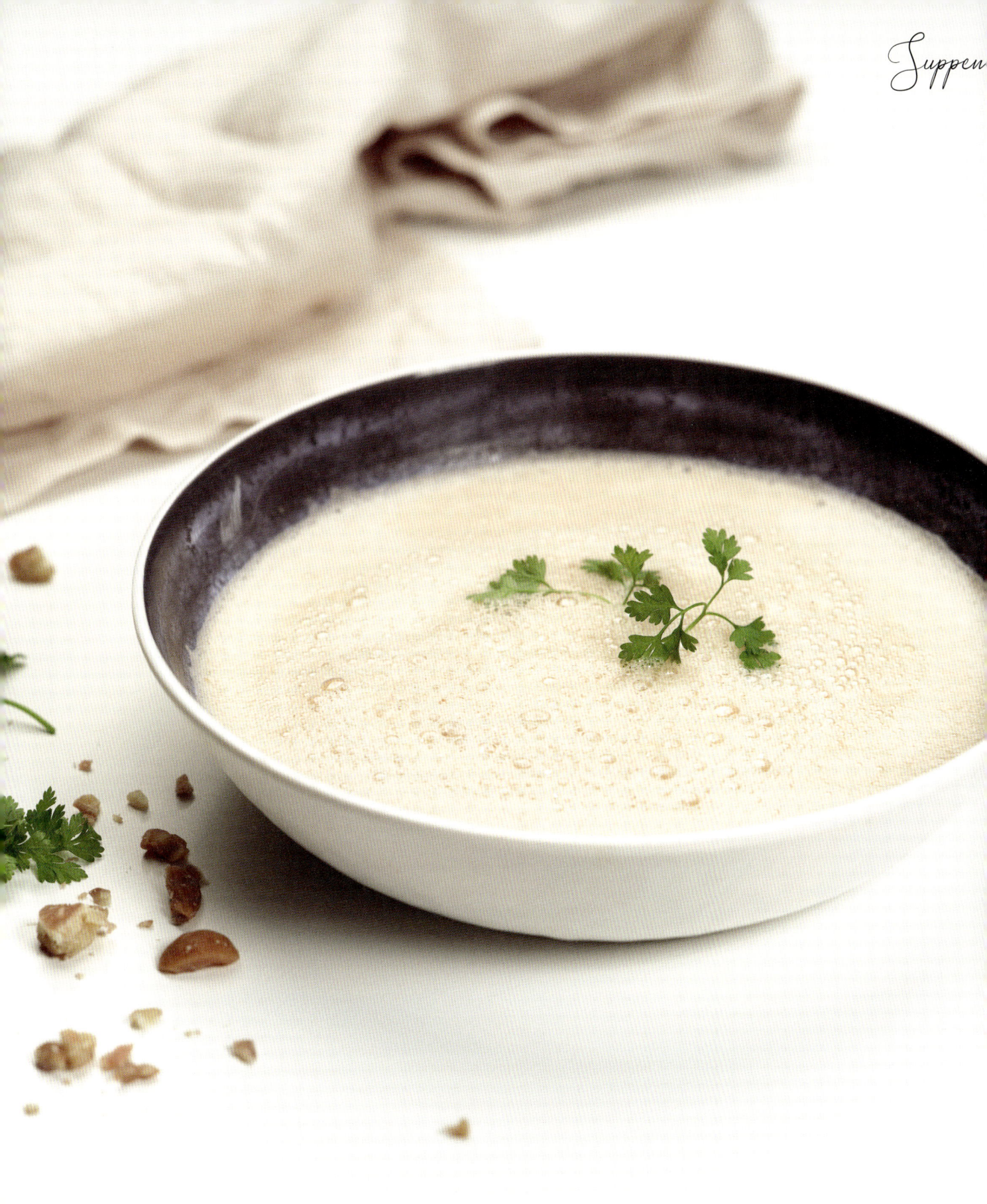

Suppen

4 PORTIONEN

BÄRLAUCH SUPPE

ZUTATEN

1 Zwiebel
1 Knoblauchzehe

1 kleine Scheibe Sellerie
oder Pastinake

200 ml Kokossahne

1 l klare Suppe
Gemüse- oder Rindsuppe
Rindsuppe siehe Rezept Seite 50

1 Bund Bärlauch
1 Schuss Zitronensaft
Salz
Pfeffer
Prise Muskatnuss

EINLAGE
TOBIO Knödelbrot

ZUBEREITUNG

1 Die Suppe laut Rezept vorbereiten.

2 Zwiebel, Sellerie und Knoblauch schälen, fein schneiden und in einem Topf in erhitztem Ghee anbraten.

3 Danach mit Suppe aufgießen und so lange köcheln lassen, bis der Inhalt weich ist.

4 In der Zwischenzeit den Bärlauch waschen, abtrocknen und grob hacken. In die Suppe geben, kurz erhitzen und mit Kokossahne aufmixen. Da der Bärlauch nicht lange mitgart, behält er seine Farbe und die Bärlauchsuppe wird dadurch frisch grün.

7 Die Bärlauchsuppe mit Salz, Pfeffer, Muskatnuss und einem Schuss Zitronensaft abschmecken.

8 Für die Einlage das Knödelbrot in einer Pfanne mit erhitztem Ghee anrösten.

9 Die Suppe in tiefe Teller füllen und mit dem gerösteten Knödelbrot anrichten.

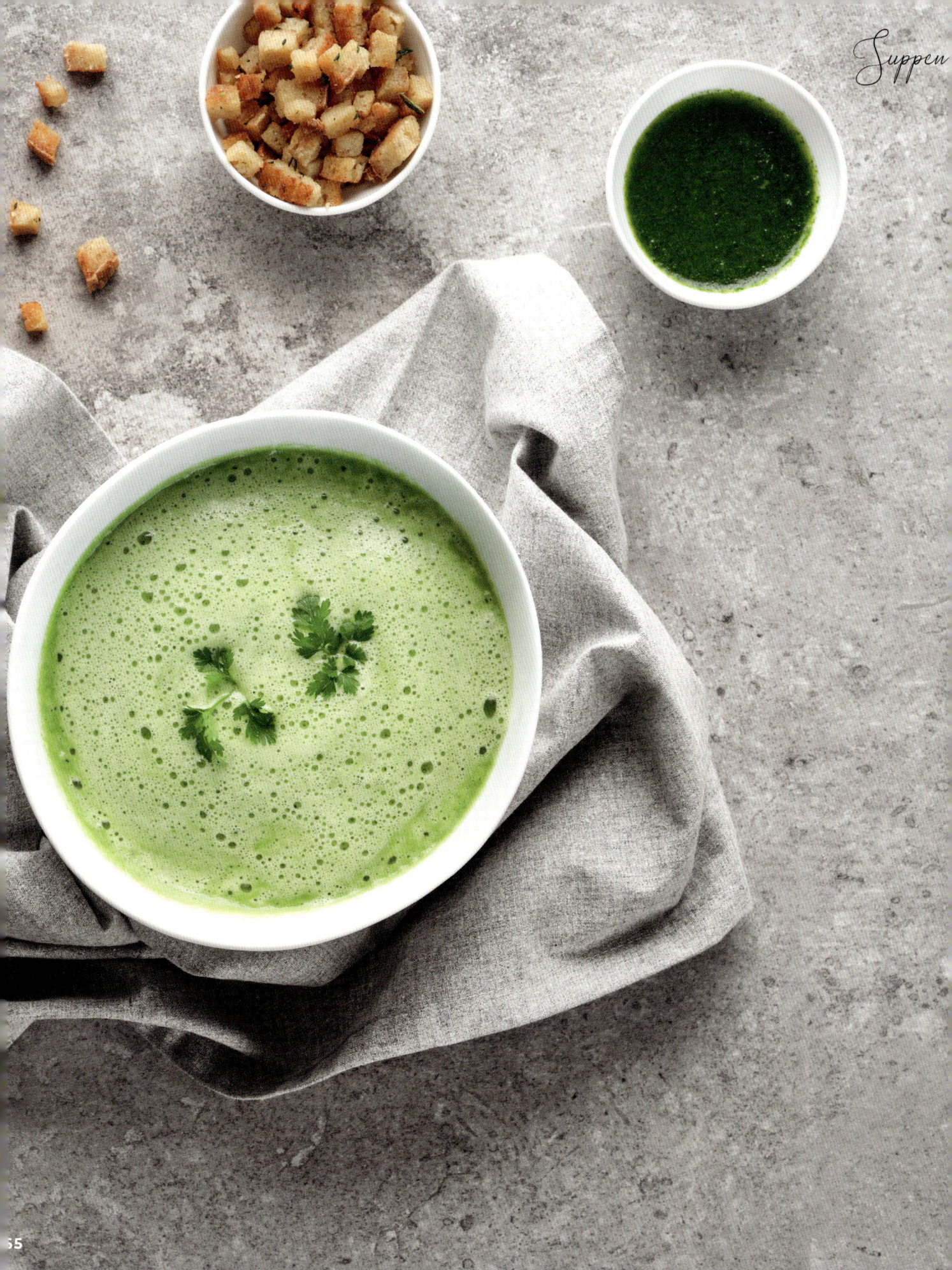

Suppen

4 PORTIONEN

GEMÜSECREME SUPPE

ZUTATEN

etwa 800 g Gemüse nach Wahl
Knoblauch, Spargel, Pastinaken, Süßkartoffeln,
Bärlauch, Karfiol …

1 Zwiebel

1 EL selbstgemachte Suppenwürze
siehe Rezept Seite 50

1 l Wasser
Salz
Ghee

OPTIONAL

Kümmel, gemahlen   Schafjoghurt
Schafsauerrahm   Schafmilch

ZUBEREITUNG

1 Zwiebel schälen und klein schneiden. Gemüse putzen und fein würfeln.

2 Ghee in einem großen Topf zerlassen und die Zwiebel darin kurz anschwitzen. Gemüse und Suppenwürze dazuzugeben und kurz mitrösten.

3 Mit Wasser aufgießen und etwa 45 Minuten – je nach verwendeten Gemüsesorten – köcheln lassen. Danach mit einem Pürierstab mixen und mit Salz und Kümmel abschmecken.

4 Am Ende der Kochzeit nach Belieben noch mit Sauerrahm, Joghurt oder Schafmilch verfeinern.

Suppen

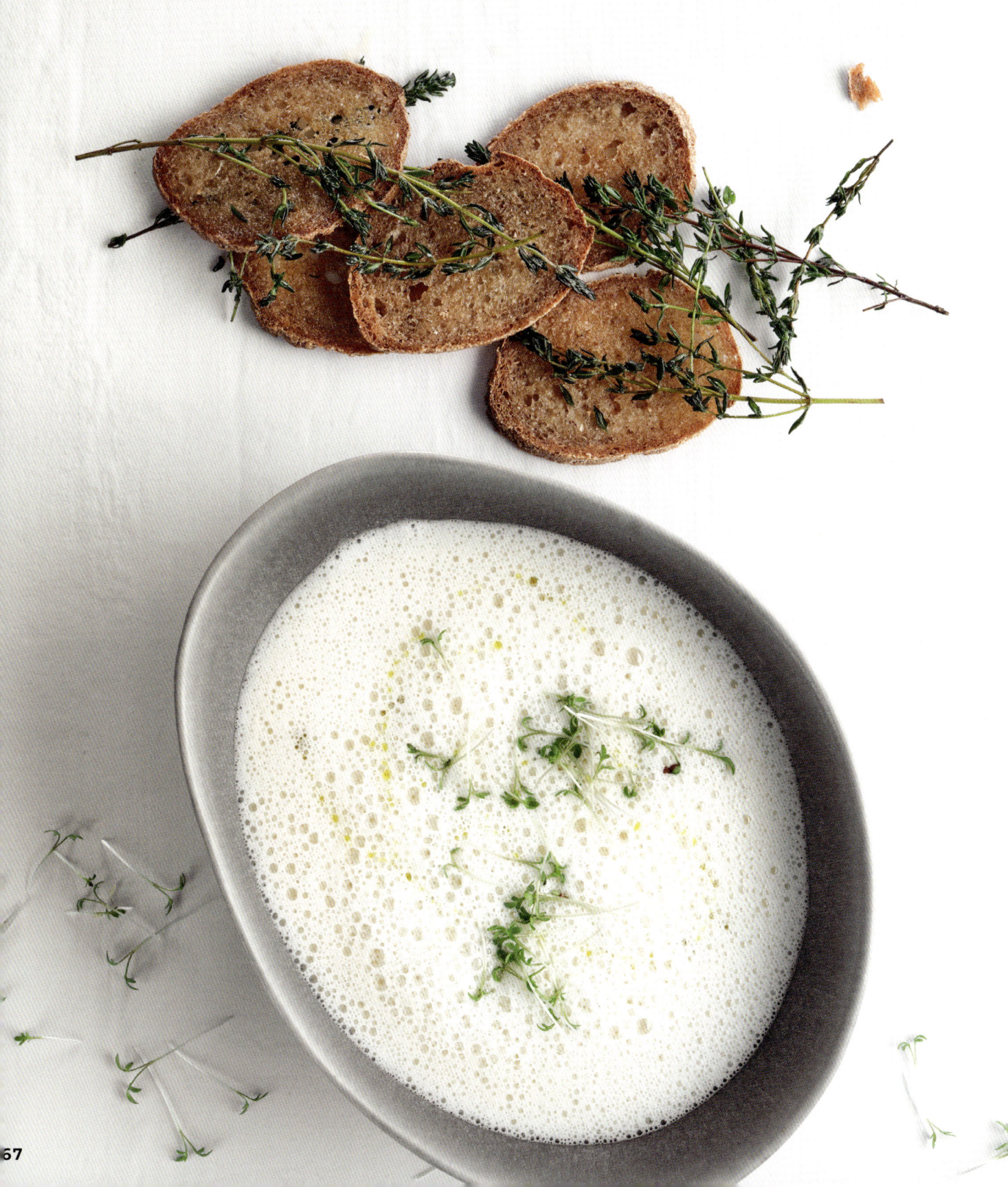

4 PORTIONEN

KREN SUPPE

ZUTATEN

50 g Ghee
TOBIO Knödelbrot

1 EL TOBIO Helle Bio Backmischung
oder Pfeilwurzelmehl

½ l klare Gemüsesuppe
¼ l Schafmilch
125 g Schaftopfen
etwas Zitronensaft

OPTIONAL
2 EL Weißwein oder Essig

30 g geriebener Kren
⅛ l Kokossahne
Salz

Jungzwiebeln
oder Schnittlauch

ZUBEREITUNG

1 Das Knödelbrot in einer Pfanne in etwas Ghee goldbraun rösten und zur Seite stellen.

2 Das restliche Ghee mit Mehl anschwitzen, mit Gemüsesuppe und Milch aufgießen, umrühren und aufkochen lassen. Topfen mit dem Stabmixer einrühren.

3 Die Suppe mit Weißwein, Zitronensaft und Salz abschmecken. Den geriebenen Kren löffelweise dazugeben, bis der gewünschte Geschmack erreicht ist.

4 Sahne aufschlagen, die Hälfte davon in die Krensuppe einrühren. Den Rest für die Garnierung aufheben. Die Jungzwiebeln putzen und in feine Scheiben schneiden.

5 Die Krensuppe anrichten und mit den gerösteten Brotwürfeln, einem Sahnehäubchen, Jungzwiebelscheiben und geriebenem Kren garnieren.

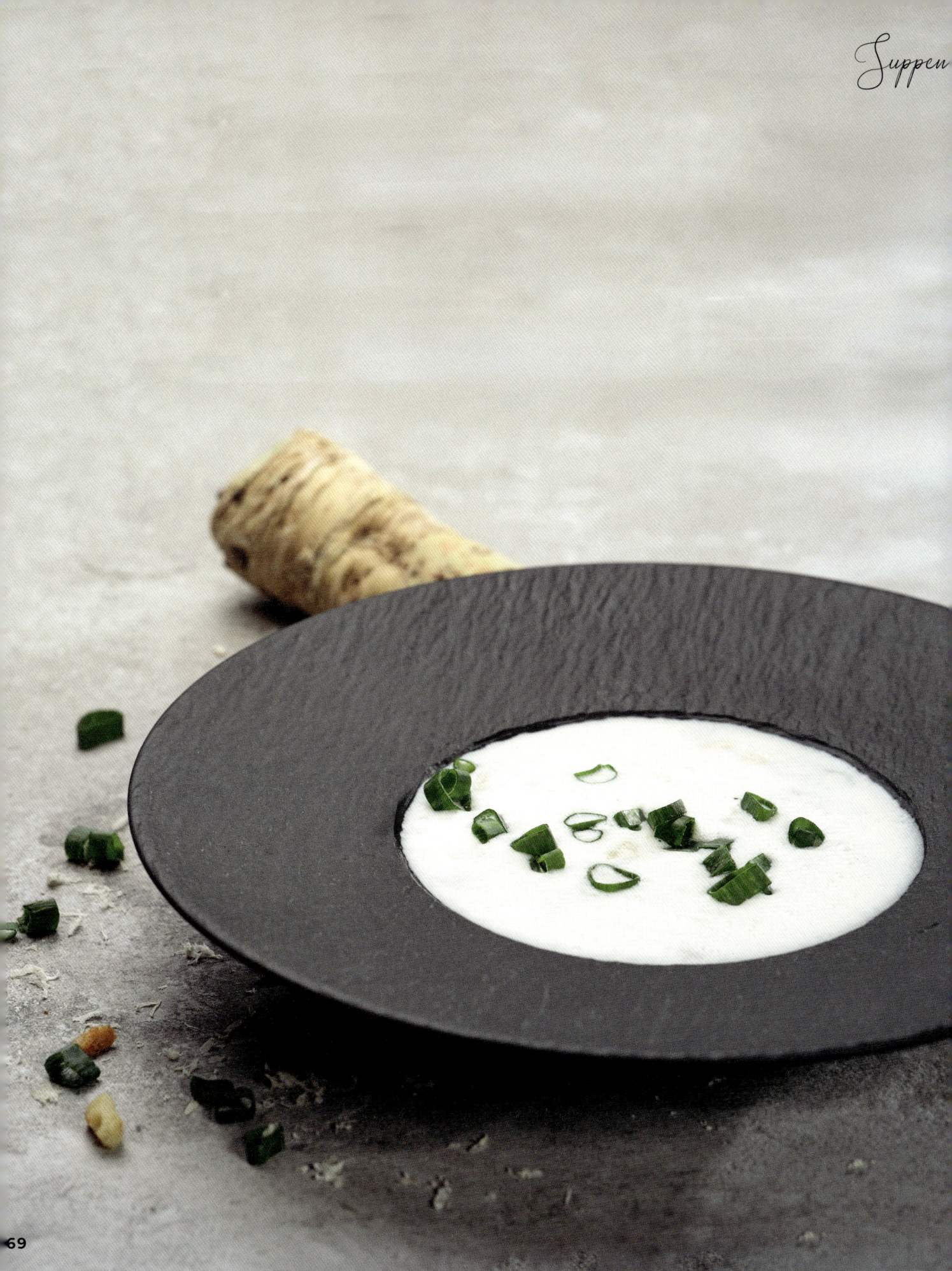

Suppen

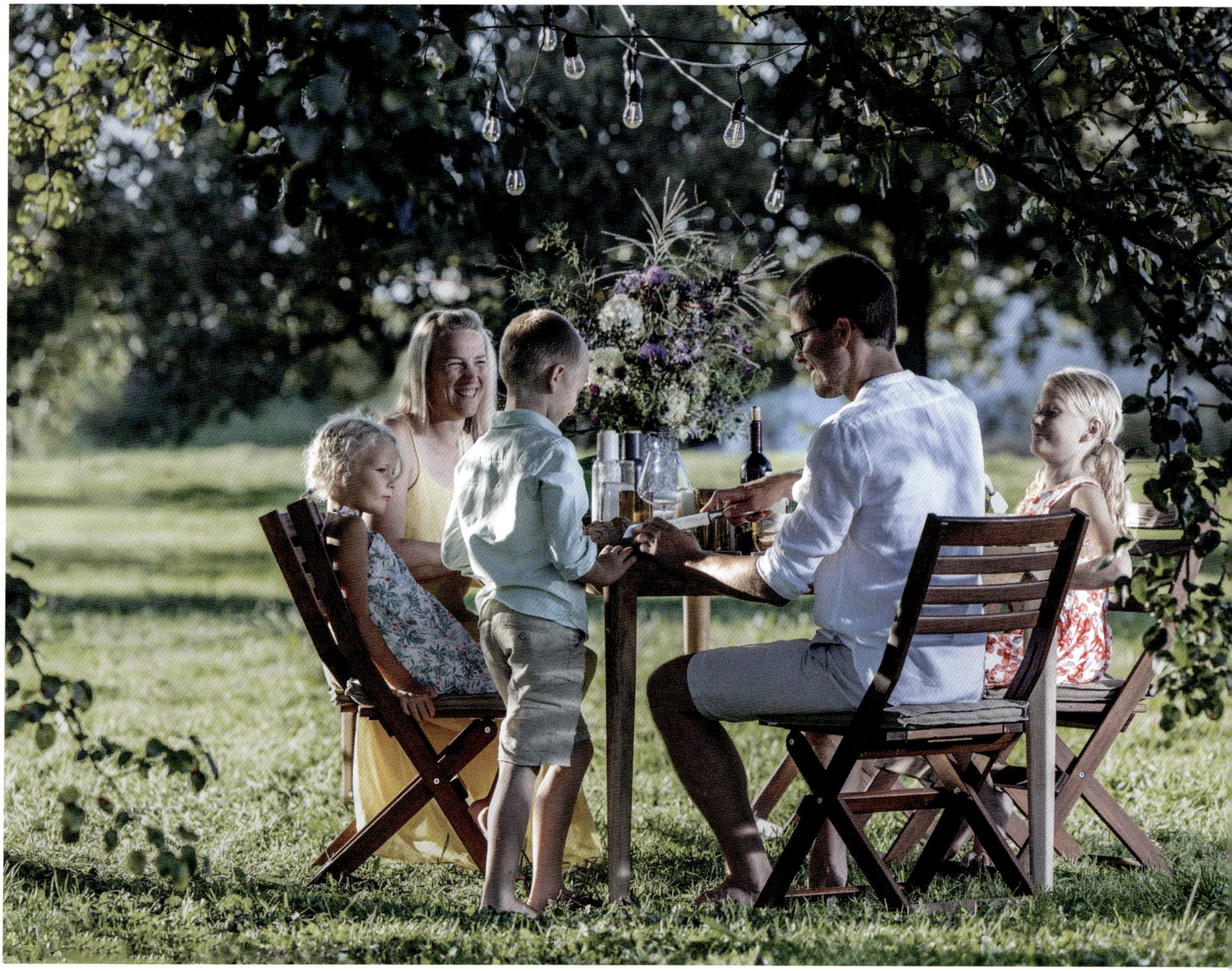

GEMEINSAM KOCHEN UND
ESSEN. EINE STÄRKENDE
SÄULE FÜR DIE FAMILIE.
UM DEN TISCH VERSAMMELN
FREUDE TEILEN, BANDE
FESTIGEN.

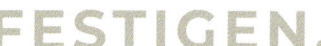
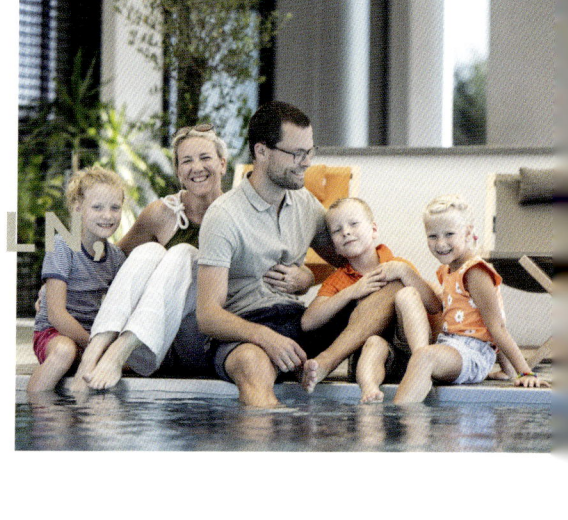

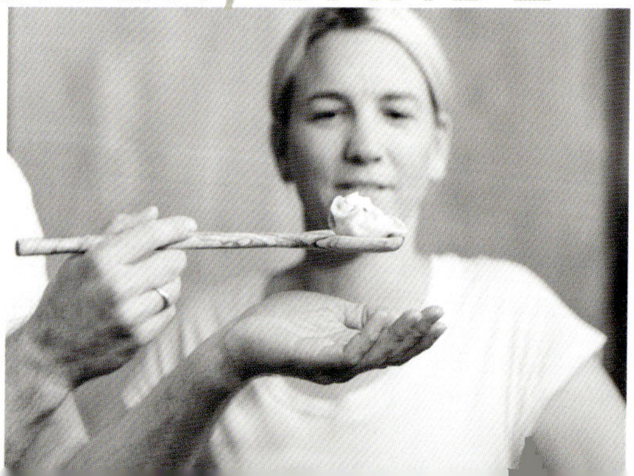

Sie haben sich für gutes Essen entschieden? Gutes Essen ist eine Liebeserklärung an Ihre Sinne. Und Genuss ohne Verzicht. Die „6 Sinne Küche" ist die Wiederentdeckung von regionalen Lebensmitteln, verbunden mit hoher Produktqualität und dem Achten auf die Herkunft.

Viele unserer Lieblingsspeisen lassen sich durch geschickte Auswahl der Zutaten anpassen. Es gibt eine Reihe fertiger Rezepte und Möglichkeiten, diese Philosophie im Alltag gut umzusetzen. Wissen und Wertschätzung, Regionalität, Duft und Aroma, Geschmack und Frische. In diesem Sinne: Viel Genuss! Ihre Elisabeth Grabmer.

BEWUSSTER GENUSS OHNE VERZICHT.

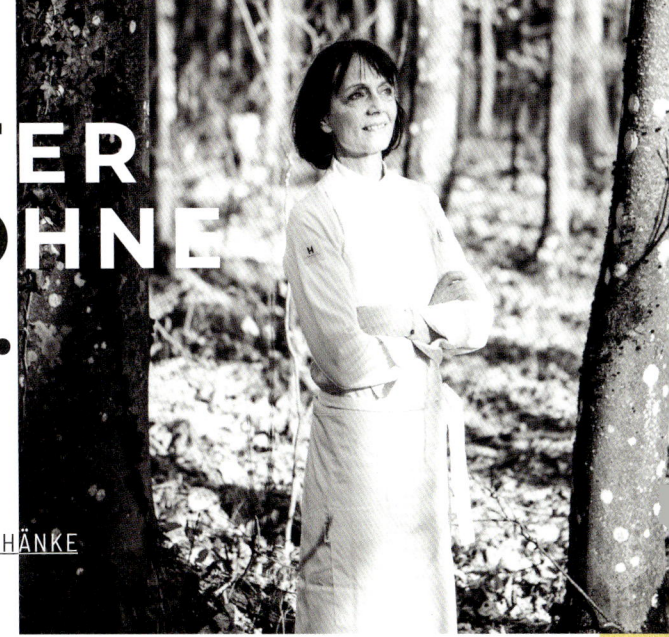

ELISABETH GRABMER,
SPITZENKÖCHIN
RESTAURANT WALDSCHÄNKE

SCHOKOLADEKUCHEN ZUTATEN Butterschmalz, Schafbutter oder Kokosöl für die Form, 6 EL Kakaopulver, 1 Vanilleschote – herausgeschabtes Mark, Prise Salz, 3 Eier, 225 g Allulose*, 180 ml Traubenkernöl oder Olivenöl, 200 g blanchierte Mandeln ohne Schale – fein gerieben, ½ TL Backpulver, 150 ml Wasser ZUBEREITUNG Den Ofen auf 175 °C Ober-/Unterhitze vorheizen. Backform mit etwas Butterschmalz auspinseln. In einem Topf 150 ml Wasser aufkochen. Kakaopulver mit Vanillemark und Salz hineingeben und zu einer geschmeidigen Masse verrühren. Kakaomasse vom Herd nehmen und auskühlen lassen. Eier und Allulose* in der Rührmaschine sehr luftig aufschlagen – etwa 10 Minuten. Geschwindigkeit auf mittlere Stufe reduzieren und das Traubenkernöl in einem dünnen Strahl langsam einfließen lassen, sodass eine homogene Masse entsteht. Dann mit einem Gummispachtel die ausgekühlte Kakaomasse unterheben. Geriebene Mandeln mit dem Backpulver mischen und durch ein gröberes Sieb in die Masse streichen, ebenfalls vorsichtig unterheben. Teig in die Form geben und im Ofen 45 Minuten backen. Mit einem Holzspieß eine Probe machen. Es darf nichts mehr am Spieß hängen bleiben. Kuchen in der Form bei Zimmertemperatur auskühlen lassen.

> EURE NAHRUNGSMITTEL SOLLEN EURE HEILMITTEL UND EURE HEILMITTEL SOLLEN EURE NAHRUNGSMITTEL SEIN.

Für den griechischen Arzt Hippokrates stand fest: Nur wer sich gesund ernährt, kann gesund bleiben. Darum kredenzen wir einige Grundsatz-Rezepte für Gaumenfreude und Seelenwohl.

GRUNDSÄTZE. ODER WIE SICH NAHRUNGSMITTEL IN ECHTE HEILMITTEL VERWANDELN.

— Jedes Essen soll ein Fest für Körper und Seele sein, zum Genuss anregen und keine „Zügelung" und kein „Kalorienzählen" erfordern. Ohne schlechtes Gewissen.

— Jedes Essen soll sich durch eine hohe Nährstoffdichte auszeichnen – möglichst ohne Schadstoffe. „Bio"-Zertifizierung ist das Minimum: Je natürlicher, biologischer und frischer die Zutaten, desto besser: z. B. Demeter, Bioland, … Wohltuende Lebensmittel finden Sie in der Ernährungspyramide auf Seite 42 und auf Seite 44.

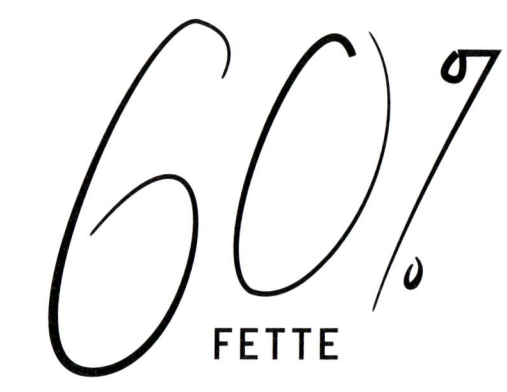

— Jedes Essen soll reichlich Fette enthalten und dabei ein breites Spektrum an verschiedenen Fettsäuren abdecken. Wir stellen unsere Speisen nach folgender Gewichtung zusammen: 60 % Fette, 20 % Proteine, Kohlenhydrate nur in kleinen Mengen. Beachten Sie dazu unseren Hinweis bei „BELASTUNGEN" auf den Seiten 16 bis 18.

— Essen Sie nicht-stärkehaltiges Gemüse soviel Sie wollen! Heute schon frisches Grün angelacht? Salate aller Art und knackiges Gemüse – dieser Genuss in Grün ist der perfekte darmfreundliche Ballaststoff.

Prozent-Angaben beziehen sich auf den Anteil an der Gesamtenergiemenge.

> ACHTUNG: AUF DAS „WIE" DER ZUBEREITUNG KOMMT ES AN.

Damit Nahrungsmittel ihre heilenden Kräfte entfalten, gilt es umsichtig mit ihnen umzugehen. Nahrungsmittel sind nicht nur Lebens-Mittel, sondern auch Be-Lebens-Mittel. Achten Sie auf ein paar wichtige Maßnahmen und Ihr Organismus sagt liebevoll Danke!

WICHTIGE FAKTEN ZUR ZUBEREITUNG. UND WARUM ZUTATEN SO RELEVANT SIND.

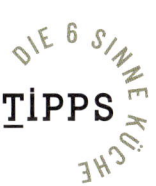

DIE 6 SINNE KÜCHE TIPPS

— Zum Braten ausschließlich Ghee, Kokosöl, Butterschmalz oder Rindertalg verwenden.

— Niemals Pflanzenöle erhitzen oder erwärmen, mit Ausnahme von Kokosöl.

— Kalt gepresste Öle nur frisch verwenden und mit geringem Anteil mehrfach gesättigter Fettsäuren (PUFAs).

— Auch beim Grillen kein Pflanzenöl oder Pflanzenfett miterhitzen. Grillen nur am Rost auf Kohle oder mit Gas. Keine geölten Grillplatten verwenden. Es sei denn, sie wurden mit den in Punkt 1 genannten gesättigten Fetten bestrichen.

— Kein Rösten oder Erhitzen von Nüssen, um Fettsäure-Oxidation zu vermeiden. Kein Nuss-Mus backen.

— Vorsicht vor versteckten Hilfsmitteln in Convenience-Fertigprodukten, Saucen, Gewürzmischungen. Ausschließlich reine, natürliche Zutaten verwenden.

So gelingt's:
— Verzicht auf teflonbeschichtete Pfannen und Töpfe.
— Kunststoffbehälter und Küchenhelfer nicht erwärmen.
— Finger weg von der Mikrowelle!
— Backen im Backofen.
— Dämpfen im Dampf- oder Kombigarer.
— Schmoren im Bräter.
— Druckkochen im Druckkochtopf.

KOCHEN IN RUHE, MIT GENUSS UND LIEBE!

Weitere Zubereitungstipps, News, Details unter www.zarastro.com/blog.

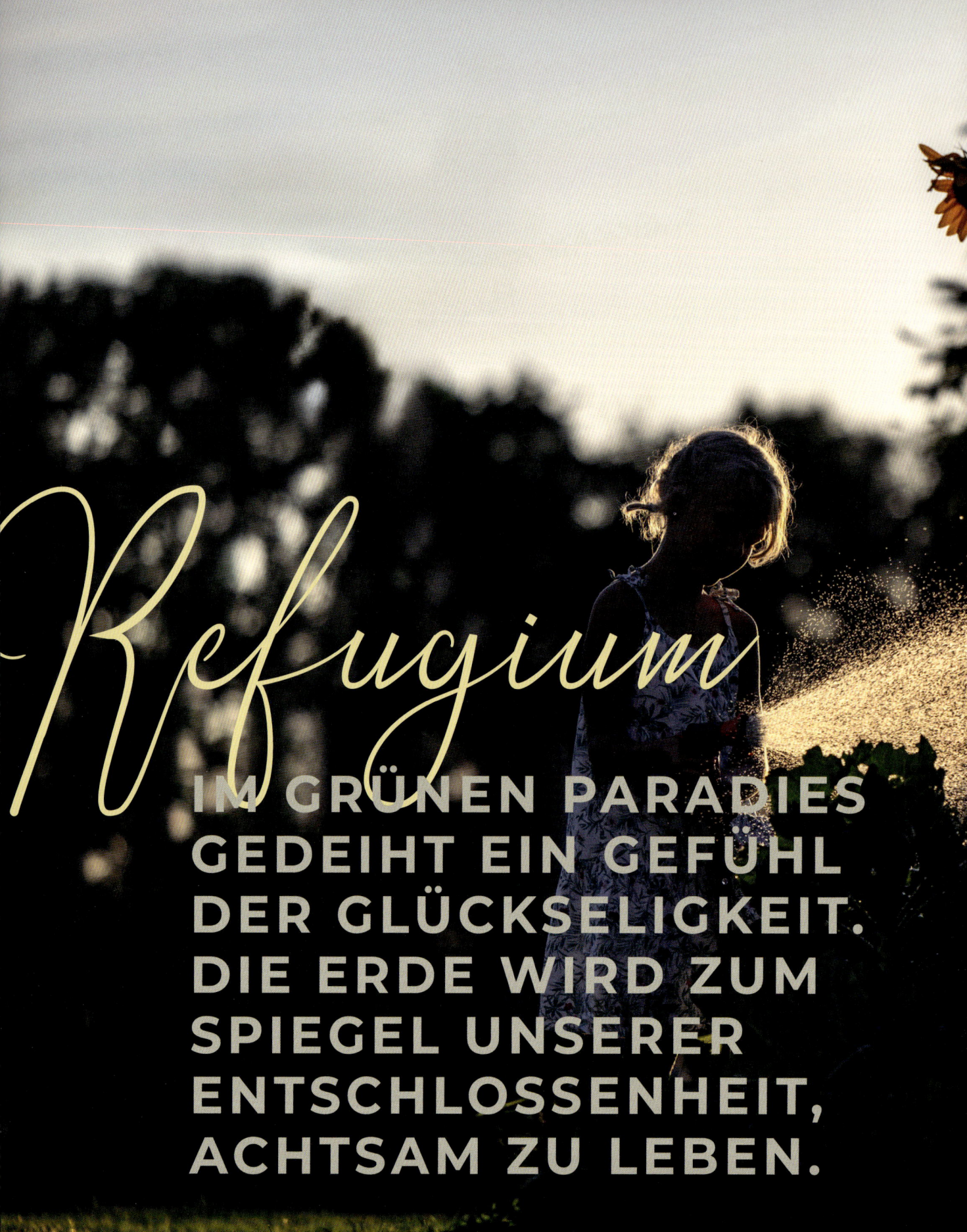

Refugium

IM GRÜNEN PARADIES GEDEIHT EIN GEFÜHL DER GLÜCKSELIGKEIT. DIE ERDE WIRD ZUM SPIEGEL UNSERER ENTSCHLOSSENHEIT, ACHTSAM ZU LEBEN.

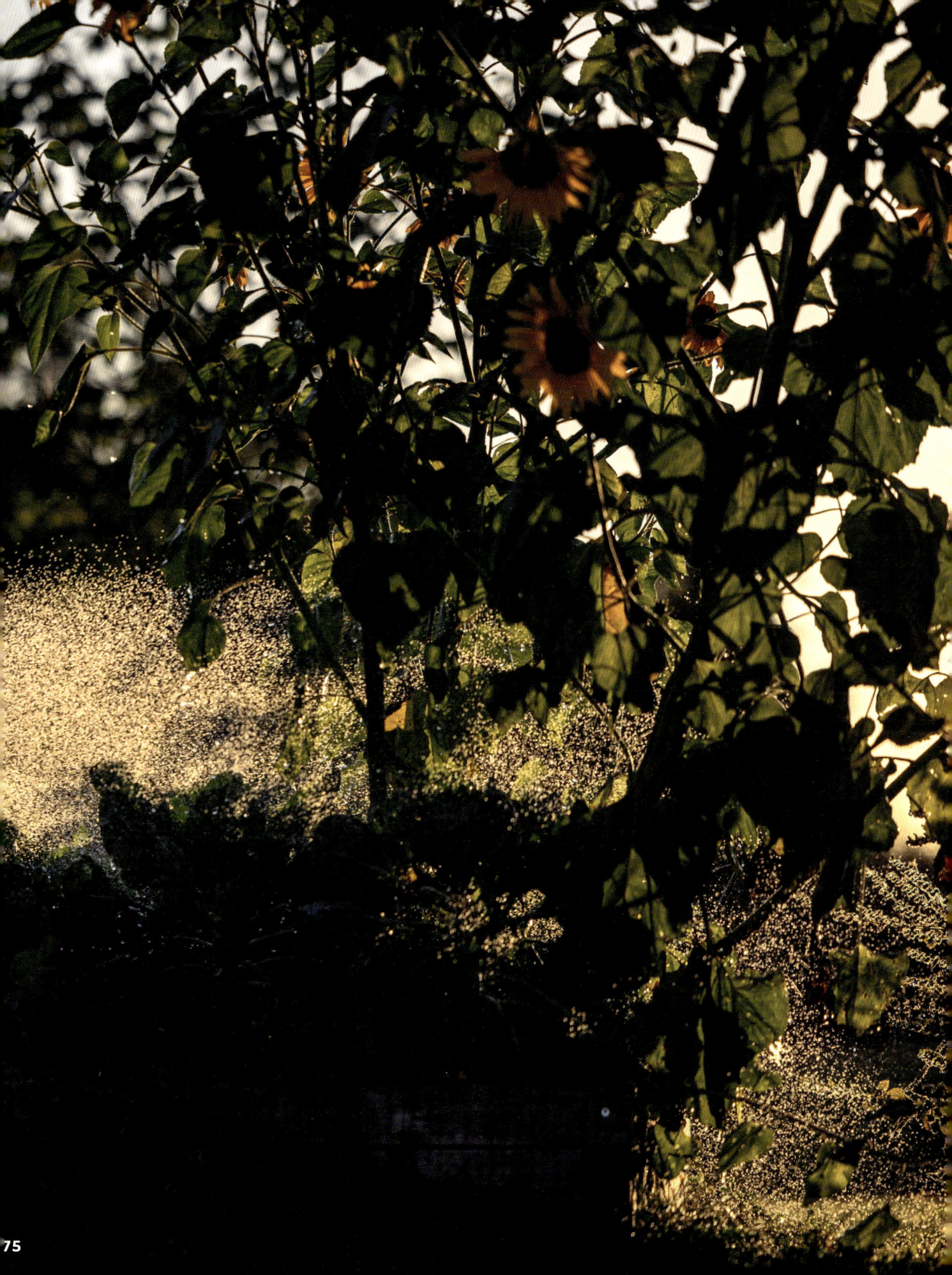

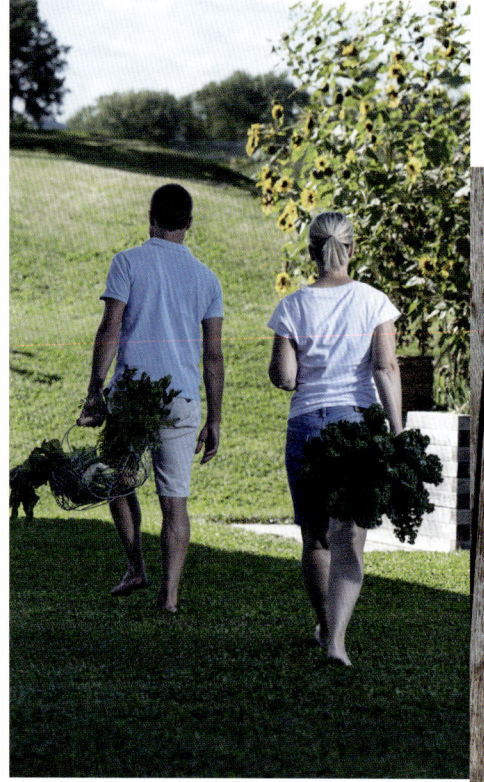
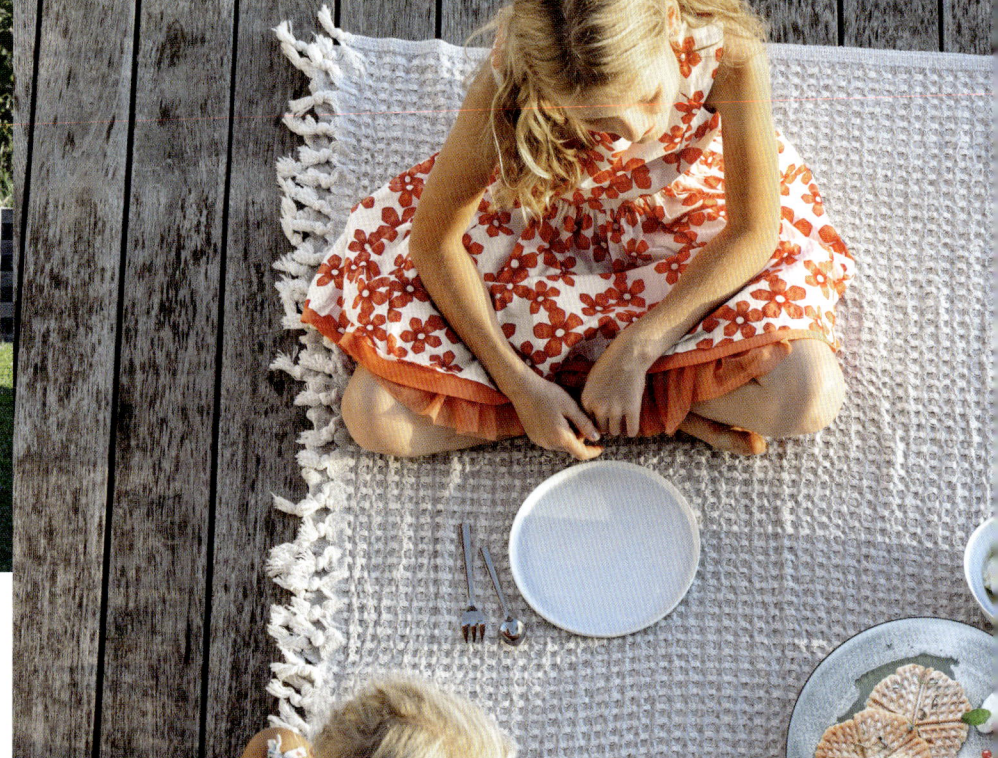
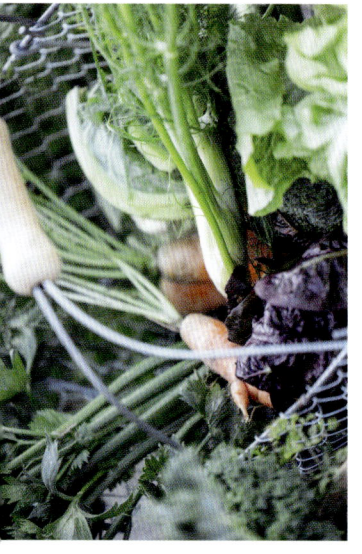

LEBENDIGE FARBEN, KNUSPRIGE TEXTUREN, FRISCHE AROMEN WERDEN ZU WAHREN SUPERHELDEN AUF DEM TELLER.

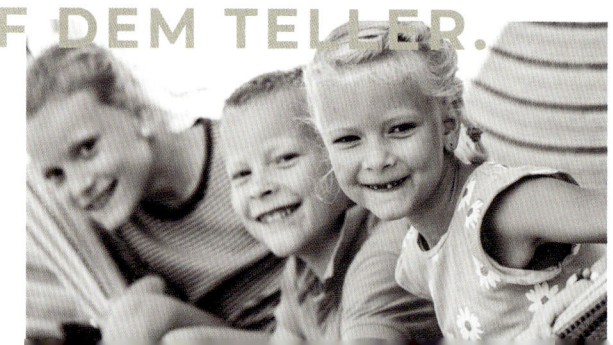

Salate

GENUSS IN GRÜN UND BELIEBTES FÜR DAZWISCHEN.

„ SALATE UND KLEINE GERICHTE, KUNSTVOLL KOMPONIERT AUS FRISCHEN ZUTATEN, SIND NICHT NUR EIN FEST FÜR DEN GAUMEN, SONDERN AUCH BALLASTSTOFF-REICHE MEISTERWERKE.

SIE VERLEIHEN JEDEM BISSEN EINE ERFRISCHENDE LEICHTIGKEIT.

SALATE

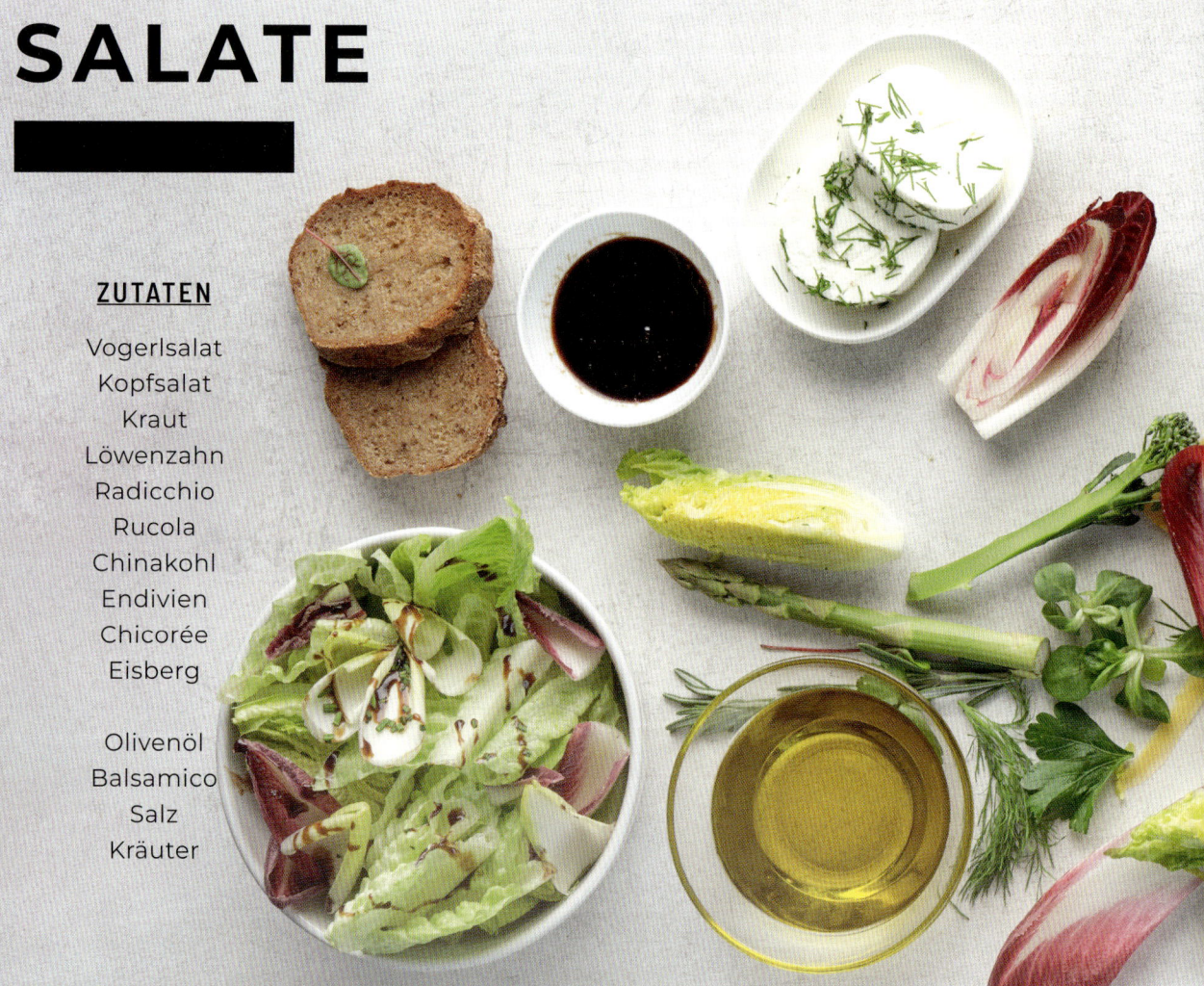

ZUTATEN

Vogerlsalat
Kopfsalat
Kraut
Löwenzahn
Radicchio
Rucola
Chinakohl
Endivien
Chicorée
Eisberg

Olivenöl
Balsamico
Salz
Kräuter

ZUBEREITUNG

1 Salat schneiden oder zerpflücken, waschen und gut abtropfen lassen.

2 Kräuter waschen und klein hacken.

3 Marinade aus Öl, Essig, Salz und Kräutern mischen und damit den Salat vor dem Servieren anrichten.

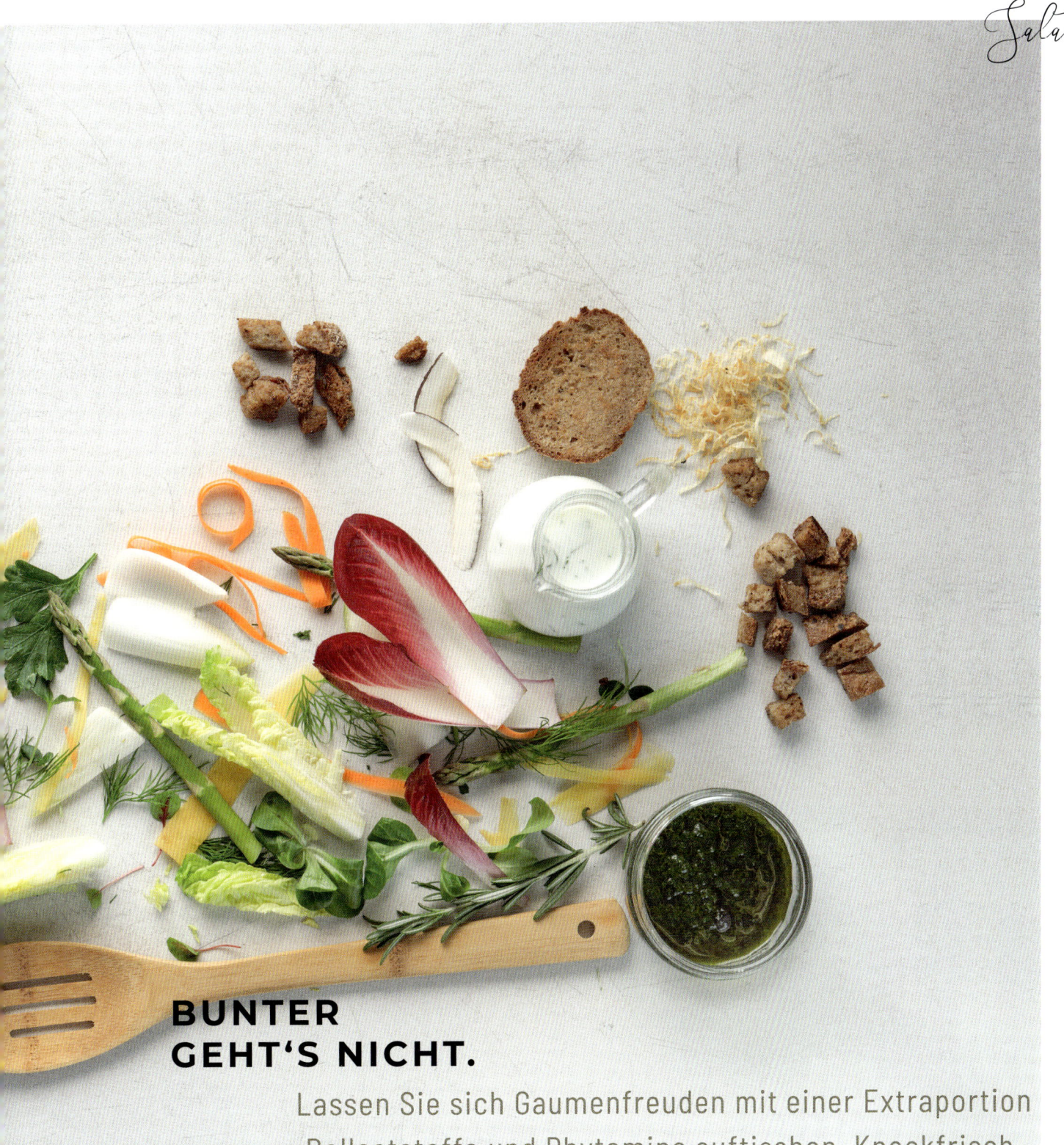

Salate

BUNTER GEHT'S NICHT.

Lassen Sie sich Gaumenfreuden mit einer Extraportion Ballaststoffe und Phytamine auftischen. Knackfrisch. Alles, was uns der Garten der Natur serviert, gibt's hier fein mariniert. Salate in vielen vitaminreichen Varianten, so weit das ernährungsbewusste Auge reicht. Sie sind wahre Fitmacher. Bringen Sie ein bisschen Farbe auf Ihren Speiseplan!

4 PORTIONEN

KRAUT SALAT

ZUTATEN

1 Kopf Weißkraut
1 große Zwiebel
100 g Rinderspeck, durchzogen
1 Schuss Essig
Prise Kümmel, im Ganzen
Prise Pfeffer
Prise Salz
150 ml Wasser

ZUBEREITUNG

1 Für den Krautsalat das Weißkraut vom Strunk befreien und in feine Streifen schneiden.

2 Die Zwiebel schälen und fein schneiden. Den Speck fein würfeln.

3 Öl in einem Topf erhitzen, darin die Zwiebel glasig dünsten und den Speck anbraten. Einige Speckstückchen für die Dekoration beiseite stellen.

4 Den Topf mit Essig ablöschen und das Kraut dazugeben. Alles gut durchmischen und mit Kümmel, Salz und Pfeffer würzen.

5 Anschließend mit Wasser aufgießen, bis das Kraut knapp bedeckt ist, und etwa 10 – 20 Minuten dünsten, bis das Kraut weich ist. Dabei gelegentlich umrühren.

6 Den Salat in eine Schüssel füllen und mit Speckwürfeln garnieren.

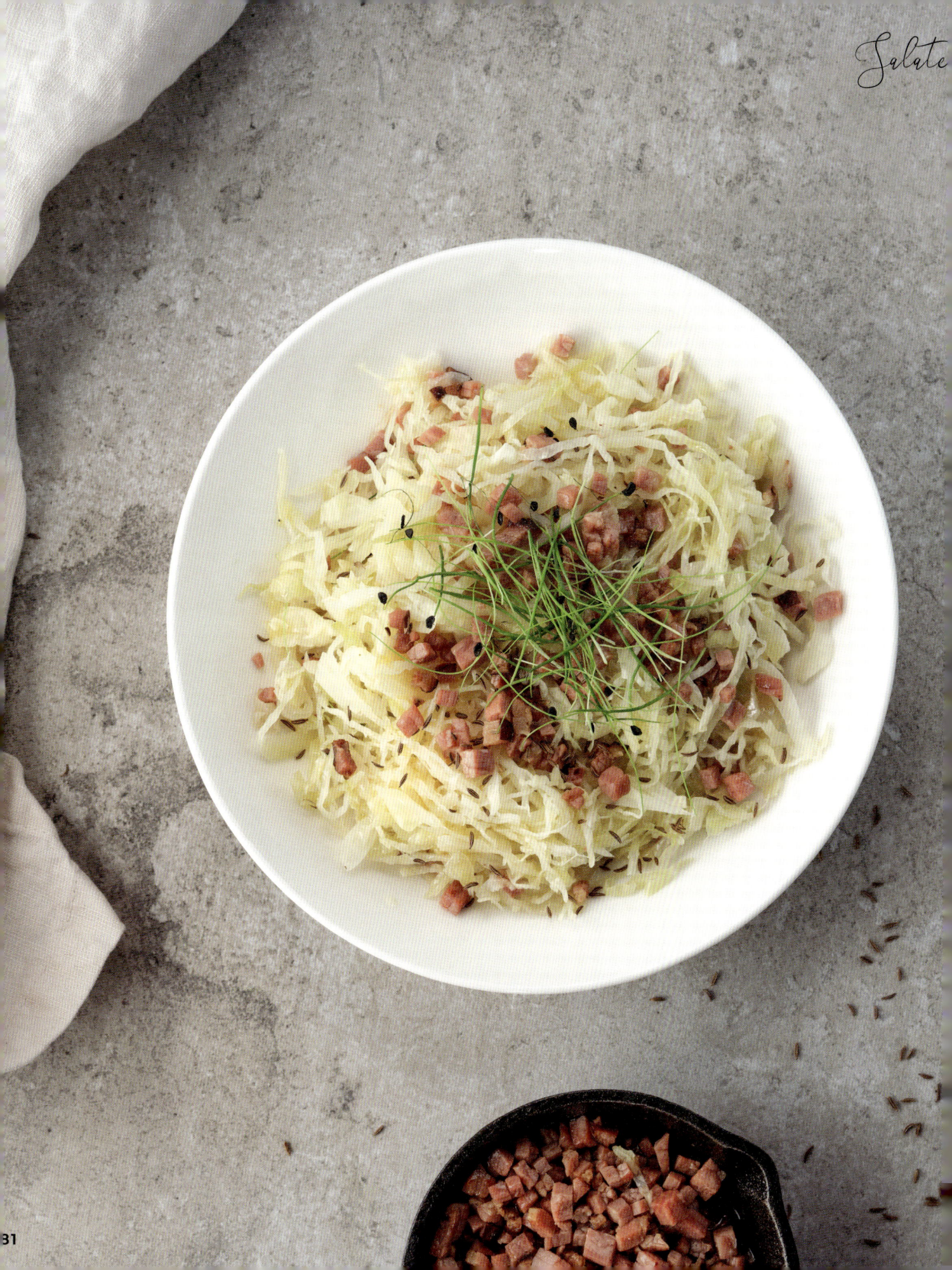

4 PORTIONEN

RÜBEN SALAT

ZUTATEN

800 g Rüben
Pastinake, Süßkartoffel, Sellerie ...

2 rote Zwiebeln
200 ml Rindsuppe oder Gemüsesuppe
siehe Rezept Seite 50

Essig
1 EL Senf
Salz
Pfeffer
Olivenöl

Petersilie
alternativ: Schnittlauch oder Kresse

ZUBEREITUNG

1 Die Rüben waschen und bissfest kochen. Danach abtropfen lassen, schälen und blättrig schneiden.

2 Für die Marinade die Suppe erwärmen und mit Essig, Senf, Salz und Pfeffer gut verrühren.

3 Die Zwiebeln schälen und fein schneiden. Kräuter waschen und fein hacken.

4 Die geschnittenen Rüben mit der fein gehackten Zwiebel bestreuen und mit der Marinade übergießen. Den Salat ziehen lassen und nicht durchrühren, damit die Rüben nicht zerfallen.

5 Den Salat vor dem Servieren je nach Belieben mit Petersilie, Schnittlauch oder Kresse bestreuen.

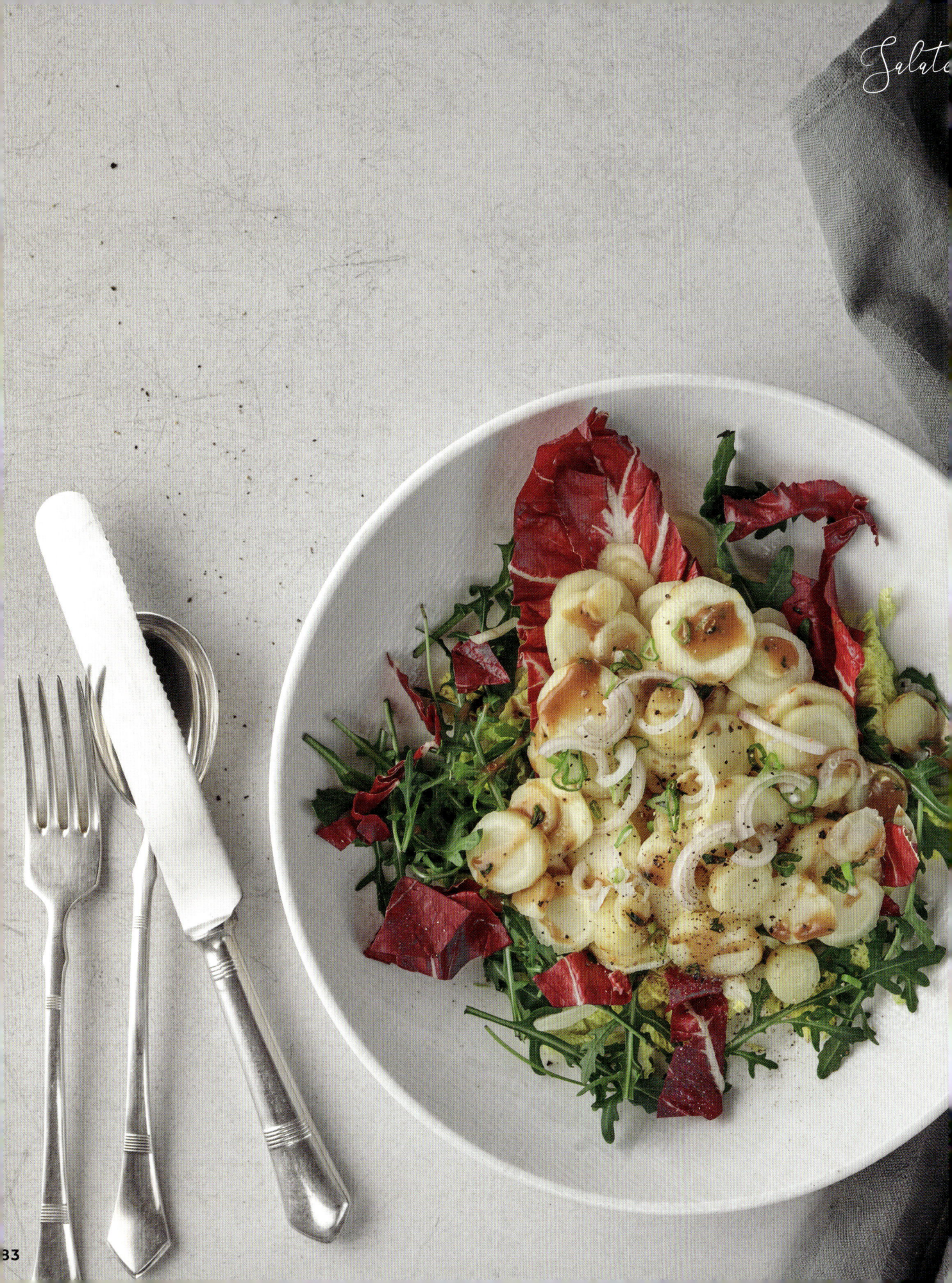

4 PORTIONEN

MOZZARELLA MIT PESTO

ZUTATEN

300 g Schaf-Mozzarella
1 Glas Oliven
Olivenöl
Balsamico
Salz

BASILIKUM-PESTO
25 g Pinienkerne
2 Knoblauchzehen
30 – 40 g Basilikum
80 g Schaf-Pecorino
125 ml Olivenöl
Prise Salz
Prise Pfeffer

ZUBEREITUNG

1 Für das Pesto die Knoblauchzehen schälen und hacken. Pinienkerne und Knoblauchzehen in einem Mörser zerstoßen, bis eine sämige Creme entsteht.

2 Eine Prise Salz und die gewaschenen und abgetropften Basilikumblätter in den Mörser geben und ebenfalls zerstoßen.

3 Wenn alle Zutaten gut zerkleinert sind, sollte eine grüne Masse entstanden sein. Jetzt den Pecorino und das Olivenöl dazugeben und alles zu einer cremigen Paste verrühren. Mit Salz und Pfeffer abschmecken.

4 Den Mozzarella in feine Scheiben schneiden und mit Oliven und Basilikum-Pesto auf einem Teller anrichten.

5 Mit Essig, Öl und Salz verfeinern und vor dem Servieren ein paar Minuten ziehen lassen.

> VORSICHT: BEI OLIVEN UND FERTIG-PESTOS UNBEDINGT AUF VERSTECKTE ZUTATEN WIE Z. B. SONNENBLUMENÖL ACHTEN.

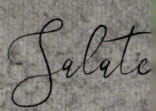
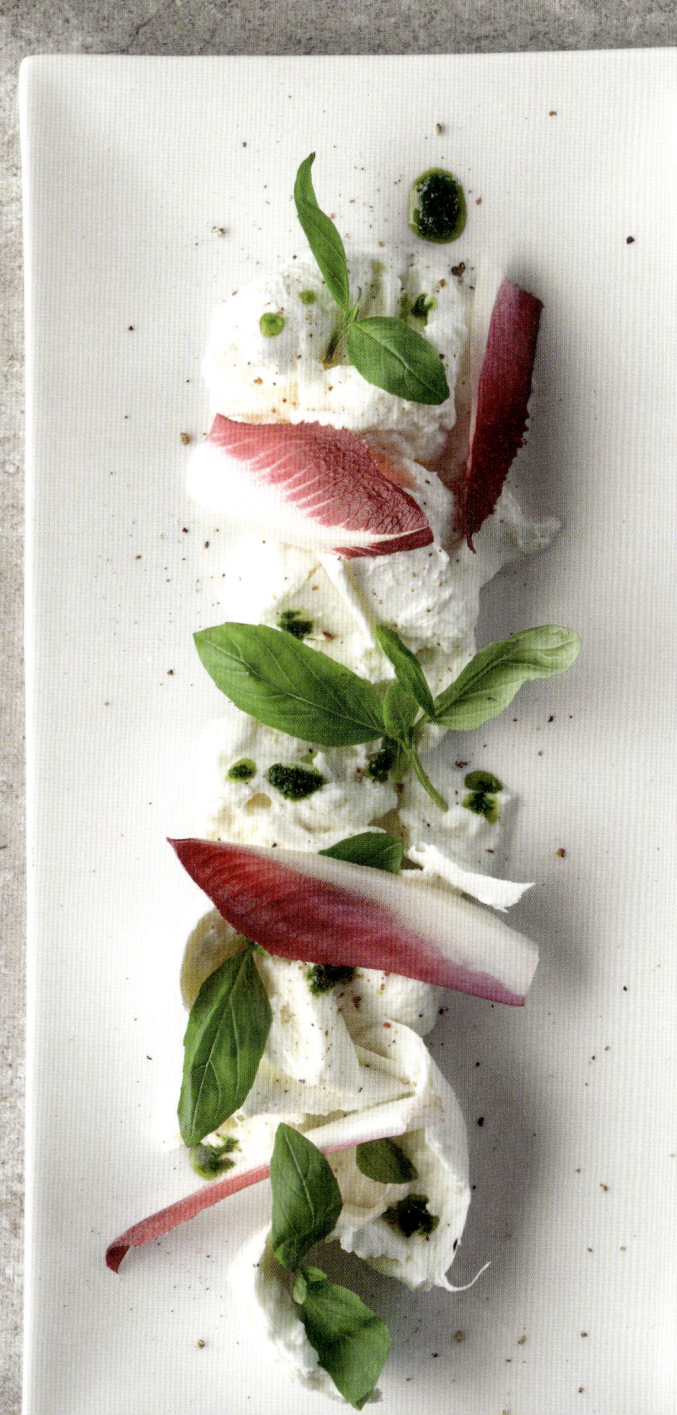
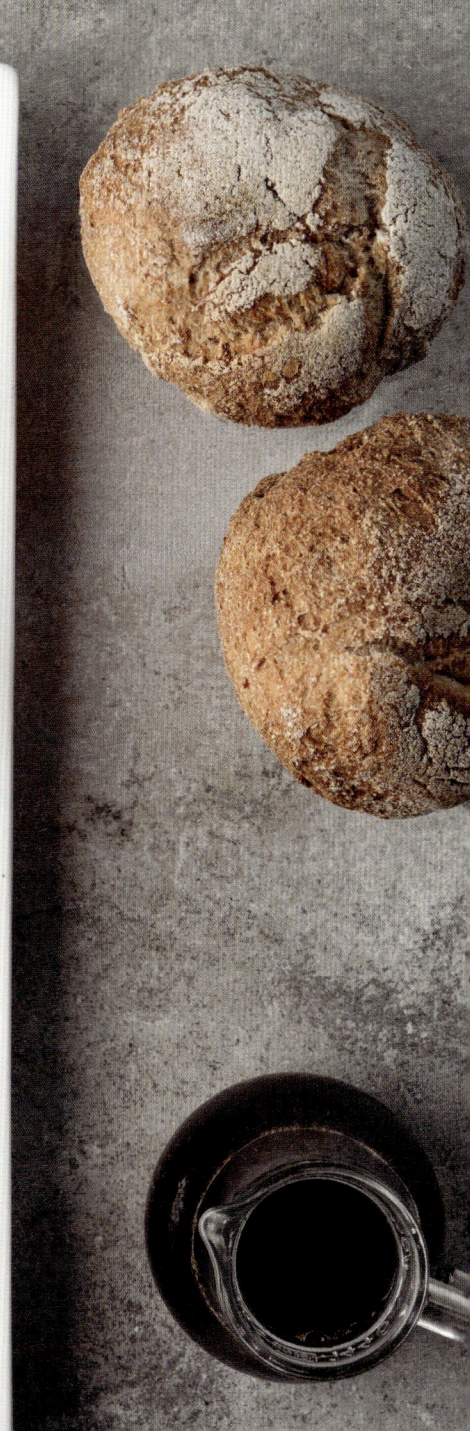

4 PORTIONEN

SAURES RIND FLEISCH

/ SAURE WURST

ZUTATEN

1 kg Tafelspitz
alternativ: Brustkern, Kavaliersspitz
oder anderes Rindfleisch

1 Bund Suppengrün
1 Zwiebel
5 Stk. Lorbeerblätter
1 TL Salz
1 TL Pfefferkörner
1 Msp. geriebene Muskatnuss

Essig
Olivenöl
Salz
Pfeffer
frische Kräuter

ZUBEREITUNG

1 Zwiebel schälen, halbieren und in einem großen Topf in Ghee anrösten, bis die Schnittflächen leicht gebräunt sind.

2 Fleisch bei mittlerer Hitze ebenfalls kurz von allen Seiten anbraten.

3 Suppengrün, Lorbeerblätter und Pfefferkörner dazugeben, mit Wasser aufgießen mit Salz und Muskat würzen. Für etwa 2 Stunden kochen.

4 Danach das Fleisch herausnehmen und auskühlen lassen. Für die Saure Wurst kann man alternativ auch fertige Wurst verwenden z. B. Rinder-Frankfurter oder -Wiener.

5 Das Fleisch fein aufschneiden und auf einem Teller auflegen. Die Kräuter waschen und fein hacken.

6 Mit Essig, Öl, Salz, Pfeffer und Kräutern marinieren und vor dem Servieren ein paar Minuten ziehen lassen.

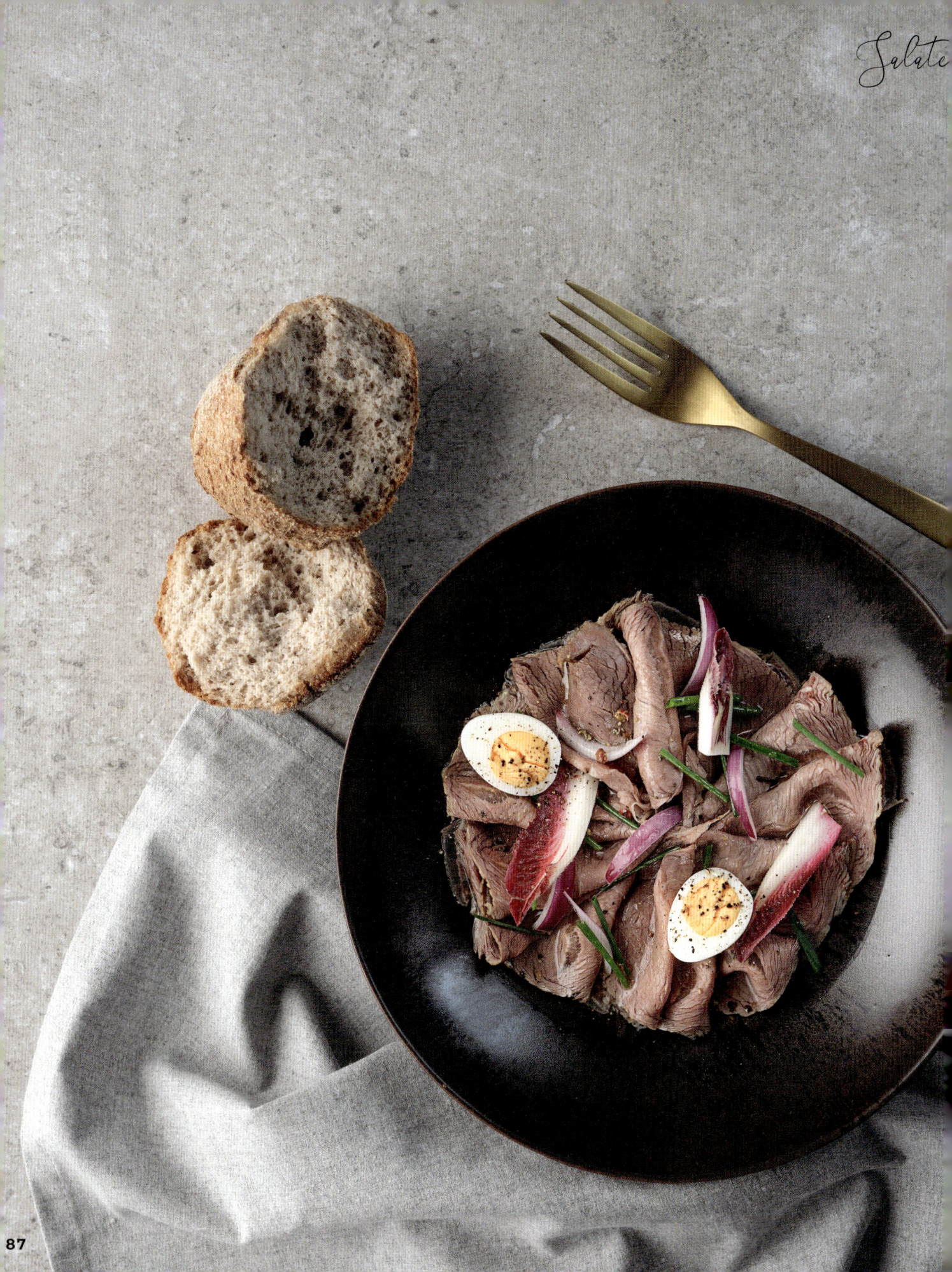

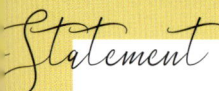

MIR GEHT ES UM SINN UND SINNLICHKEIT!

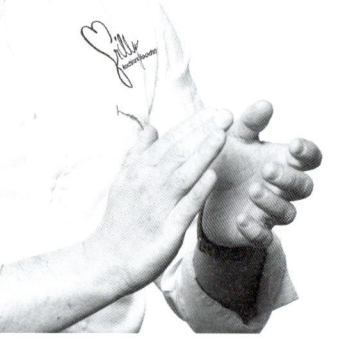

MARKUS GRILLENBERGER,
KÜCHENCHEF,
GOURMETKOCH

In Amerika ist lektinarme und lektinfreie Ernährung längst ein Trend. Gemeinsam mit Tobias Stumpfl koche ich mit viel Freude und Leidenschaft lektinfreie Rezepte, bei denen der Genuss nicht auf der Strecke bleibt. Davon bin ich überzeugt.

Mir geht es um Sinn und Sinnlichkeit und darum, den Bauch, das Herz und die Seele anzusprechen. Genießen Sie meine sinnlich inszenierten und zubereiteten Speisen der 6 Sinne Küche. Guten Appetit!

MARKUS GRILLENBERGER

blickt auf eine über 20-jährige kulinarische Karriere zurück. Egal ob Eventküche, klassische Wirtshausküche oder 4-Hauben-Küche, er ist ein Meister seines Fachs. Bekannt durch seine zahlreichen Kochkurse, zeigt Markus Grillenberger in diesem Buch, wie gesunde Küche auch zuhause einfach funktioniert.

Hauptspeisen

> **"** NUR WER WEISS, WAS ER ISST, KANN SICH GESUND ERNÄHREN. DASS DAS OHNE VERZICHT AUF LIEBLINGSSPEISEN MÖGLICH IST, IST VIELEN NICHT BEWUSST. UNS SCHON. **SIE WERDEN ÜBERRASCHT SEIN.**

SO GABELN SIE SPEISE FÜR SPEISE MEHR GESUNDHEIT AUF.

NEHMEN SIE SICH ZEIT. FÜRS KOCHEN UND FÜRS GENIESSEN. ES LOHNT SICH! GUTES ESSEN IST BALSAM FÜR DIE SEELE.

4 PORTIONEN

EIER NOCKERL

ZUTATEN

Nockerl
siehe Grundrezept Seite 114

20 Wachteleier
2 Zwiebeln

frische, saisonale Kräuter
z. B. Schnittlauch, Petersilie …

Salz
Pfeffer

ZUBEREITUNG

1 Nockerl laut Grundrezept zubereiten.

2 Eier aufschlagen und verquirlen. Die Zwiebeln schälen und fein schneiden.

3 Etwas Ghee in einem Topf erhitzen und die Zwiebeln darin anschwitzen. Nockerl und Eier zugeben und bei mittlerer Hitze weiter braten. Immer wieder umrühren und so lange braten, bis die Eier gestockt sind.

4 Die Kräuter waschen und fein hacken.

5 Eiernockerl mit Salz und Pfeffer abschmecken und vor dem Servieren mit den Kräutern garnieren.

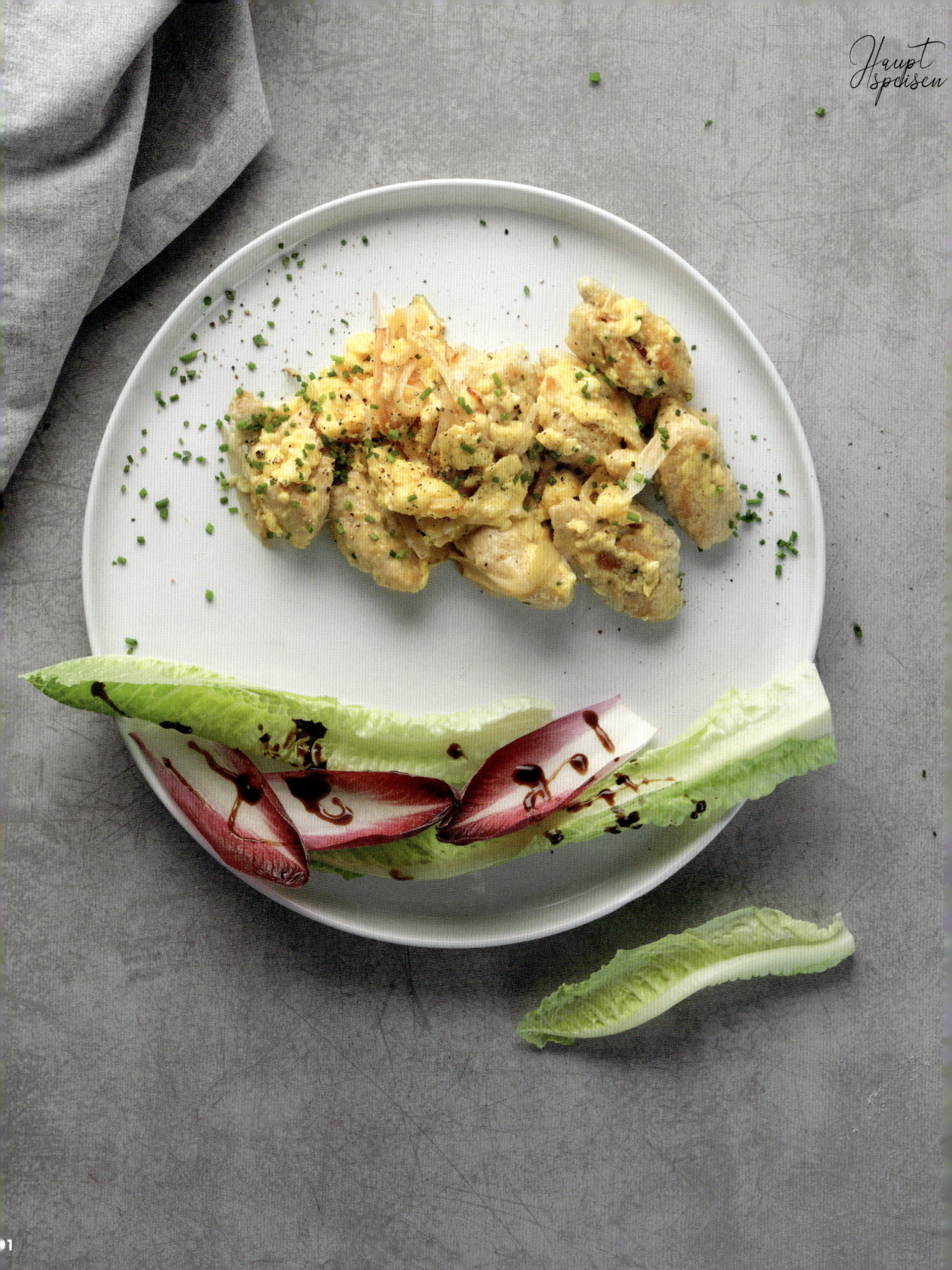

Hauptspeisen

4 PORTIONEN

GERÖSTETE KNÖDEL MIT EI

ZUTATEN

Semmelknödel
siehe Rezept Seite 94

große Menge Ghee
oder Schafbutter

2 Zwiebeln

20 Wachteleier

Salz
frische Kräuter
z. B. Petersilie, Schnittlauch

ZUBEREITUNG

1 Zwiebeln schälen und fein hacken.

2 Ghee in einer Pfanne schmelzen und die Zwiebeln darin anschwitzen.

3 Die gekochten Knödel in etwa 1 cm dicke Scheiben schneiden, dazugeben und mitrösten bis sie zu bräunen beginnen.

4 Eier verquirlen, salzen und über die Knödel gießen. Durchrühren und etwas ziehen lassen, bis das Ei stockt. Mit frischen gehackten Kräutern verfeinern.

❞ KNÖDEL, DIE BEREITS AM VORTAG GEKOCHT WURDEN, SCHMECKEN BESSER UND WEISEN EINEN ERHÖHTEN ANTEIL AN RESISTENTEN STÄRKEN AUF.

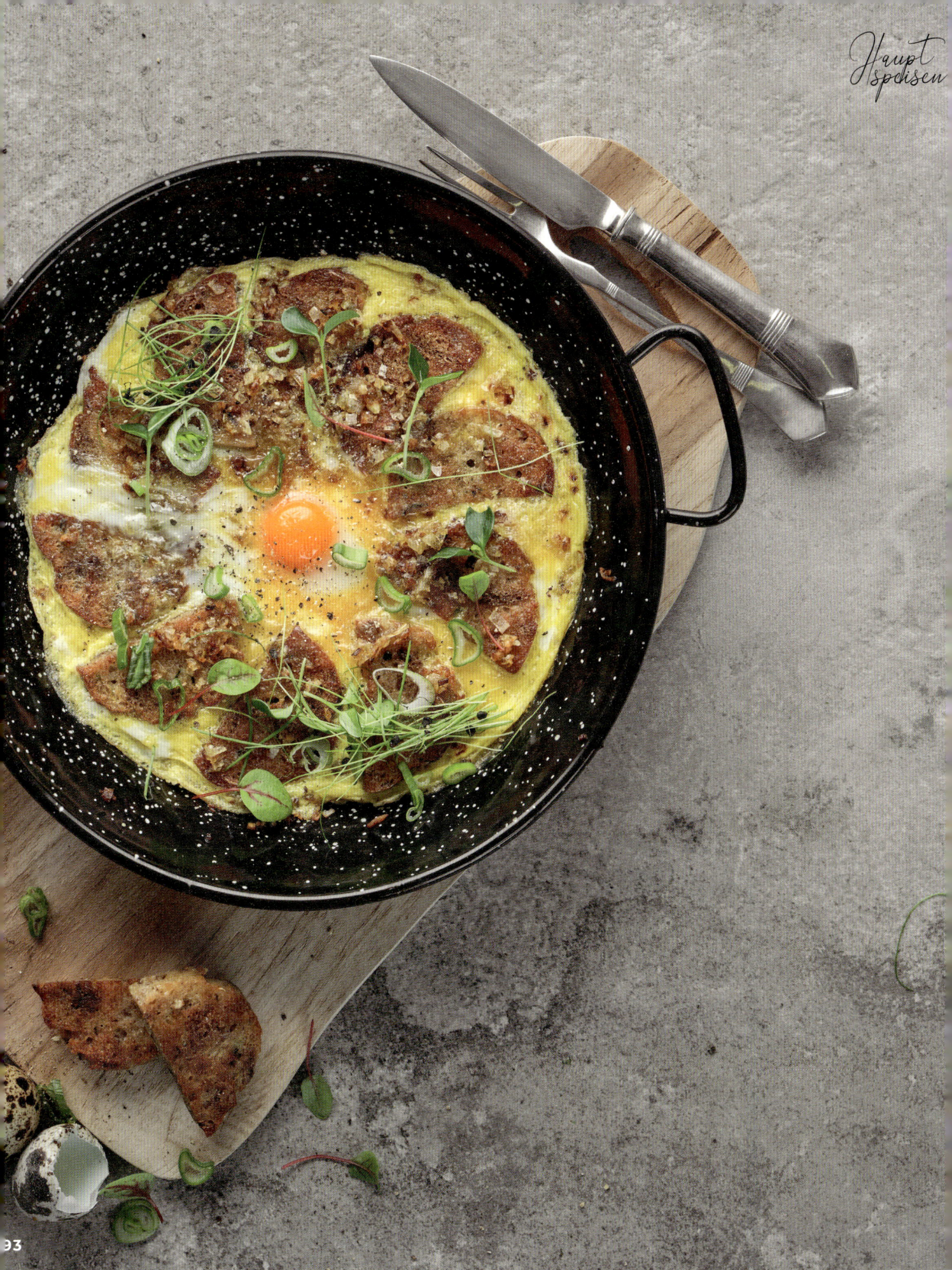

Hauptspeisen

SEMMEL KNÖDEL

ZUTATEN

300 g TOBIO Knödelbrot
siehe Bezugsquelle Seite 44

2 Zwiebeln

50 g Schafbutter
oder Ghee

etwa 150 ml Schafmilch
10 Wachteleier
2 EL TOBIO Helle Bio Backmischung
1 Bund frische Petersilie
Salz
Pfeffer aus der Mühle
Prise Muskatnuss

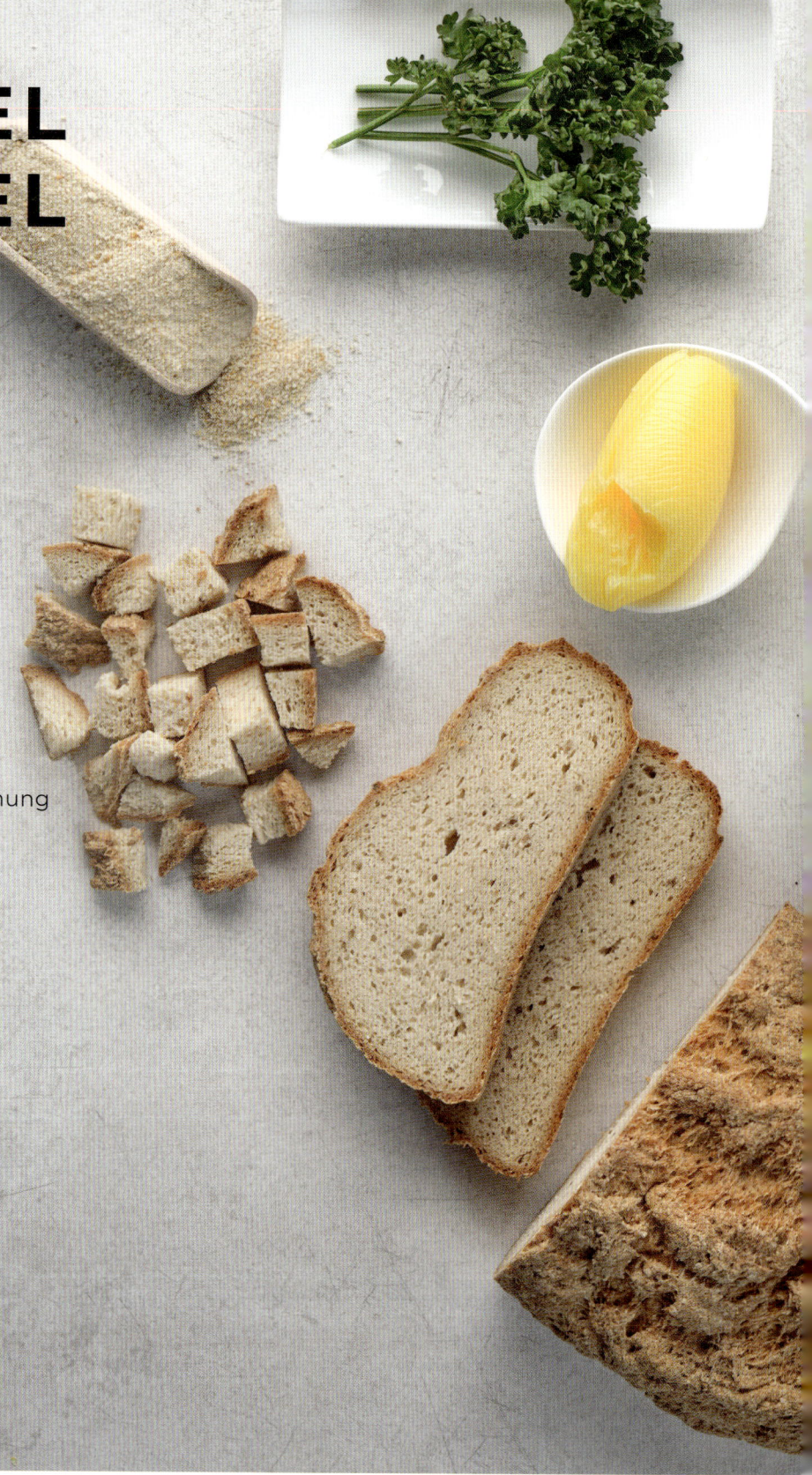

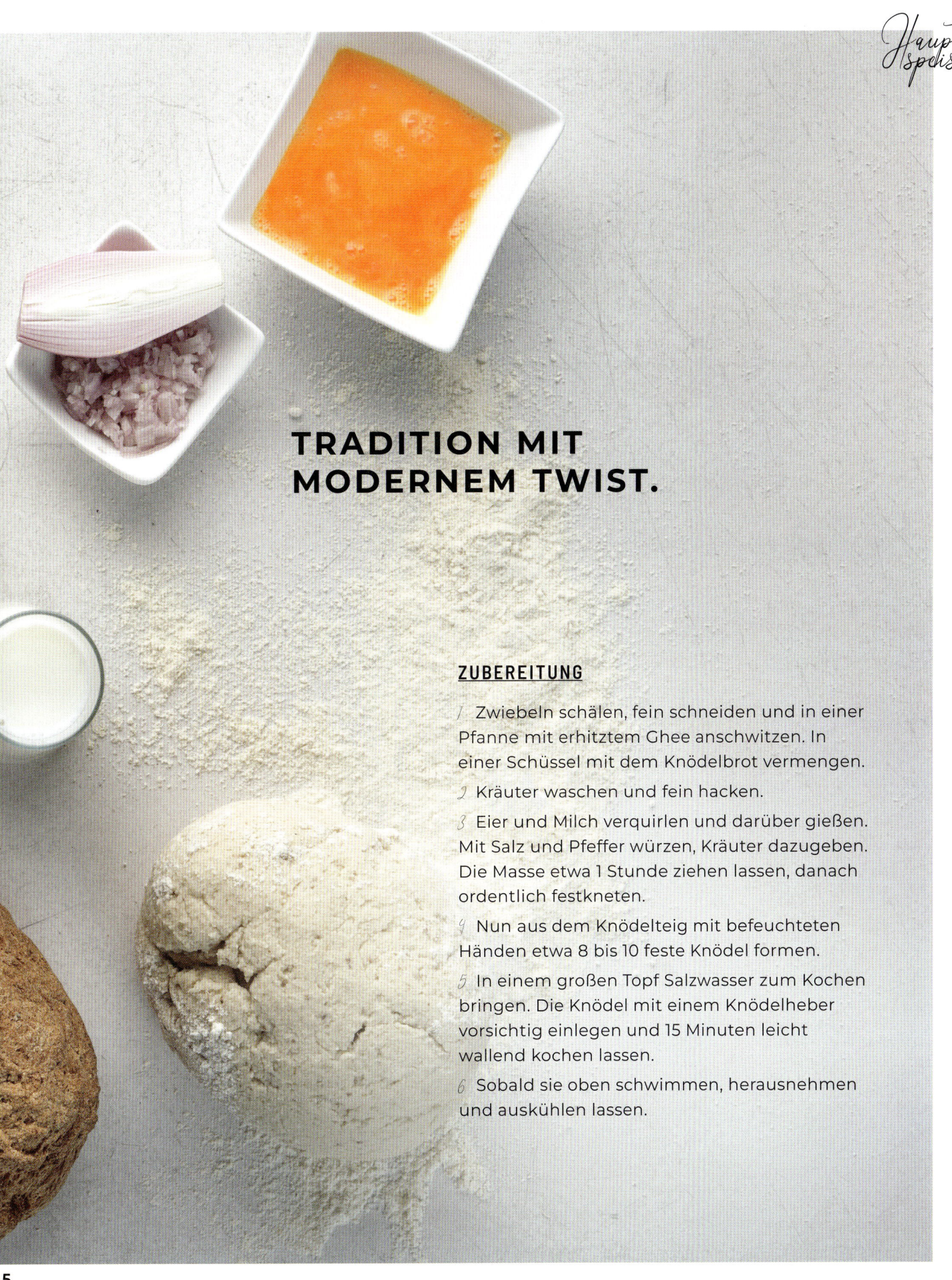

TRADITION MIT MODERNEM TWIST.

ZUBEREITUNG

1 Zwiebeln schälen, fein schneiden und in einer Pfanne mit erhitztem Ghee anschwitzen. In einer Schüssel mit dem Knödelbrot vermengen.

2 Kräuter waschen und fein hacken.

3 Eier und Milch verquirlen und darüber gießen. Mit Salz und Pfeffer würzen, Kräuter dazugeben. Die Masse etwa 1 Stunde ziehen lassen, danach ordentlich festkneten.

4 Nun aus dem Knödelteig mit befeuchteten Händen etwa 8 bis 10 feste Knödel formen.

5 In einem großen Topf Salzwasser zum Kochen bringen. Die Knödel mit einem Knödelheber vorsichtig einlegen und 15 Minuten leicht wallend kochen lassen.

6 Sobald sie oben schwimmen, herausnehmen und auskühlen lassen.

4 PORTIONEN

SCHWAMMERL GULASCH

ZUTATEN

1 kg Mix aus Steinpilzen und Eierschwammerl
1 mittelgroße Zwiebel
1 EL Ghee

500 ml Rindsuppe
siehe Rezept Seite 50

Prise Kümmel
Prise Pfeffer
Prise Salz

2 EL Pfeilwurzelmehl

1 EL + 1 TL Schaftopfen
oder Kokossahne

6 EL Saft vom Gulasch
frische Petersilie

ZUBEREITUNG

1. Rindsuppe laut Rezept zubereiten.

2. Schwammerlmix putzen (nicht waschen) und feinblättrig schneiden. Die Zwiebel schälen, feinwürfelig schneiden und in einem Topf mit heißem Ghee anrösten.

3. Nun die Schwammerl dazugeben und so lange unter Rühren dünsten bzw. anbraten, bis die Flüssigkeit von den Schwammerln komplett verdampft ist – etwa 12 Minuten.

4. Anschließend mit der Rindsuppe aufgießen, mit Kümmel, Salz und Pfeffer würzen und zugedeckt etwa 10 – 12 Minuten weichdünsten. Die Suppe dann durch ein Sieb abgießen und die Flüssigkeit auffangen.

5. Zum Eindicken das Mehl in eine Schüssel geben und 1 EL Topfen bzw. die Sahne sowie 6 EL vom aufgefangenen Gulaschsaft mit einem Schneebesen klumpenfrei darin verrühren.

6. Anschließend die Pilze einrühren. Das Ganze nochmals kurz aufkochen und ein wenig köcheln lassen. So erhält das Schwammerlgulasch eine cremige Konsistenz.

7. Abschließend das Gulasch nochmals mit Salz und Pfeffer abschmecken, mit fein gehackter Petersilie und einem TL Topfen oder Kokossahne garnieren.

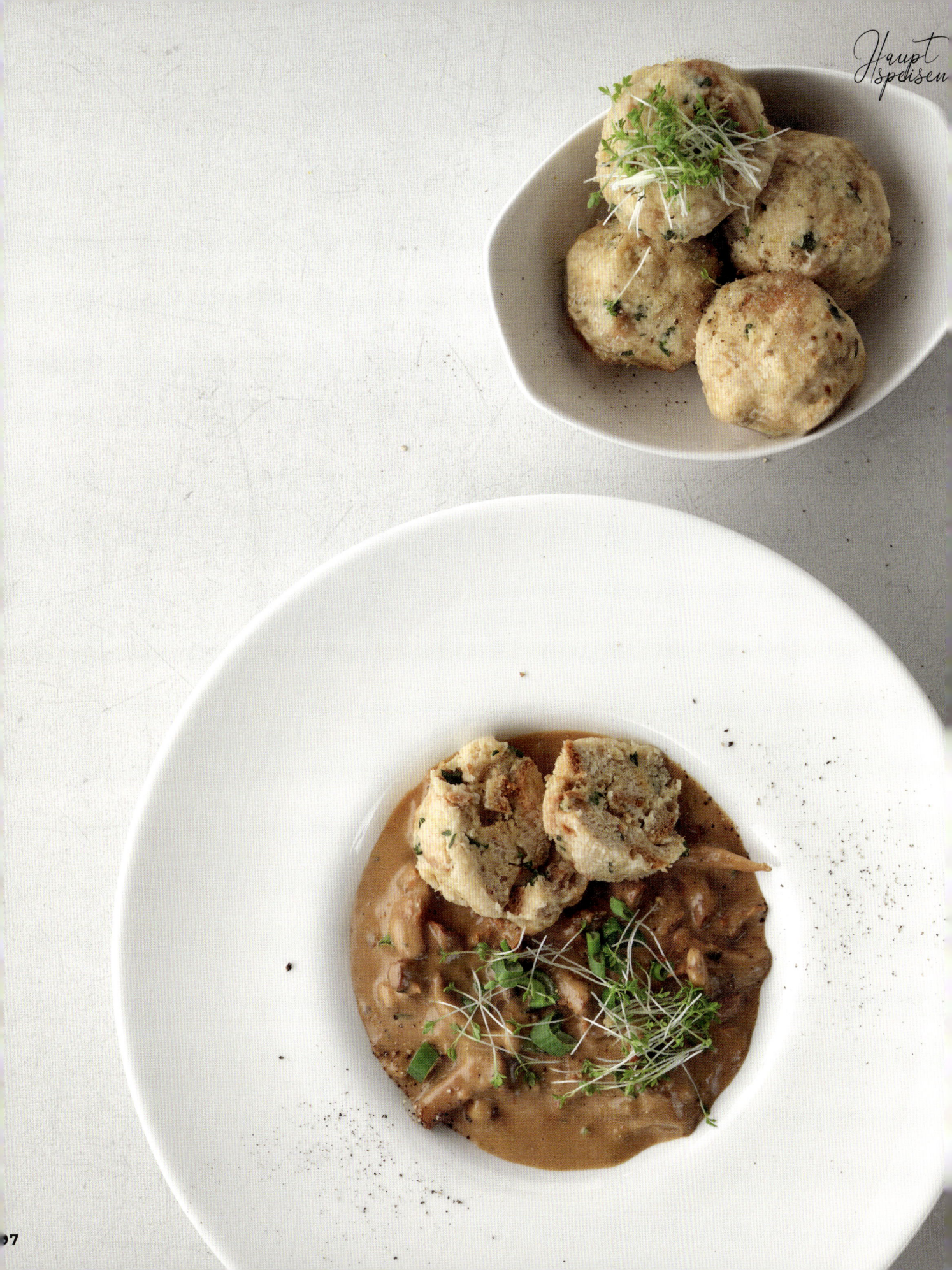

Hauptspeisen

4 PORTIONEN

NUDEL AUFLAUF

/ ZILLERTALER SCHICHTNUDELN

ZUTATEN

250 g Nudeln
siehe Grundrezept Seite 104
oder TOBIO Bio Hörnchen

1 EL Schnittlauch
50 g Ghee
2 Zwiebeln
100 g Schaftopfen

400 g Schaf-Halbhartkäse
oder Schaf-Raclettekäse

Prise Salz
Prise Pfeffer
125 ml Kokossahne
500 ml Schafmilch
Prise Muskatnuss

ZUBEREITUNG

1 Die Nudeln in einem Topf mit Salzwasser al dente kochen, danach abseihen.

2 Den Backofen auf 170 °C Ober-/Unterhitze vorheizen.

3 Käse reiben und mit dem Topfen vermengen. Milch und Sahne in einem Topf aufkochen lassen und mit Salz, Pfeffer und ein wenig Muskatnuss würzen.

4 Die Nudeln zur noch heißen Milch-Sahne-Mischung geben, mit dem Käse vermengen und in eine gefettete Auflaufform füllen.

5 Anschließend kommt die Auflaufform für 10 – 15 Minuten in den vorgeheizten Backofen.

6 In der Zwischenzeit Zwiebeln schälen, klein schneiden und in einer Pfanne mit erhitztem Ghee anrösten. Schnittlauch waschen und fein hacken.

7 Die Zwiebeln über die fertig gebackenen Schichtnudeln geben und den Auflauf mit Schnittlauch bestreuen.

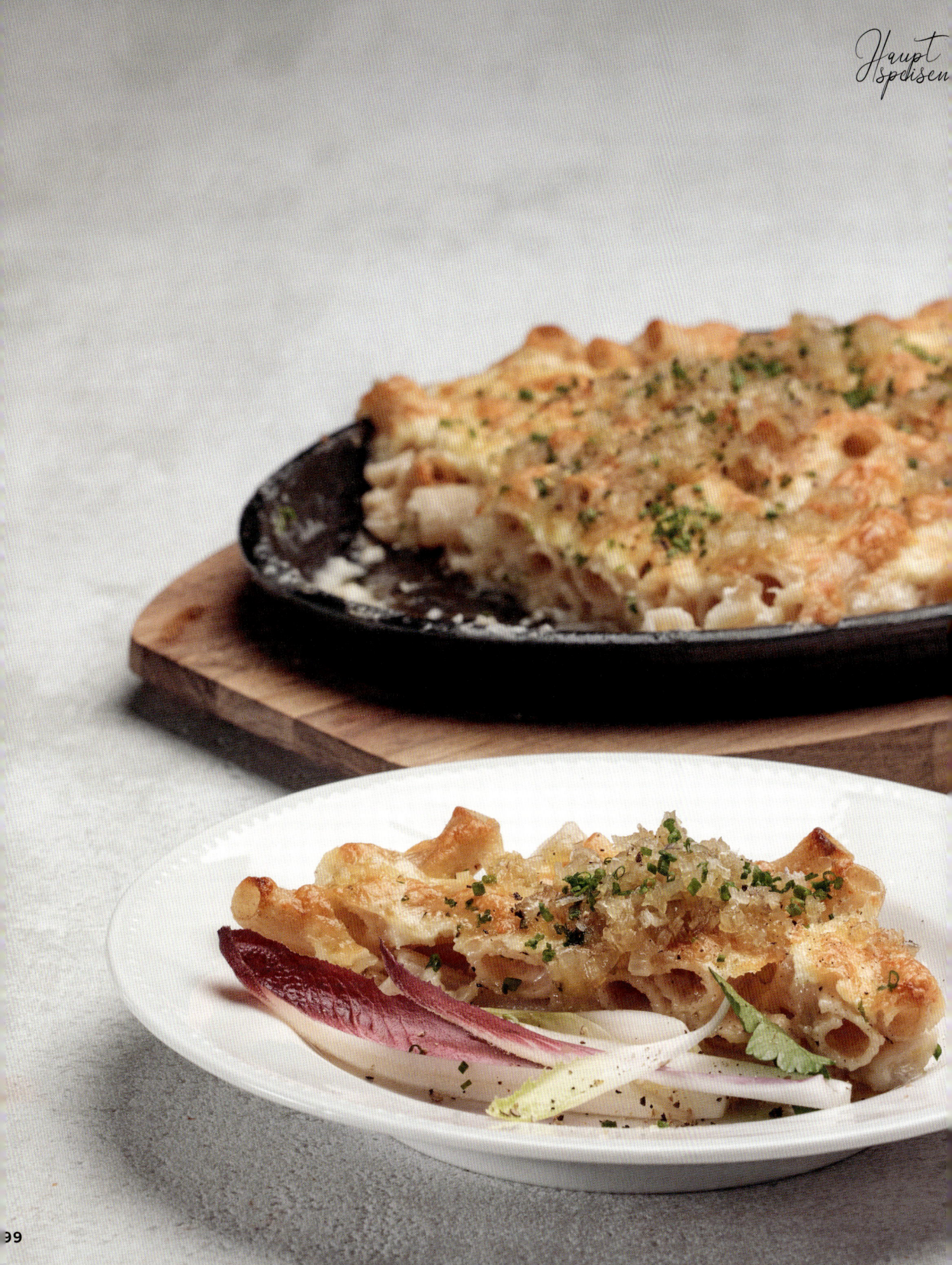

Hauptspeisen

4 PORTIONEN

SCHINKEN FLECKERL

ZUTATEN

200 g Sorghum-Nudeln
100 g Rinderschinken
1 Zwiebel

Schafjoghurt
oder Kokosjoghurt

frischer Schnittlauch
oder Petersilie

Salz
Pfeffer

ZUBEREITUNG

1 Salzwasser in einem Topf zum Kochen bringen, die Nudeln darin al dente kochen und abseihen.

2 Inzwischen die Zwiebel schälen, klein schneiden und in einer Pfanne mit erhitztem Ghee glasig anrösten.

3 Den Schinken klein schneiden, dazugeben und kurz mitrösten. Kräuter waschen und klein hacken. Joghurt und Kräuter unterrühren.

4 Die Nudeln zur Masse geben, gut durchmischen, mit Salz und Pfeffer würzen und anrichten.

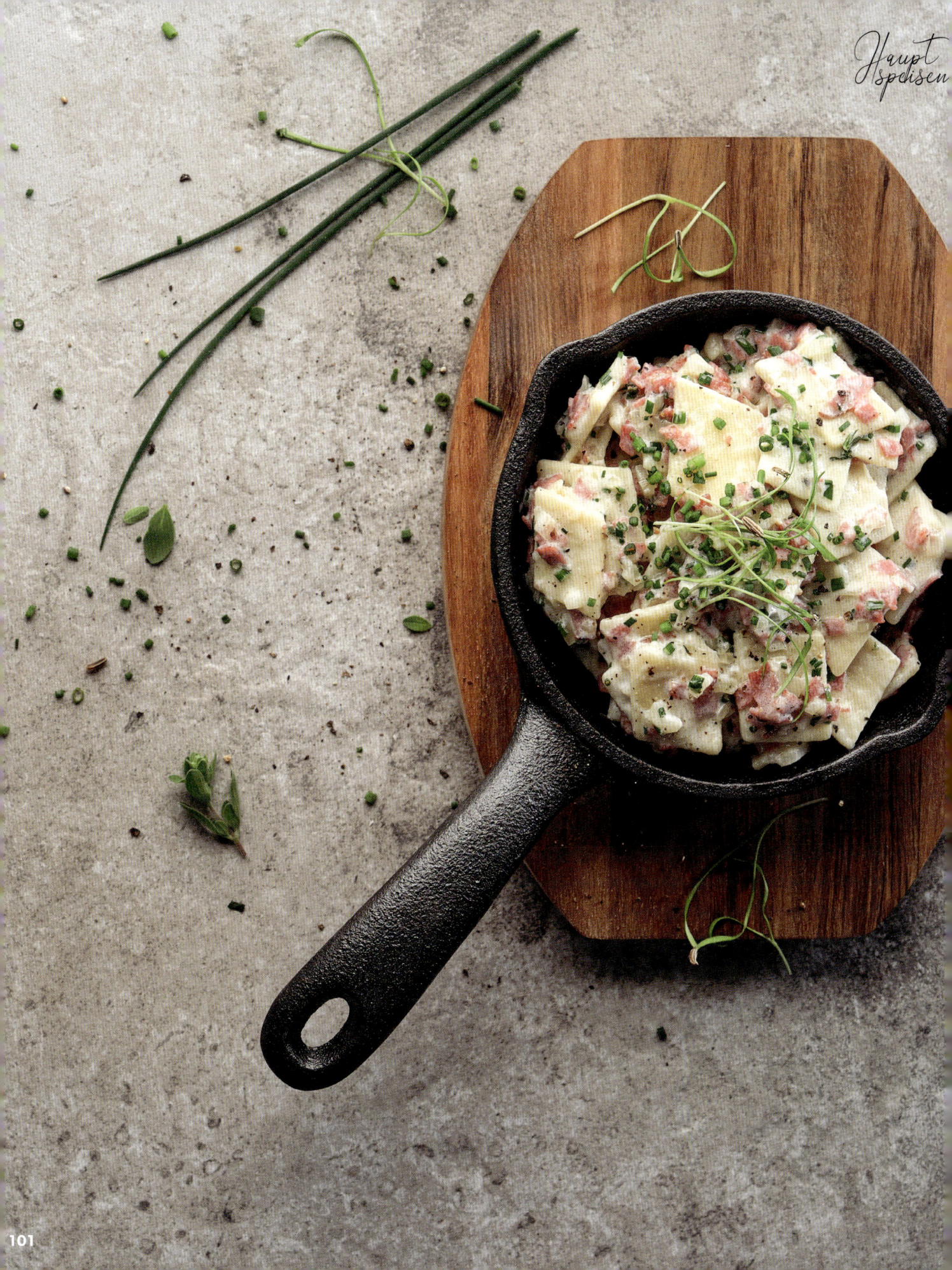
Hauptspeisen

4 PORTIONEN

NUDELN MIT KÄSESAUCE

ZUTATEN

Nudeln
siehe Grundrezept Seite 104
oder TOBIO Bio Hörnchen

100 ml Schafmilch
1 EL TOBIO Helle Bio Backmischung
Prise Muskatnuss

200 ml Schafsauerrahm
oder Schafjoghurt

200 g würziger Schafkäse
z.B. Pecorino

Salz
Pfeffer
frische Kräuter der Saison

OPTIONAL
Rindsuppe
siehe Rezept Seite 50

ZUBEREITUNG

1 Nudeln laut Rezept vorbereiten und in einem großen Topf mit Salzwasser al dente kochen. Abseihen und zur Seite stellen.

2 Die Kräuter waschen und fein hacken. Den Käse fein reiben.

3 Milch und Rahm mit dem Mehl versprudeln und gemeinsam mit dem geriebenen Käse in einem Topf erwärmen. Alternativ kann statt der Milch auch Rindsuppe verwendet werden.

4 Die Nudeln mit der Käsesauce gut vermischen, bei Bedarf noch etwas Flüssigkeit hinzufügen.

5 Auf Tellern anrichten und mit Kräutern garnieren.

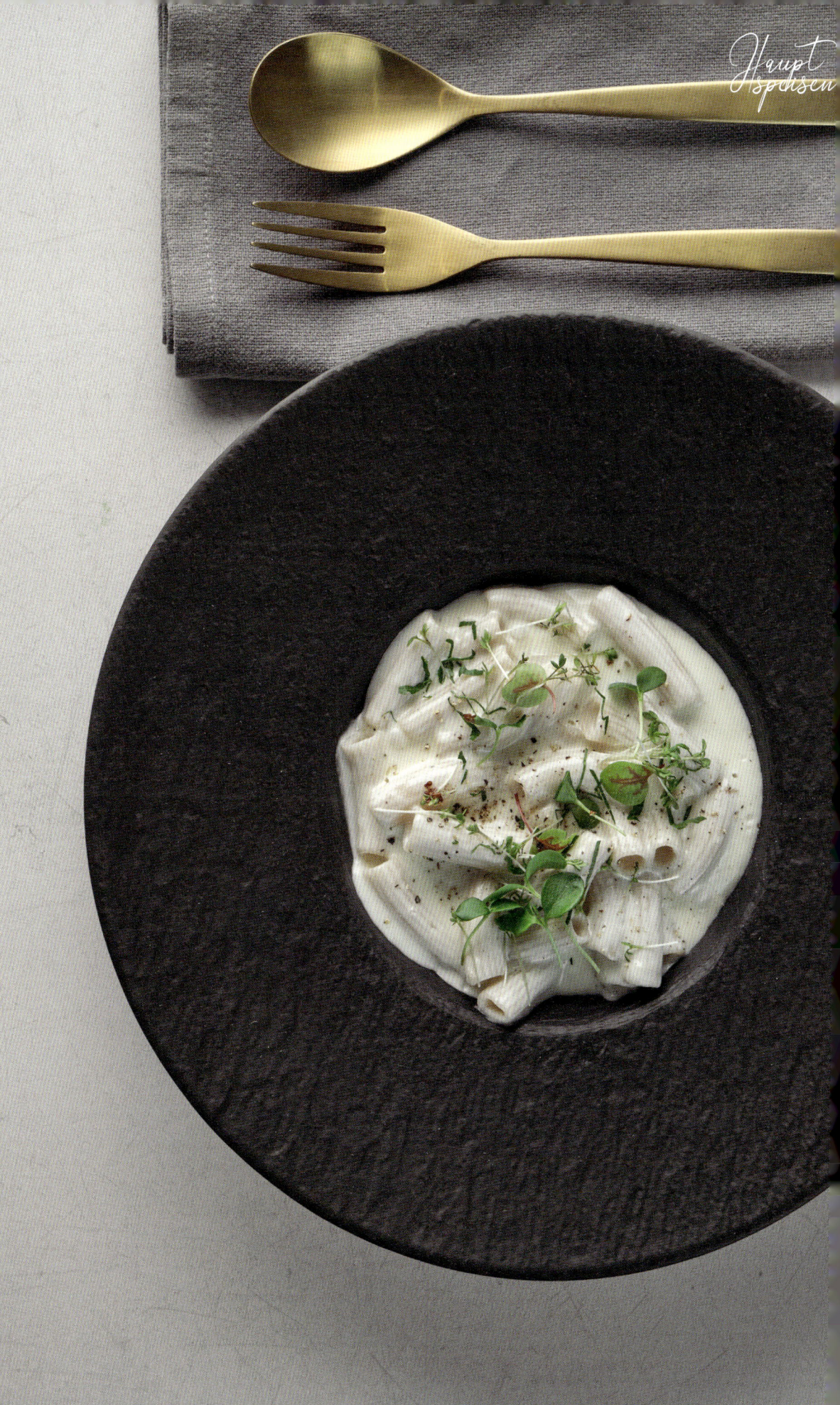

NUDEL TEIG

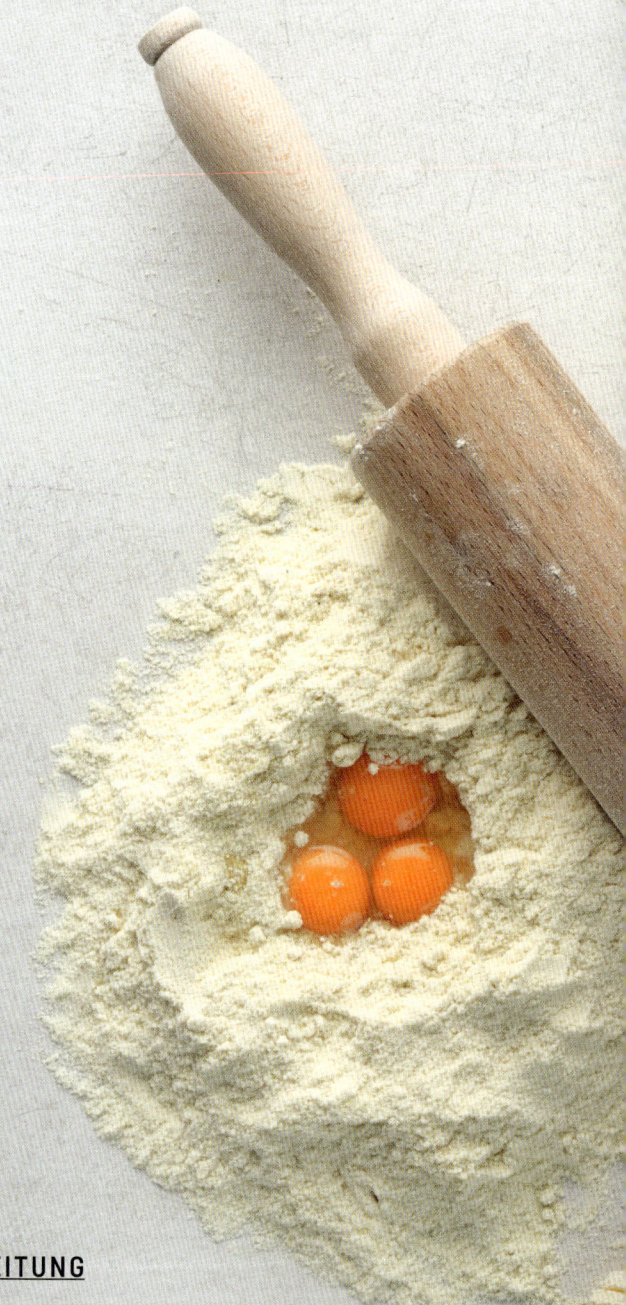

ZUTATEN

220 g TOBIO Spätzle & Pasta
Bio Kochmischung

2 EL Ghee
oder Schafbutter

Prise Salz
20 Wachteleier

ZUBEREITUNG

1 Alle Zutaten vermengen und so lange verarbeiten, bis die Masse eine zähe Konsistenz erreicht hat.

2 Den Teig im luftdichten Behälter etwa 30 Minuten im Kühlschrank rasten lassen.

3 Danach dünn ausrollen und die gewünschte Pasta-Form herstellen: Lasagne-Blätter, Tagliatelle, Ravioli, Tortellini …

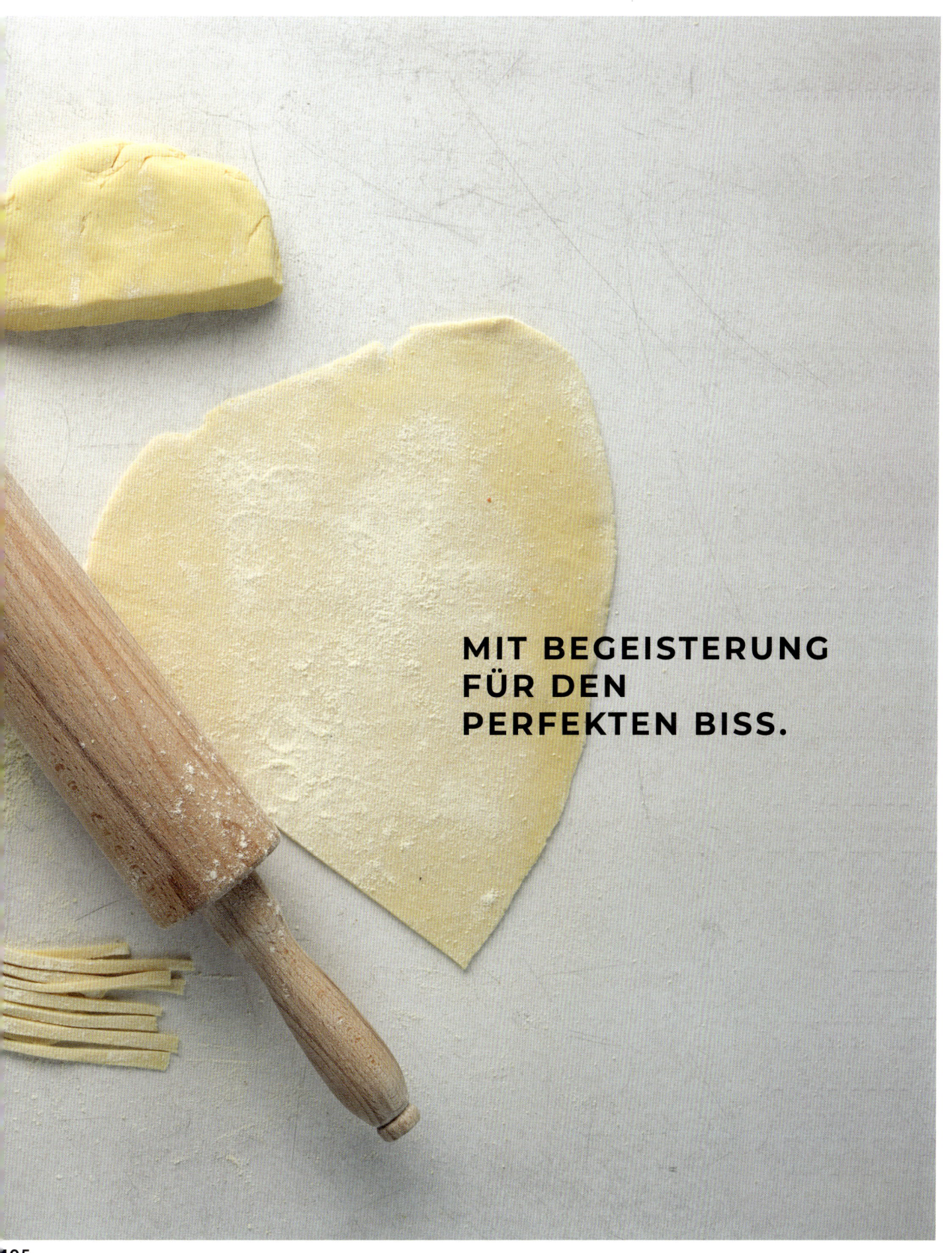

MIT BEGEISTERUNG FÜR DEN PERFEKTEN BISS.

4 PORTIONEN

RAVIOLI

ZUTATEN

NUDELTEIG
siehe Grundrezept Seite 104

FÜLLE
250 g Schaftopfen

2 EL frische Kräuter, klein gehackt
alternativ: Bärlauch- oder Basilikumpesto

Salz
Pfeffer
Muskatnuss
Schafbutter
35 g Pecorino, gerieben

ZUBEREITUNG

1 Den Nudelteig laut Rezept herstellen.

2 Die Arbeitsfläche bemehlen und den Nudelteig darauf flach ausrollen.

3 Kräuter waschen und fein hacken. Den Schaftopfen mit den gehackten Kräutern in einer Rührschüssel vermengen und etwas ziehen lassen. Nach Geschmack mit Salz, Pfeffer und Muskatnuss abschmecken.

4 Aus dem Nudelteig mit einer runden Keksform Kreise ausstechen. Diese halbseitig mit der Masse befüllen und an den offenen Seiten mit den Händen schließen. Den Rand mit einer Gabel zusammendrücken.

5 In einem großen Topf Wasser und etwas Salz zum Kochen bringen und die Ravioli darin etwa 2 Minuten köcheln lassen, bis sie aufschwimmen.

6 Danach in einer Pfanne mit reichlich zerlassener Schafbutter schwenken.

7 Auf einem Teller anrichten und mit etwas geriebenem Pecorino bestreuen.

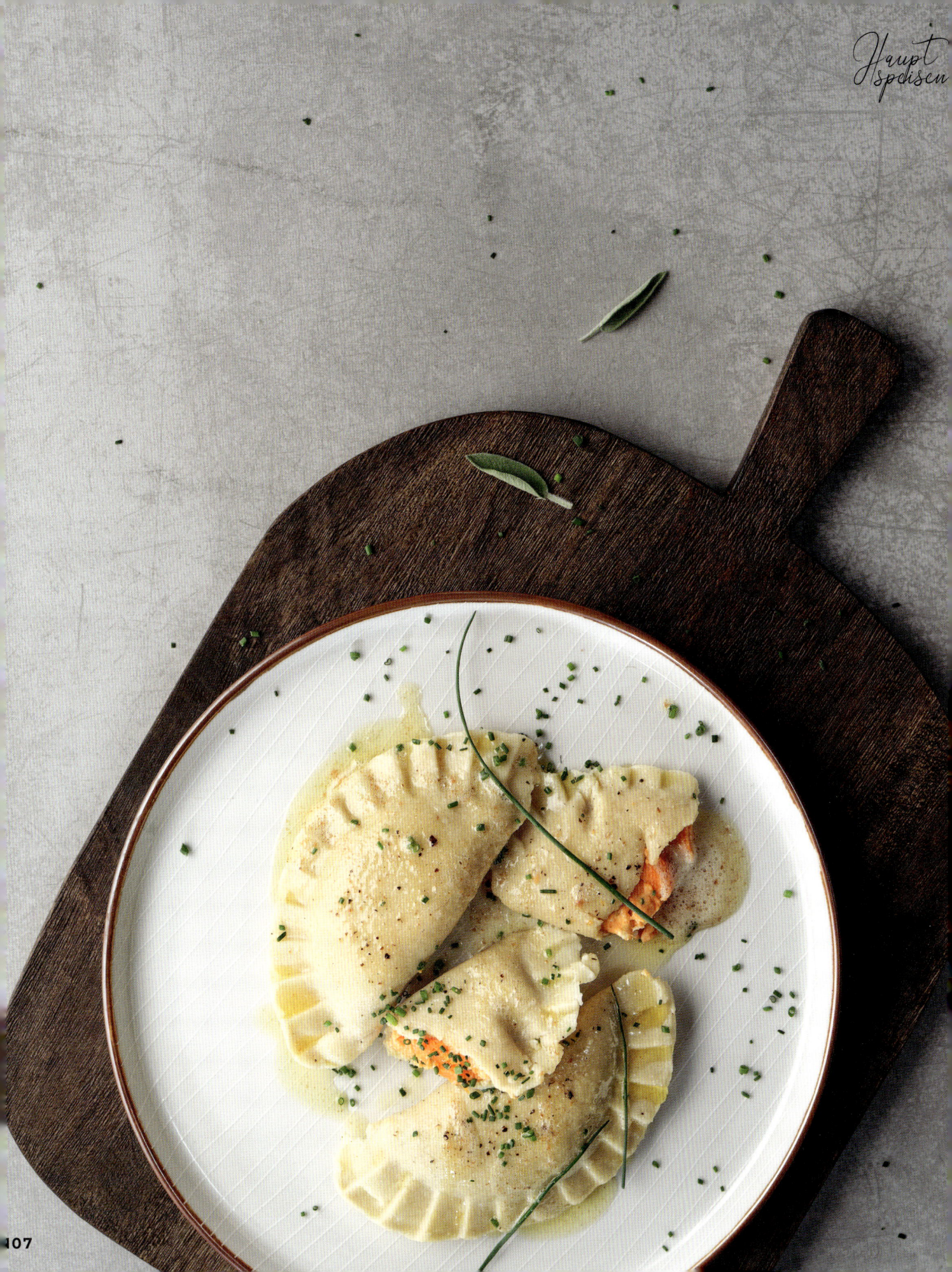

4 PORTIONEN

BOLOGNESE

ZUTATEN

500 g Rinderfaschiertes
ideal mit hohem Fettanteil > 20 %

2 Zwiebeln
1 Knoblauchzehe
Schuss Balsamico
1 Handvoll frisches Basilikum
Oregano

Suppenwürze
siehe Rezept Seite 50

Petersilie
1 Scheibe Sellerie, klein gewürfelt
2 Karotten, klein gewürfelt

OPTIONAL
1 EL Pfeilwurzelmehl   2 EL Schaftopfen

ZUBEREITUNG

1. Zwiebeln schälen, klein hacken und in Ghee anschwitzen.

2. Knoblauch schälen und fein hacken. Danach gemeinsam mit dem Faschierten anbraten und mit Suppenwürze abschmecken.

3. Sobald das Fleisch angebraten ist, das klein geschnittene Gemüse zugeben und mit etwas Wasser aufgießen. Etwa 1 Stunde lang köcheln lassen und immer wieder umrühren.

4. Vor dem Servieren mit Balsamico und Kräutern verfeinern.

❝ OPTIONAL KANN DIE FERTIGE BOLOGNESE MIT 1 EL PFEILWURZELMEHL UND/ODER 2 EL SCHAFTOPFEN ABGERUNDET WERDEN.

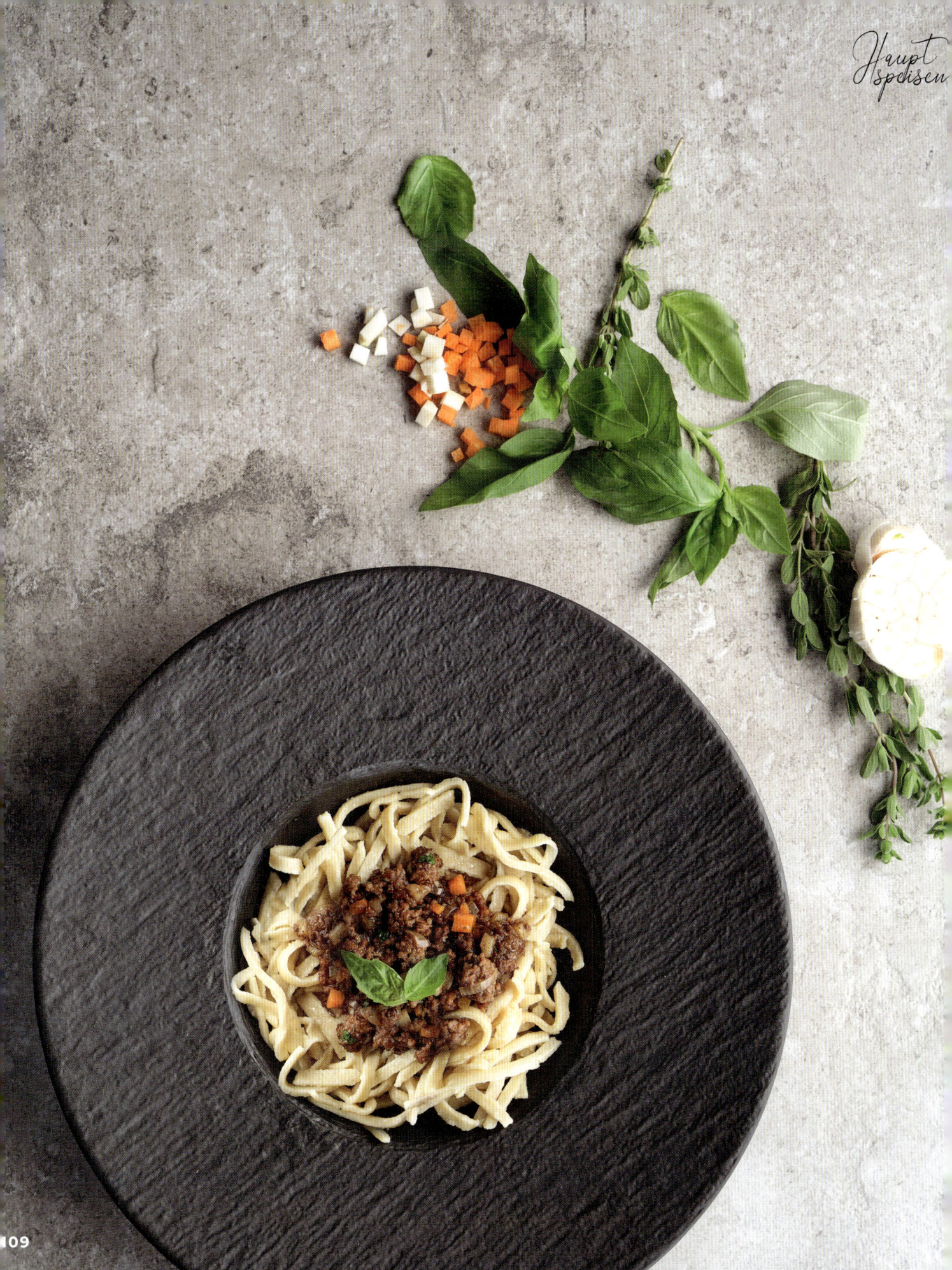

LASAGNE

ZUTATEN

LASAGNEBLÄTTER
9 Wachteleier
110 g TOBIO Pasta & Spätzle Bio Kochmischung
1 EL Ghee
Prise Salz

BOLOGNESE
500 g Rinderfaschiertes
ideal mit hohem Fettanteil > 20 %

2 Zwiebeln
1 Knoblauchzehe
1 Schuss Balsamico
1 Handvoll frisches Basilikum
Oregano

Suppenwürze
siehe Rezept auf Seite 50

Petersilie, fein gehackt
1 Scheibe Sellerie, klein gewürfelt
2 Karotten, klein gewürfelt

BECHAMELSAUCE
25 g Ghee
25 g TOBIO Helle Bio Backmischung
Muskatnuss
Salz
250 ml Schafmilch
50 g Pecorino, gerieben

250 g Pecorino, gerieben
Oregano

ZUBEREITUNG

1 Den Teig für die Lasagneblätter laut Rezept auf Seite 104 zubereiten.

2 Danach auf einer bemehlten Arbeitsfläche etwa 2 – 3 mm dünn ausrollen oder durch eine Nudelmaschine drehen. Mit einem Messer in passende Nudelblätter schneiden.

3 Reichlich Salzwasser in einem großen Topf zum Kochen bringen und die Nudelblätter darin etwa 6 – 8 Minuten bei mittlerer Hitze kochen.

4 Die Lasagneblätter mit einer Schaumkelle aus dem Wasser nehmen, auf einer leicht geölten Arbeitsfläche auflegen und mit Küchenpapier trocken tupfen.

5 Die Bolognese laut Rezept auf Seite 108 zubereiten.

6 Für die Bechamelsauce Ghee in einem Topf zerlassen. TOBIO Helle Bio Backmischung hineinstreuen, und auf kleiner Hitze 1 – 2 Minuten anschwitzen und dabei gut rühren. Aufpassen: Das Mehl darf nicht bräunen.

7 Den Topf von der Hitze nehmen. Nach und nach die Milch in die Mehlschwitze geben und immer wieder glatt rühren, um Klümpchenbildung zu vermeiden. Langsam zum Kochen bringen und weiter unter ständigem Rühren weiterkochen, bis die Sauce dick wird.

8 2 – 3 Minuten auf kleinster Hitze weiterköcheln lassen. 50 g Pecorino einrühren, mit Muskatnuss und Salz abschmecken.

9 Nun in einer Auflaufform mit dem Schichten beginnen: Lasagneblätter – Pecorino – Bolognese – Pecorino – Bechamelsauce – Lasagneblätter …

10 Zum Schluss mit reichlich Pecorino oder anderem Halbhartkäse aus Schafmilch bestreuen und mit Oregano würzen.

11 Im Backrohr bei 160 °C Ober-/Unterhitze 45 Minuten überbacken und vor dem Servieren 20 Minuten ruhen lassen.

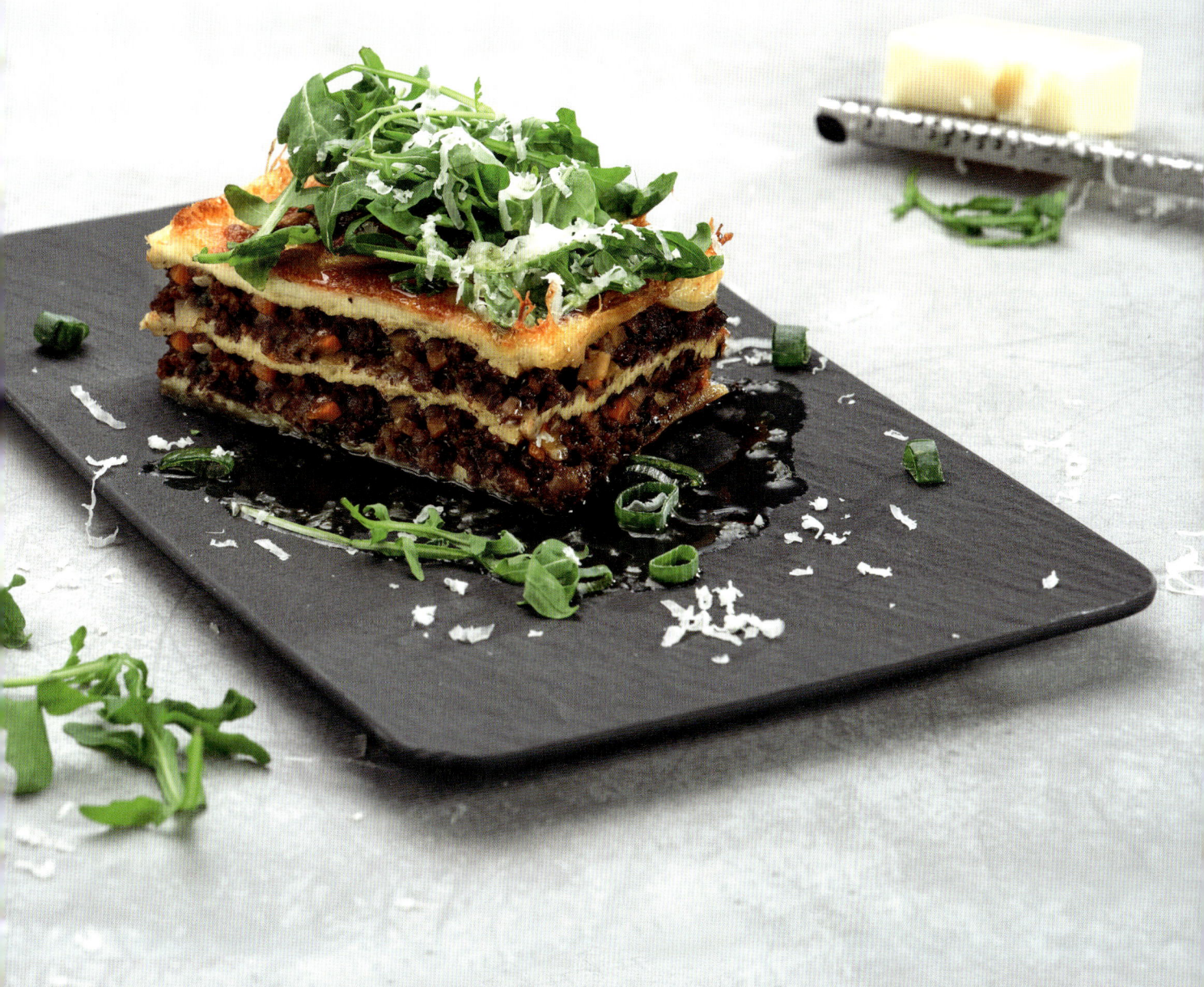

Hauptspeisen

4 PORTIONEN

KÄSE SPÄTZLE

ZUTATEN

Nockerl
siehe Grundrezept Seite 114

4 Zwiebeln
400 g Schaf-Halbhartkäse
frische, saisonale Kräuter

Ghee
oder Rindertalg

OPTIONAL
Rinderspeck
fein gehackt

ZUBEREITUNG

1 Die Nockerl laut Grundrezept zubereiten.

2 Den Käse reiben, die Zwiebel schälen und in feine Ringe schneiden. Ghee in einer Pfanne zerlassen und die Zwiebelringe darin knusprig braun braten, herausnehmen und auf einer Küchenrolle abtropfen lassen.

3 Kräuter waschen und klein hacken.

4 Erneut Ghee in der Pfanne zerlassen, die Nockerl dazugeben, mit dem Käse überstreuen und so lange erhitzen, bis er vollständig geschmolzen ist und leicht zu bräunen beginnt.

5 Mit den Röstzwiebeln und frischen Kräutern überstreuen und nach Belieben mit Salz und Pfeffer würzen.

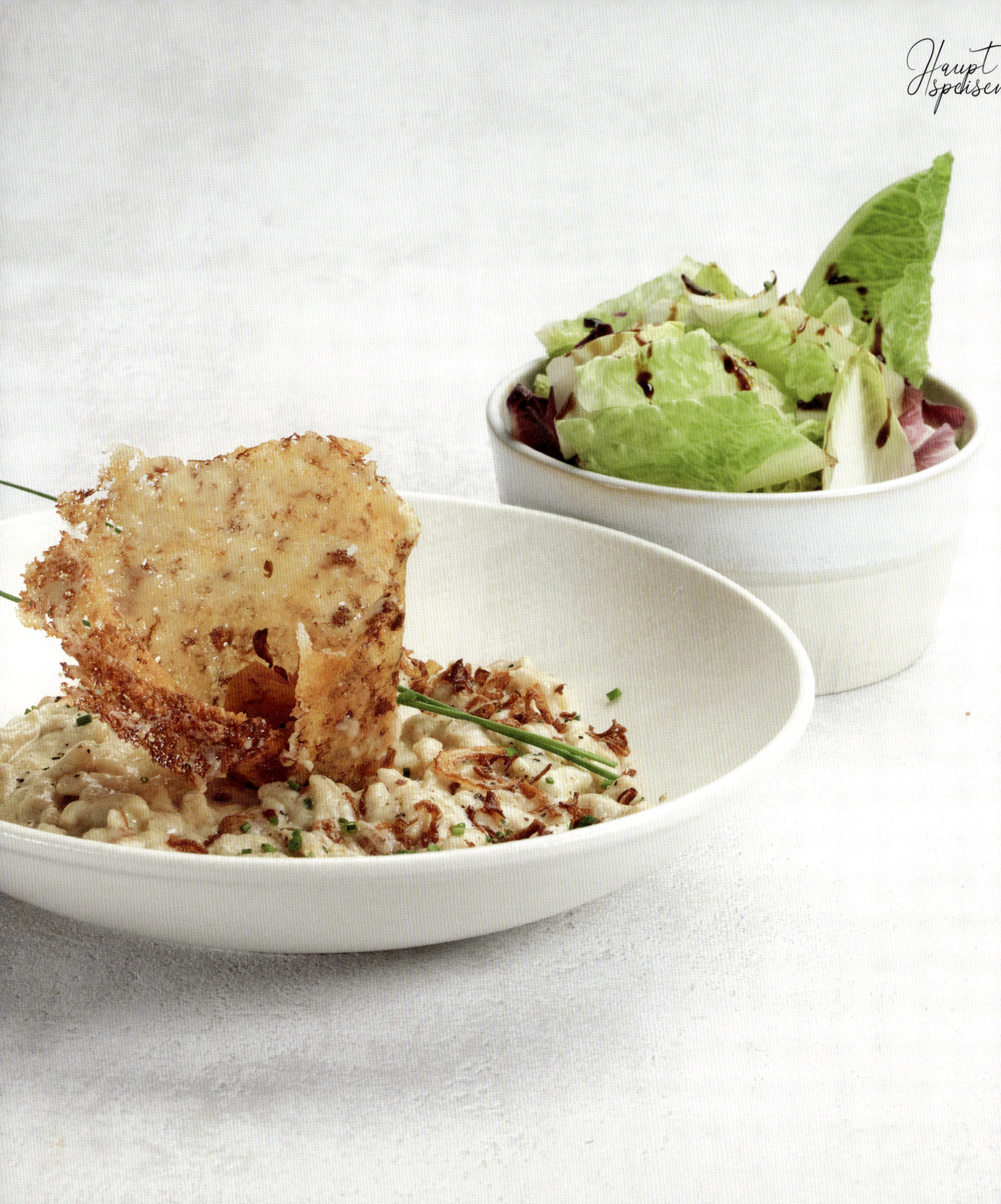

Hauptspeisen

NOCKERL SPÄTZLE TEIG

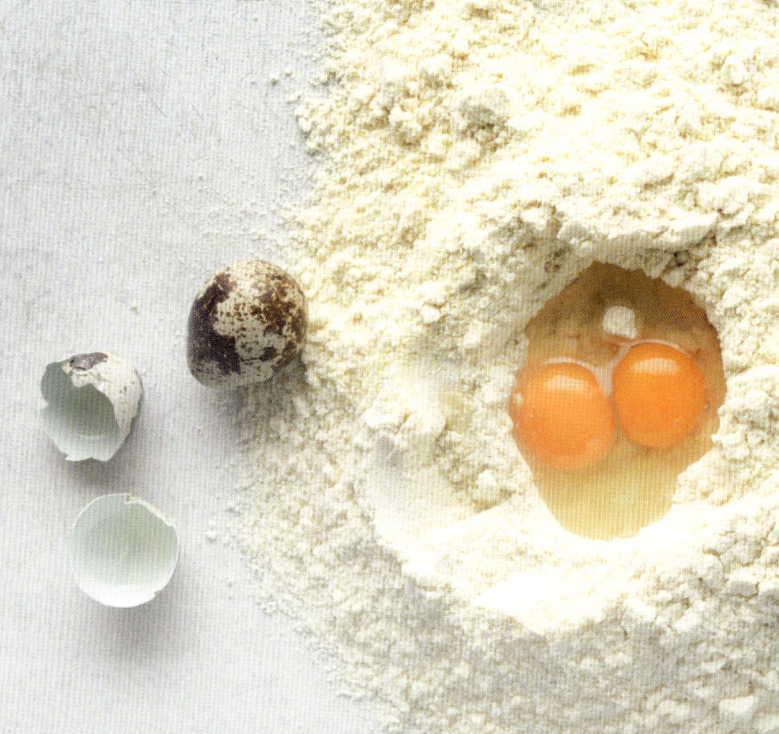

ZUTATEN

10 Wachteleier
200 g TOBIO Pasta & Spätzle
Bio Kochmischung

Prise Salz

100 ml Wasser
oder Schafmilch

ZUBEREITUNG

1 Die Eier verquirlen, danach die restlichen Zutaten hinzufügen und zu einem glatten Teig verkneten.

2 Die Masse für etwa 30 Minuten im Kühlschrank rasten lassen.

3 Ausreichend Wasser in einem Topf erhitzen. Den Teig aus dem Kühlschrank holen und durch einen Spätzlehobel in das kochende Wasser reiben. So lange kochen, bis sie oben schwimmen. Danach kalt abschrecken und gut abtropfen lassen.

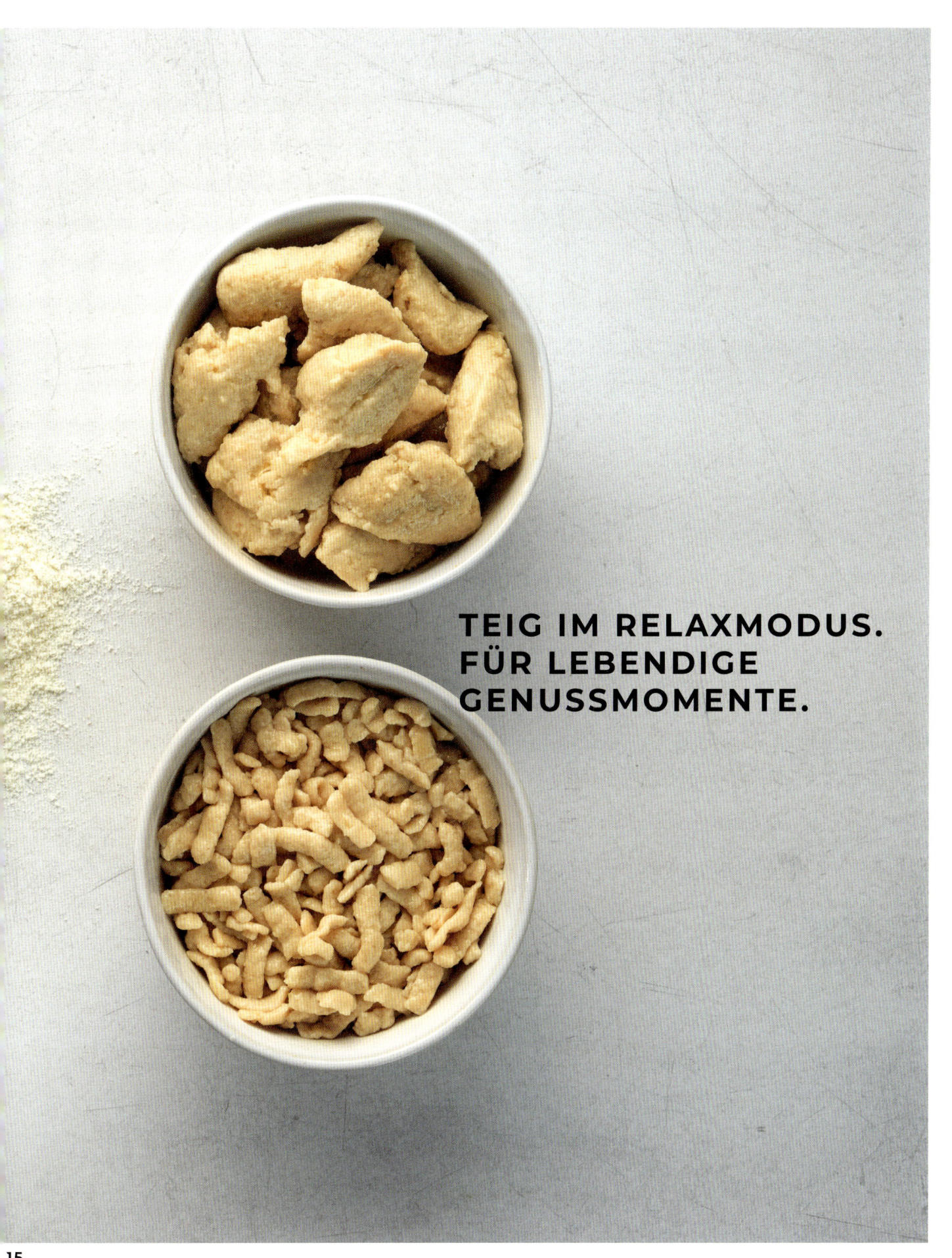

TEIG IM RELAXMODUS. FÜR LEBENDIGE GENUSSMOMENTE.

4 PORTIONEN

SCHUPF NUDELN

ZUTATEN

500 g Pastinake
alternativ: Süßkartoffel, Sellerie

2 EL Ghee
150 g TOBIO Helle Bio Backmischung

30 g Hirsegrieß
oder Fonio

10 Wachteleier
Salz
Prise Muskatnuss
Ghee

ZUBEREITUNG

1 Die Rüben waschen und in kochendem Wasser etwa 40 Minuten weich garen.

2 Abseihen, abtropfen lassen und während sie noch heiß sind, schälen und passieren. Mit Ghee, Backmischung, Grieß, Eiern, Muskatnuss und Salz rasch zu einem Teig vermengen.

3 Die Masse kurz rasten lassen.

4 Die Arbeitsfläche bemehlen, den Teig darauf kurz durchkneten und in Rollen mit 2 cm Durchmesser drehen. Anschließend Stücke abschneiden und mit den Händen zu Nudeln formen bzw. schupfen.

5 Die Schupfnudeln etwa 1 Minute in Salzwasser kochen, bis sie oben schwimmen, dann abseihen.

6 Danach Ghee in einer Pfanne zerlassen und die Nudeln darin goldbraun braten oder auf einem gefetteten Backblech im Rohr für 20 Minuten bei 225 °C Ober-/Unterhitze backen.

> Für ein herrliches Geschmackserlebnis: In einer Auflaufform mit etwas Schafsauerrahm und einem Schuss Schafmilch übergießen und im Ofen überbacken.

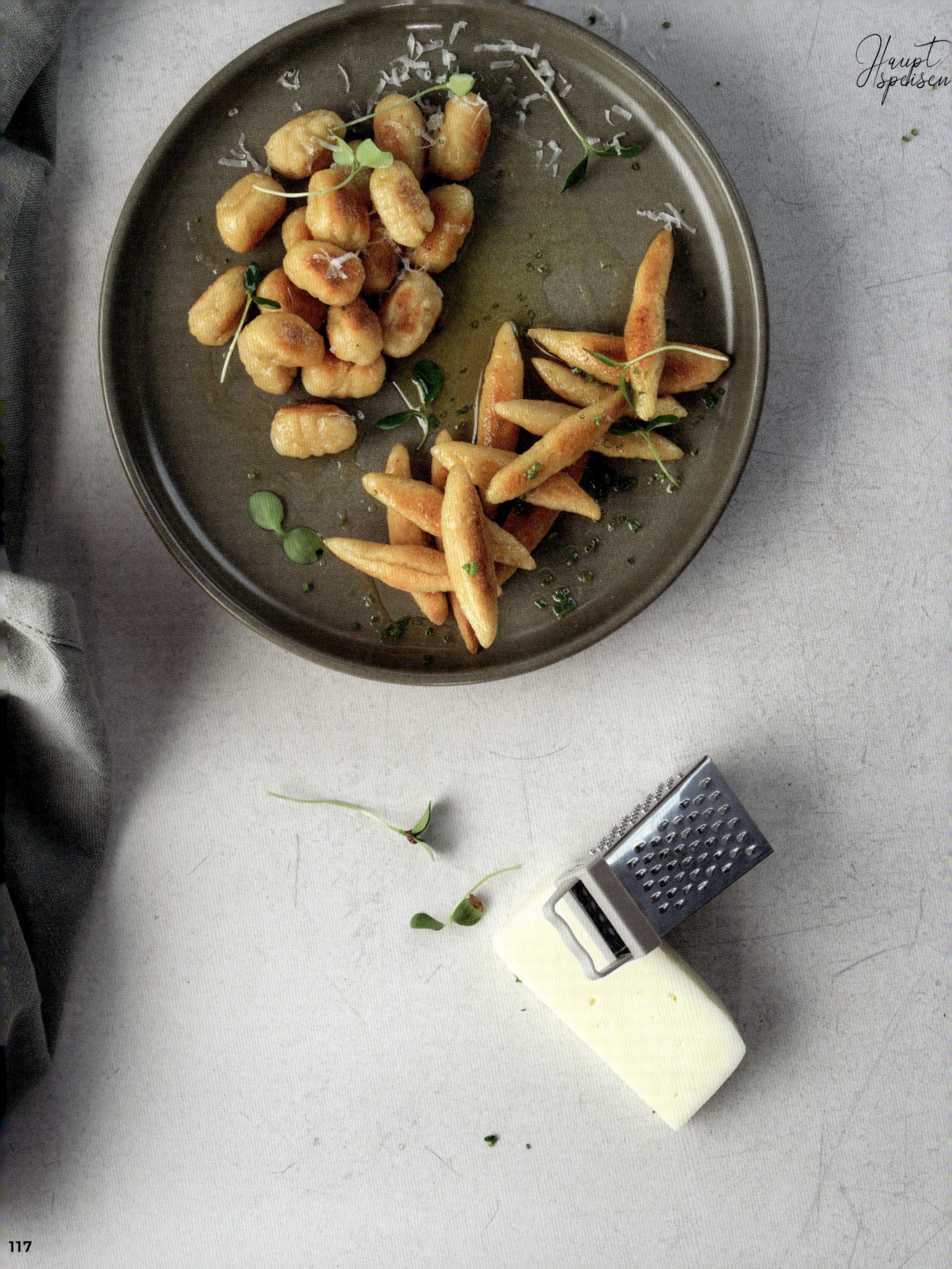

Hauptspeisen

FLAMM KUCHEN

ZUTATEN

Germteig
aus TOBIO Helle Bio Backmischung
siehe Rezept Seite 196

oder Sauerteig
aus TOBIO Helle Bio Backmischung
siehe Rezept Seite 38

150 g Schaf-Frischkäse
Kräuter
2 Zwiebeln
150 g Feta
1 Glas Oliven
100 g Rinderspeck

ZUBEREITUNG

1 Teig laut Rezept zubereiten. Auf einer bemehlten Arbeitsfläche hauchdünn ausrollen.

2 Den Backofen auf 200 °C Ober-/Unterhitze vorheizen. Den Teig auf ein Backblech oder einen Pizzastein legen und etwa 15 Minuten im Rohr vorbacken.

3 Teig wieder aus dem Ofen nehmen.

4 Kräuter waschen und fein hacken. Den Frischkäse mit den Kräutern vermengen und mit Salz und Pfeffer abschmecken.

5 Den Teigboden gleichmäßig mit der Frischkäsemischung bestreichen.

6 Die Zwiebel schälen und klein schneiden. Oliven halbieren, Rinderspeck und Feta in etwa 1 bis 2 cm große Stücke schneiden.

7 Die klein geschnittenen Zutaten gleichmäßig auf dem Flammkuchenteig verteilen.

8 Etwa 30 Minuten bei 160 °C Ober-/Unterhitze im Rohr backen.

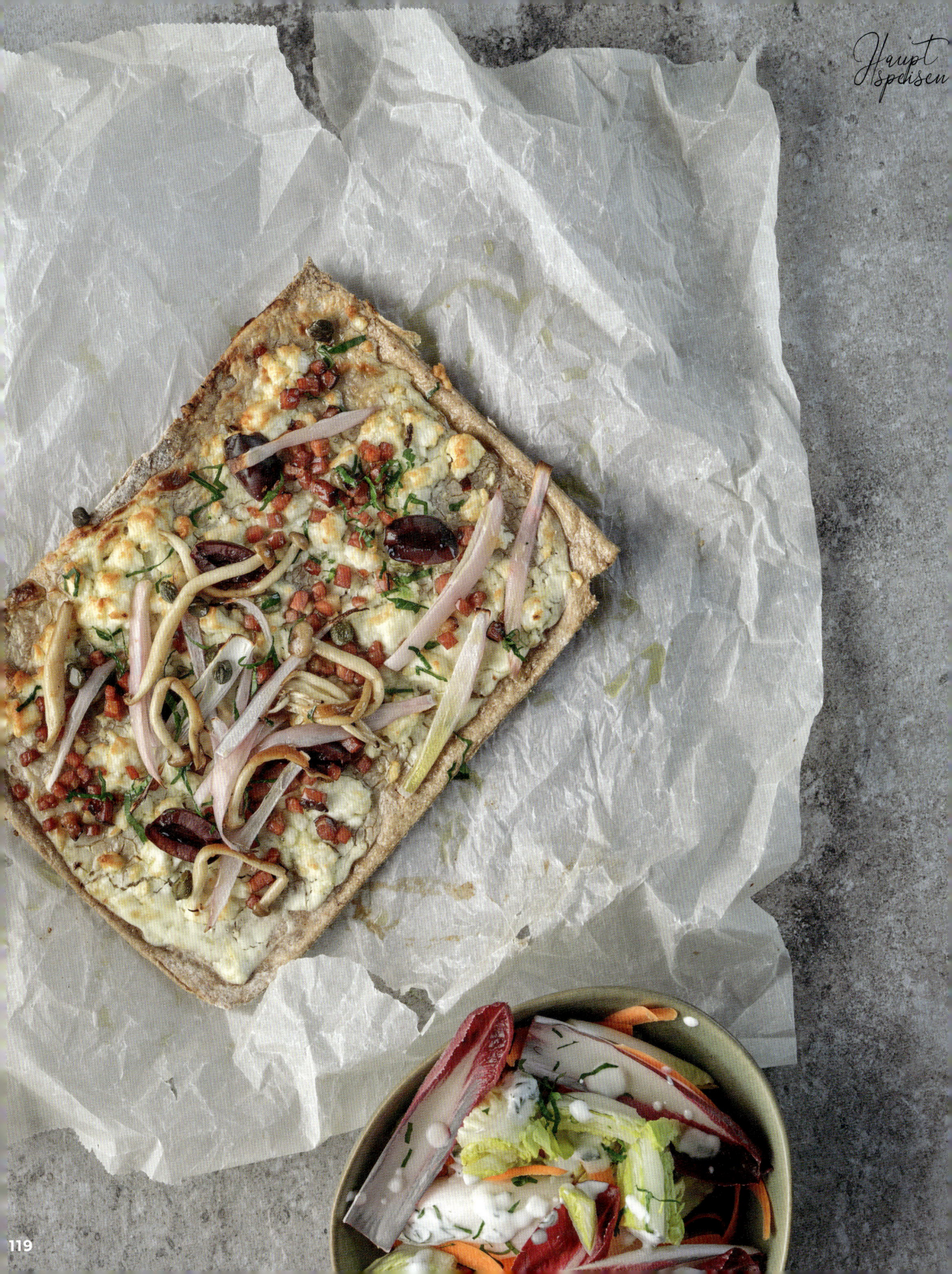

4 PORTIONEN

PIZZA

ZUTATEN

Germteig
aus TOBIO Helle Bio Backmischung
siehe Rezept Seite 196

oder Sauerteig
aus TOBIO Helle Bio Backmischung
siehe Rezept Seite 38

BELAGS-IDEEN
Schafkäse
Rinderspeck
Rindersalami
Rinder-Sucuk
Artischocken
Oliven
Pesto
Knoblauch
Oregano
…

Rucola
Erst nach dem Backen damit belegen.

ZUBEREITUNG

1 Pizzateig laut Rezept zubereiten.

2 Den Backofen auf 225 °C Ober-/Unterhitze vorheizen.

3 Auf einer bemehlten Arbeitsfläche dünn ausrollen oder mit den Händen flach ausdrücken.

4 Den Pizzateig je nach Geschmack mit den gewünschten Zutaten belegen und mit Oregano würzen.

5 Idealerweise im Backofen mit Pizzastein – auf hoher Temperatur vorgewärmt – bei 225 °C Ober-/Unterhitze etwa 15 Minuten backen.

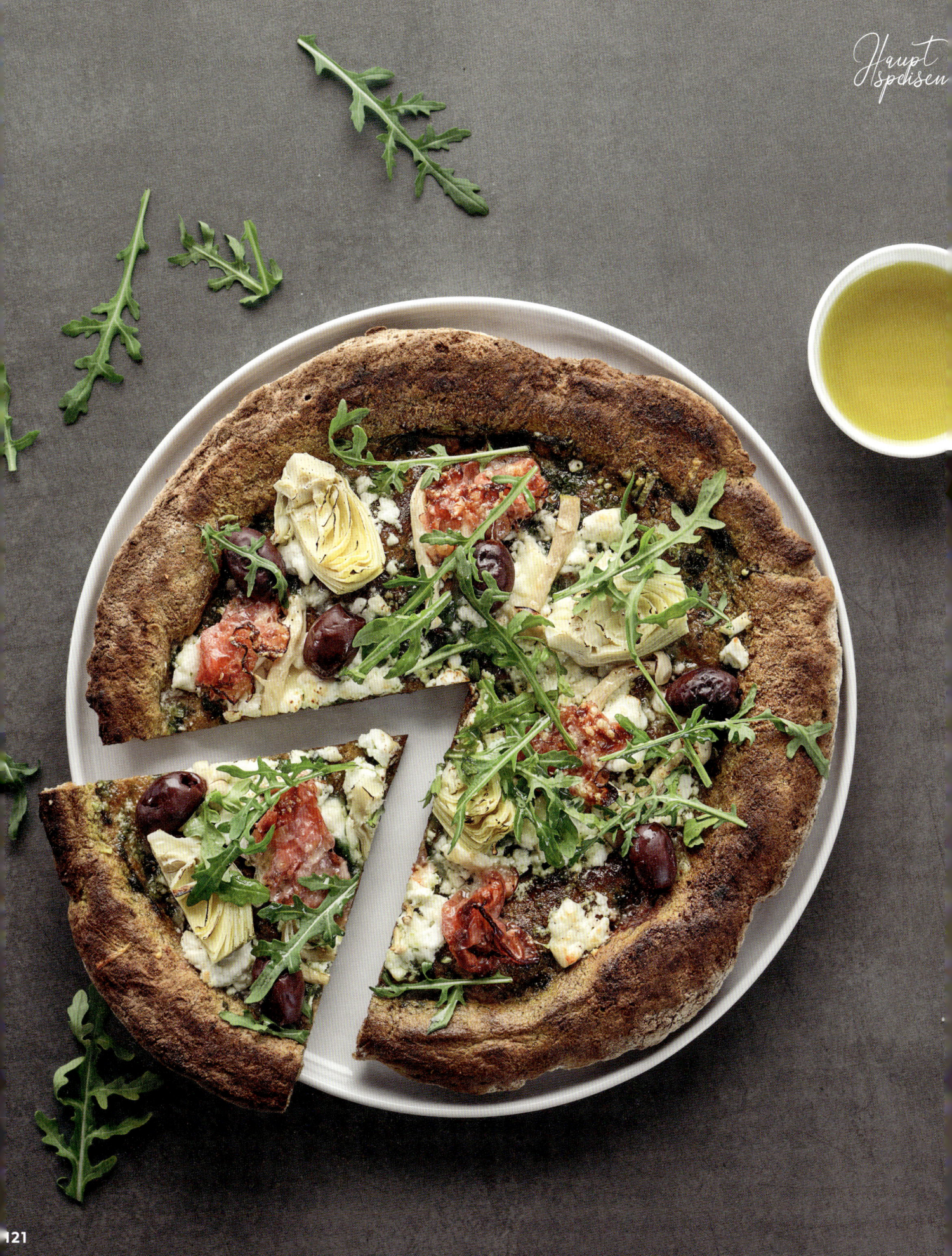

4 PORTIONEN

SÜSSKARTOFFEL SCHMARRN

ZUTATEN

500 g Rüben
Süßkartoffel, Pastinake, Sellerie ...

4 große Zwiebeln
Salz
Kümmel

100 g Schafbutter
oder Ghee

OPTIONAL

Ghee   8 Wachteleier

ZUBEREITUNG

1 Die Rüben waschen, schälen und in etwa 1 cm große Würfel schneiden.

2 Wasser in einem Topf zum Kochen bringen und die Stücke etwa 15 – 20 Minuten darin garen.

3 Währenddessen die Zwiebel schälen, klein schneiden und im Fett glasig anbraten.

4 Rübenstücke abseihen, zu den Zwiebeln hinzufügen und leicht braun anrösten.

5 In einer Pfanne Ghee erhitzen und darin die Spiegeleier braten.

6 Den Schmarrn vor dem Servieren mit Gewürzen abschmecken und gemeinsam mit den Spiegeleiern anrichten.

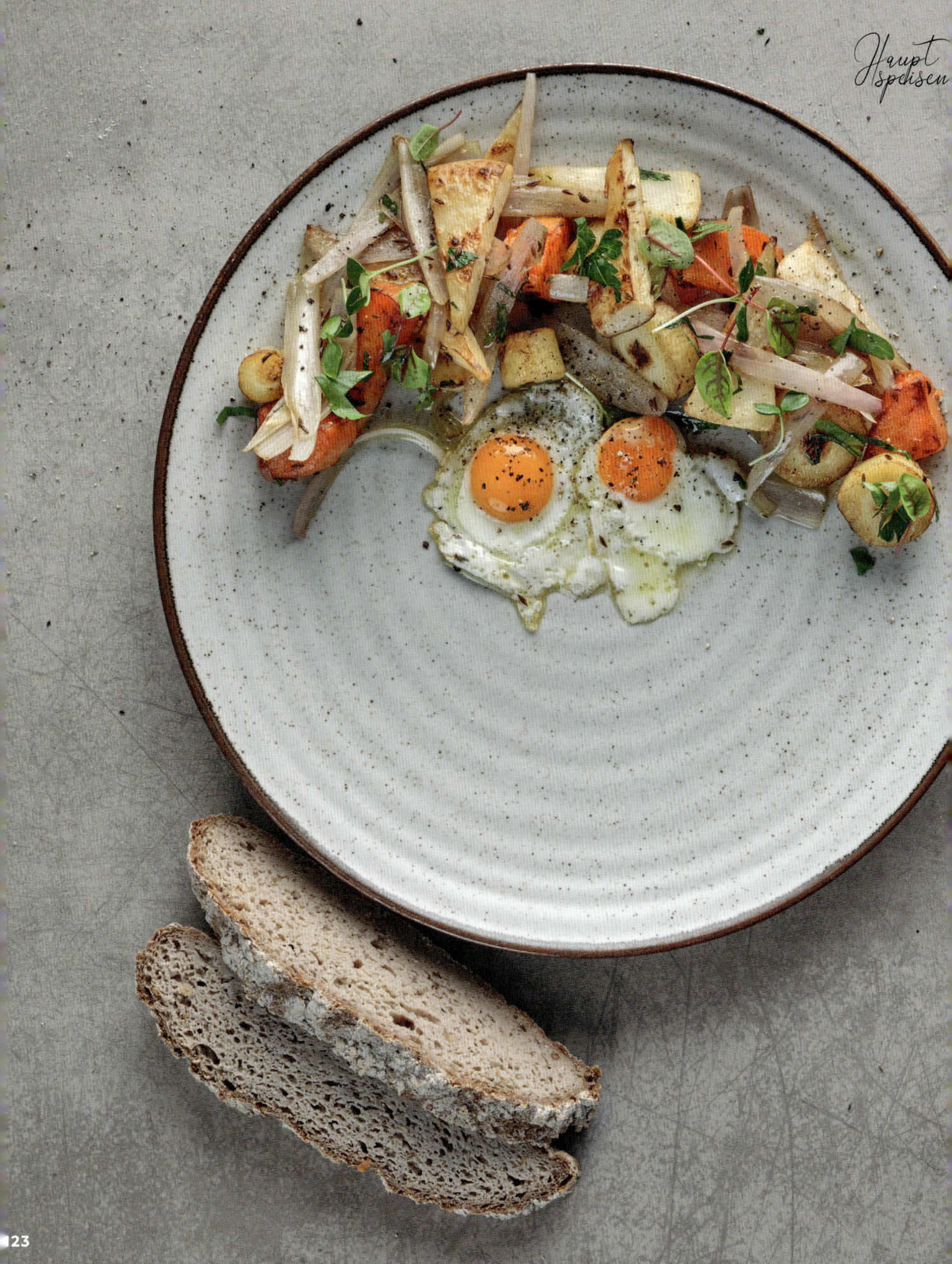

4 PORTIONEN

GRÖSTL

ZUTATEN

300 g Rüben
Süßkartoffeln, Pastinaken, Sellerie ...

250 g Rinderschinken
alternativ: Rinderspeck, Rinderwurst

1 Zwiebel
2 EL Ghee
Prise Salz
Pfeffer
Prise Majoran
1 EL frische Petersilie, fein gehackt
8 Wachteleier

ZUBEREITUNG

1 Die Rüben waschen, in Salzwasser kochen, ausdämpfen lassen und schälen. Danach in Scheiben schneiden.

2 Das Fleisch in mundgerechte Stücke schneiden.

3 Den Zwiebel schälen, fein schneiden und in einer großen Pfanne mit zerlassenem Ghee goldgelb anrösten. Petersilie waschen, Blätter abzupfen und fein hacken.

4 Die Rüben und das Fleisch dazugeben und weiterrösten. Anschließend mit Salz, Pfeffer, Majoran und frischer Petersilie würzen. Dabei öfter umrühren und so lange rösten, bis die Masse goldbraun ist.

5 In einer Pfanne Ghee erhitzen und darin die Spiegeleier braten.

6 Das Gröstl vor dem Servieren gemeinsam mit den Spiegeleiern anrichten.

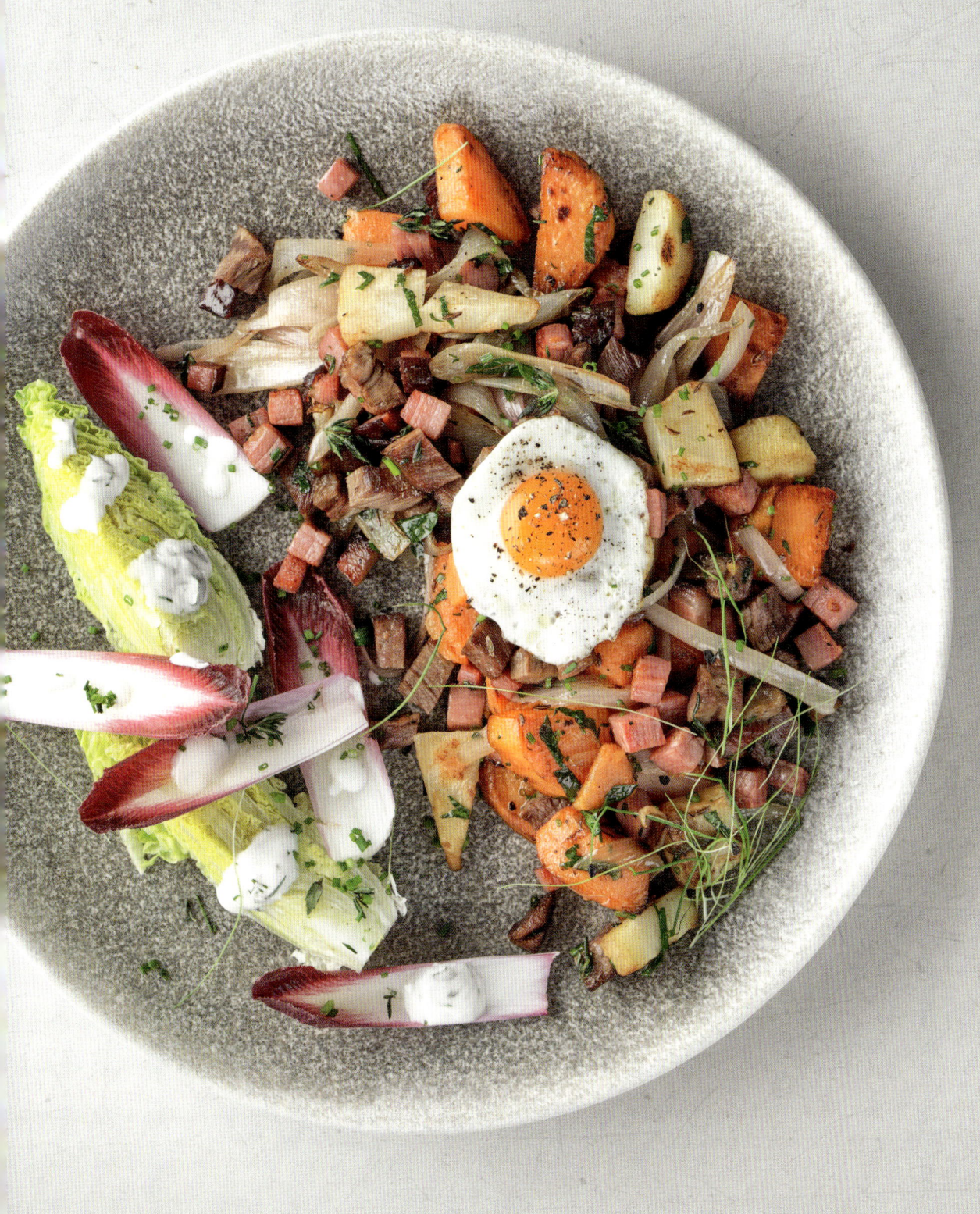

4 PORTIONEN

SÜSSKARTOFFEL GULASCH

ZUTATEN

500 g Rüben
Süßkartoffel, Pastinake, Sellerie ...

500 g Zwiebel
4 Knoblauchzehen
1 EL Kümmel
1 EL Majoran
10 g Ghee

600 ml Rindsuppe
siehe Rezept Seite 50
oder Gemüsesuppe

Salz
Pfeffer
1 EL TOBIO Helle Bio Backmischung

200 ml Schafsauerrahm
alternativ: Schafjoghurt, Schaftopfen

OPTIONAL

150 g Rinderspeck   2 Paar Rinder-Frankfurter

ZUBEREITUNG

1 Rindsuppe laut Rezept zubereiten.

2 Zwiebel und Knoblauch schälen, klein schneiden und in einem Topf mit reichlich zerlassenem Ghee anschwitzen.

3 Je nach Geschmack Rinderspeck oder Rinderwurst klein schneiden, hinzufügen und mitrösten.

4 Die Rüben schälen und in etwa 1 cm große Würfel schneiden. In den Topf dazugeben und kurz mitrösten. Danach mit der Rindsuppe aufgießen. Gewürze hinzufügen und etwa 20 Minuten auf kleiner Flamme köcheln lassen.

5 Zum Schluss Rahm, einen Schuss Wasser oder Schafmilch sowie die Mehlmischung versprudeln und in das Gulasch einrühren. Mit Salz und Pfeffer abschmecken.

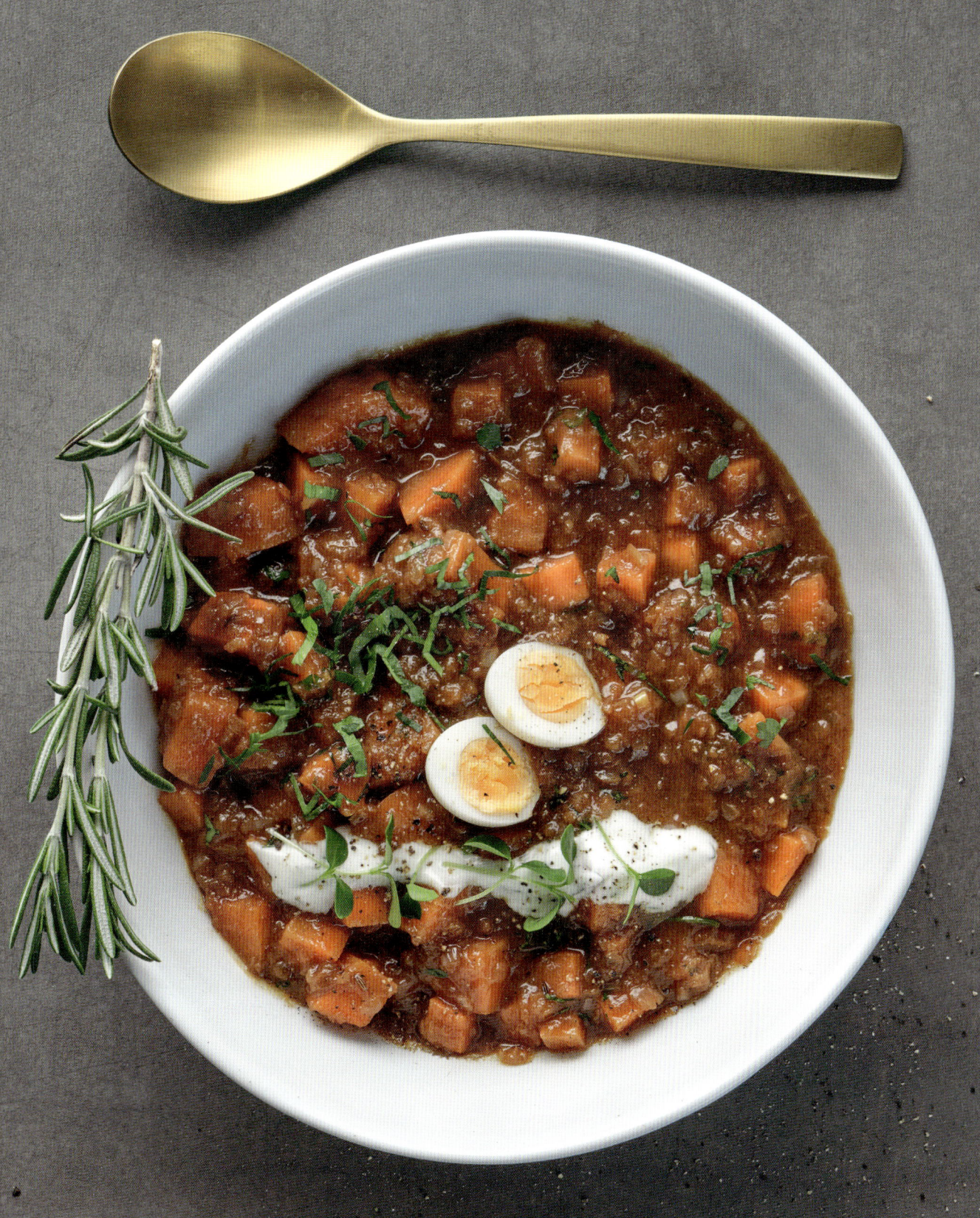

Hauptspeisen

4 PORTIONEN

KÄSE FONDUE

ZUTATEN

110 g Schaf-Raclettekäse
pro Person
alternativ: Halbhartkäse z. B. Bergjuwel

2 Knoblauchzehen
1 Zwiebel
Muskatnuss

75 ml Weißwein
oder alkoholfrei mit Rindsuppe
siehe Rezept Seite 50
oder Zwiebelsuppe

Salz
Pfeffer
Pfeilwurzel

Gemüse nach Belieben
Brokkoli, Karfiol, Karotte, Silberzwiebeln …

TOBIO Brotwürfel

ZUBEREITUNG

1 Knoblauch schälen, halbieren und eine Schale mit dem Knoblauch ausreiben.

2 Gemüse putzen, in mundgerechte Stücke schneiden, nach Bedarf kurz dämpfen. Brot in etwa 2 x 2 cm große Würfel schneiden und alles in Schalen anrichten.

3 Zwiebel schälen, klein schneiden und in einem Topf in reichlich Ghee oder Schafbutter anschwitzen. Mit etwas Flüssigkeit – Wein oder Suppe – aufgießen. Den restlichen Knoblauch in die Flüssigkeit pressen.

4 Den Käse reiben und unter Rühren langsam mit der Flüssigkeit erwärmen. Mit Salz, Pfeffer und Muskatnuss abschmecken.

5 Pfeilwurzel in etwas Wasser oder Schafmilch auflösen und sobald die Käsemischung erhitzt ist, dazugeben. Vor dem Servieren noch einmal kurz aufkochen lassen.

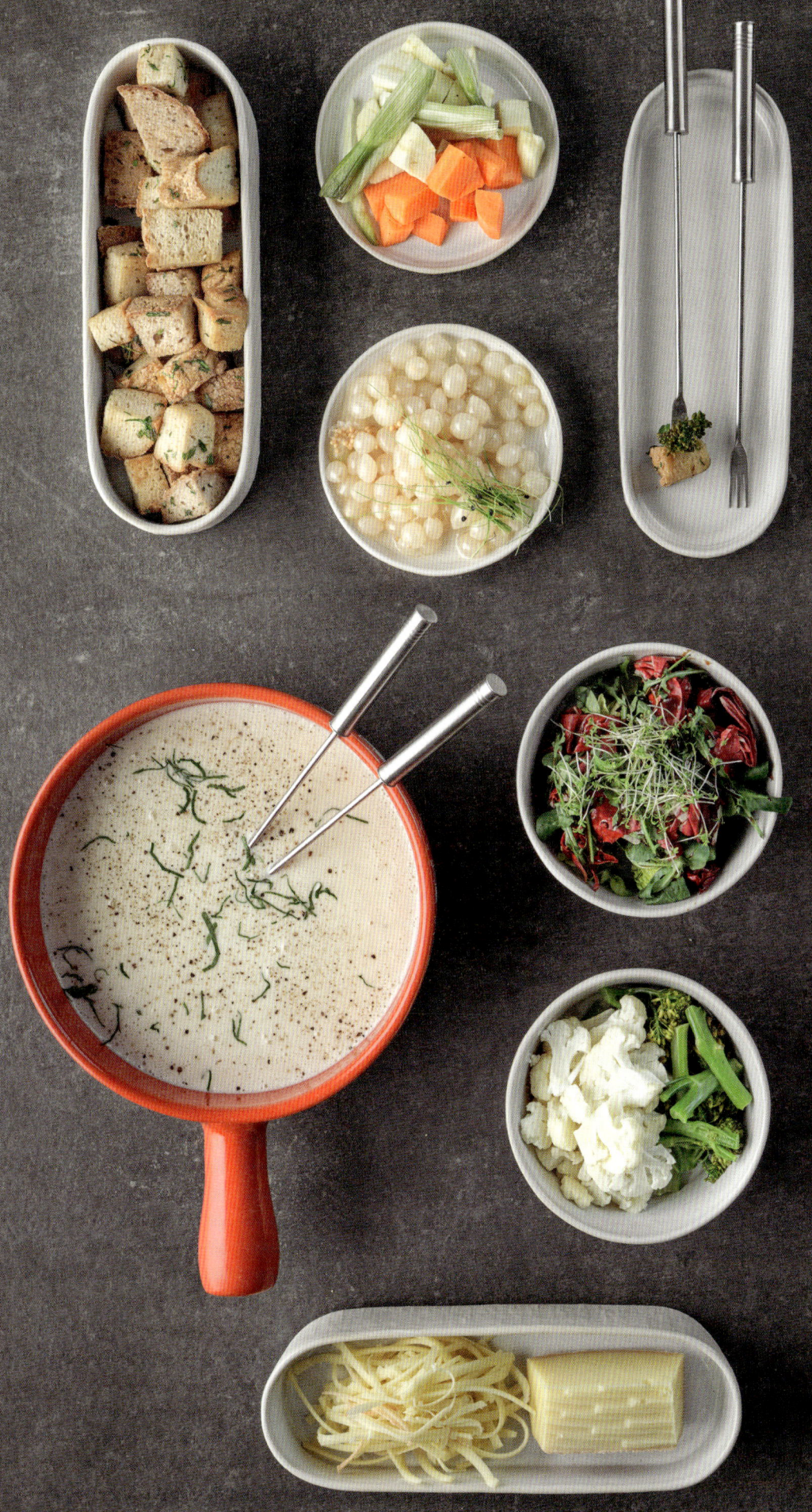

Hauptspeisen

4 PORTIONEN

FISCH MIT BUTTERSCHAUM

ZUTATEN

4 Fisch-Filets
Zander, Saibling oder Reinanke

1 Karotte
4 Frühlingszwiebeln
½ Bund Petersilie, glatt
4 EL trockener Weißwein
Prise Salz
Prise schwarzer Pfeffer
1 EL TOBIO Helle Bio Backmischung
40 g Ghee
100 g Sellerie

BUTTERSCHAUM
5 Wachteleigelb
Schuss Weißwein
1 EL Ghee

ZUBEREITUNG

1. Die Fischfilets waschen und mit einer Küchenrolle trocknen. Mit etwas Weißwein beträufeln. Mit Salz würzen und auf beiden Seiten mit Mehl bestäuben.

2. Karotte schälen und in feine Streifen schneiden oder hobeln. Frühlingszwiebeln waschen und in dünne Ringe schneiden. Sellerie waschen, putzen und in feine Streifen schneiden oder hobeln.

3. In einer Pfanne etwas Ghee erhitzen, den Fisch darin bei mittlerer Hitze auf der Hautseite anbraten, umdrehen und weiter durchziehen lassen. Herausnehmen und im Ofen bei 80 °C zugedeckt warm halten.

4. Wieder etwas Ghee in der Pfanne erhitzen, Zwiebel, Karottenstücke und Sellerie darin andünsten und mit Salz, Pfeffer und Petersilie würzen.

5. Für den Butterschaum Eigelb mit Weißwein über einem Wasserbad schaumig schlagen. Vom Herd nehmen und unter ständigem Rühren die Ghee einlaufen lassen.

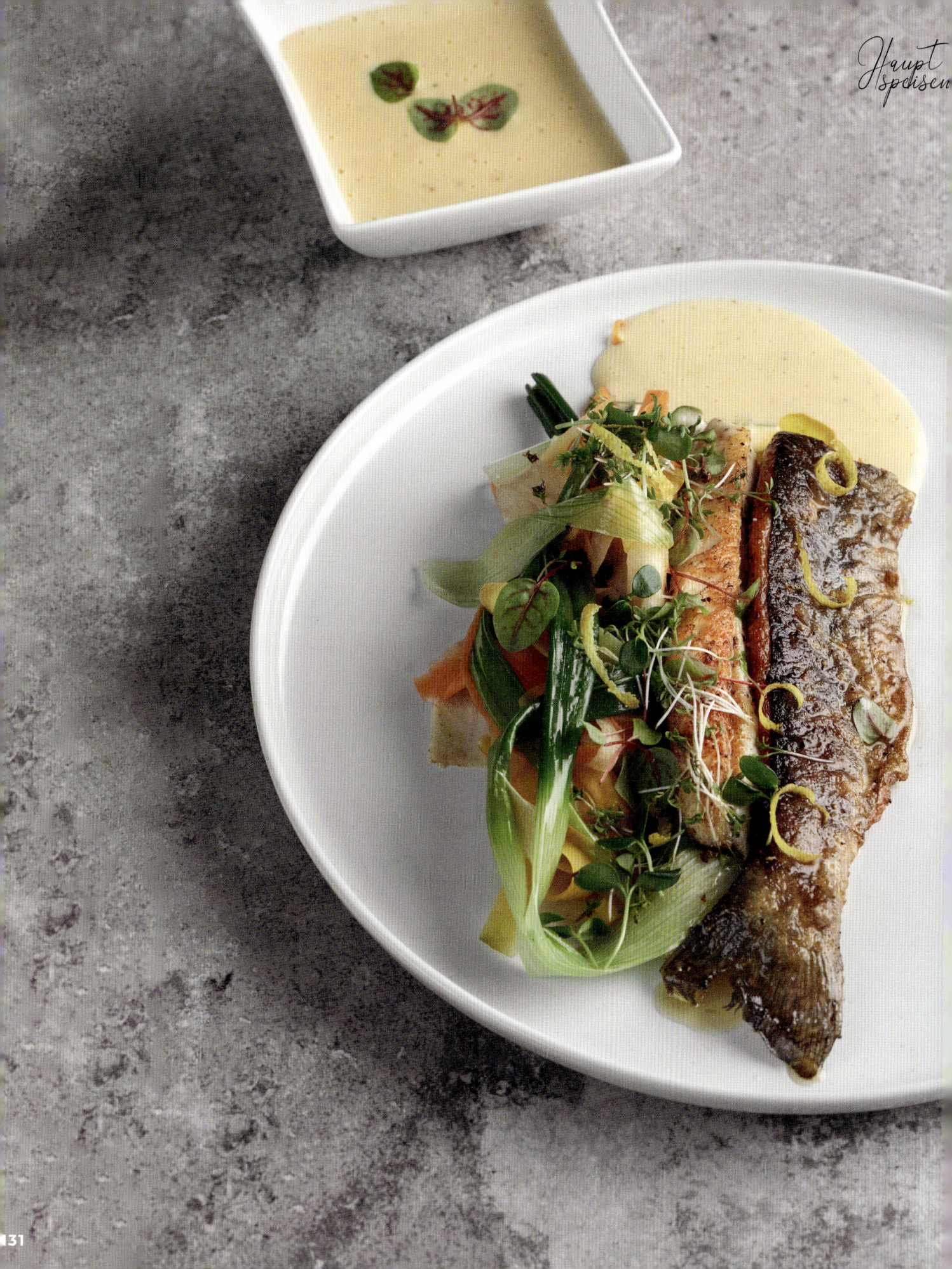

4 PORTIONEN

INNVIERTLER KNÖDEL

ZUTATEN

TEIG
400 g TOBIO Pasta & Spätzle Bio Kochmischung
1 EL Ghee
Prise Salz
300 ml Wasser
5 Wachteleier

FÜLLE
500 g Rinderspeck
oder Rinderwurst

2 Zehen Knoblauch
1 Bund Petersilie
Schnittlauch
Prise Pfeffer

OPTIONAL
1 kleine Zwiebel   1 Schalotte

WARMES SAUERKRAUT
500 g Sauerkraut
1 Zwiebel
1 EL TOBIO Helle Bio Backmischung

ZUBEREITUNG

1 Knoblauch und Zwiebel schälen und fein schneiden, Kräuter fein hacken.

2 Den Speck durch den Fleischwolf drehen und mit den restlichen Zutaten vermengen.

3 Aus der Masse etwa 2 cm große Kugeln formen und für mindestens 2 Stunden einfrieren – noch besser über Nacht.

4 Die Zutaten für den Teig vermengen und nach und nach so viel Wasser zugeben, bis die notwendige Konsistenz erreicht ist. Die Masse sollte sich so dünn wie Nudelteig auftragen lassen.

5 Den Teig im luftdichten Behälter etwa 30 Minuten im Kühlschrank rasten lassen. Dadurch wird er fester.

6 Die Knödelfülle aus dem Tiefkühler nehmen und mit den Händen dünn mit Teig umwickeln. Dabei darauf achten, dass der Teigmantel rundum geschlossen ist.

7 Die fertigen Knödel in köchelndes, gesalzenes Wasser geben und darin etwa 15 Minuten lang ziehen lassen, bis sie aufschwimmen.

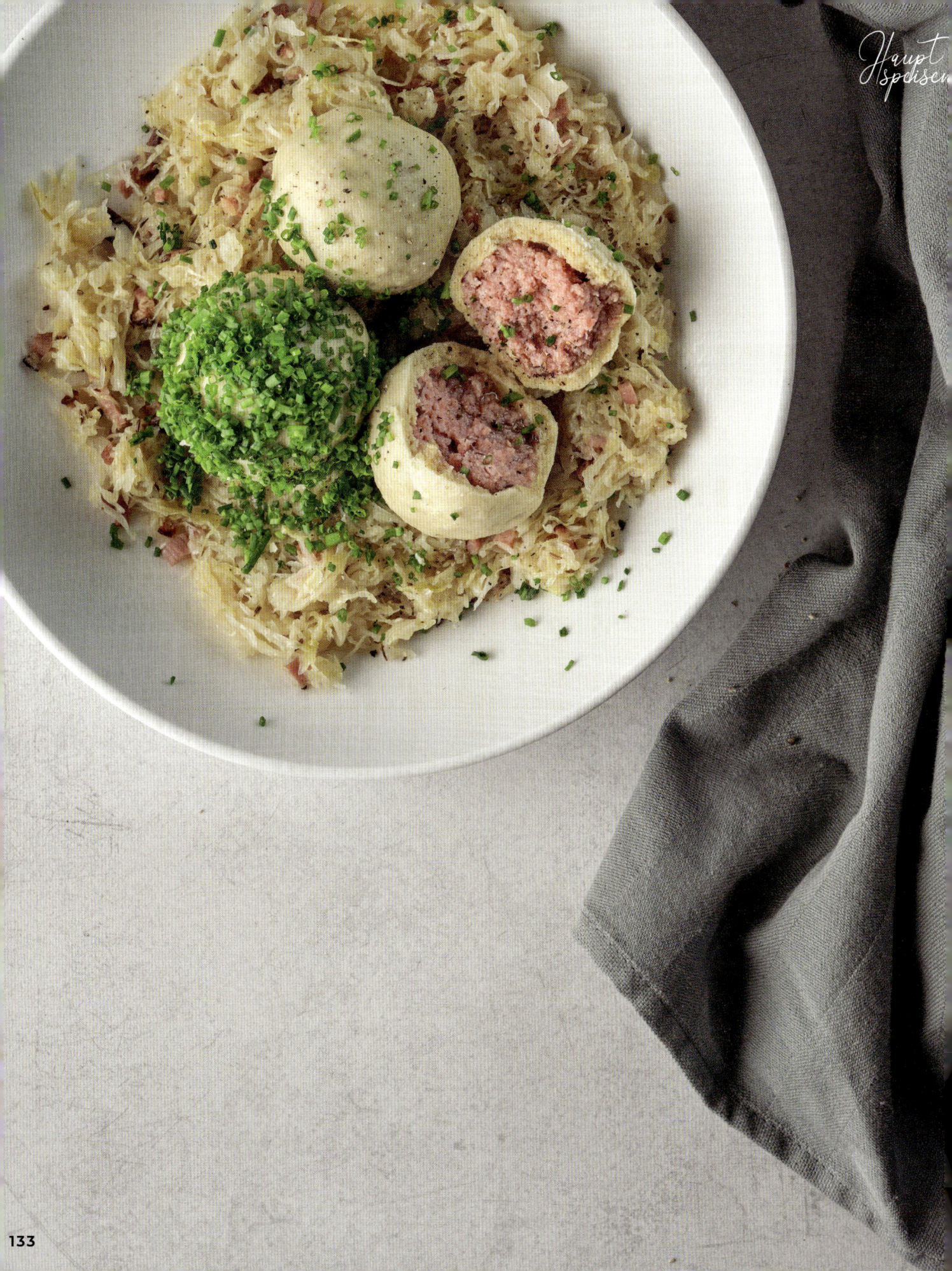

4 PORTIONEN

KRAUT STRUDEL

ZUTATEN

Strudelteig
siehe Rezept Seite 208

oder Blätterteig
siehe Rezept Seite 206

1 EL Ghee
alternativ: Rindertalg, Rinderverhackertes

150 g Rinderspeck
oder Rinderfaschiertes

2 Zwiebeln
1 Bund Petersilie, fein gehackt
1 TL Kümmel
2 TL Salz
20 g Ghee
Prise Pfeffer
1 kg Weißkraut

ZUBEREITUNG

1 Den Strudelteig laut Rezept vorbereiten.

2 Das Weißkraut vom Strunk befreien und in feine Streifen schneiden. Die Zwiebel schälen und klein schneiden. Den Speck in kleine Würfel schneiden.

3 Ghee in einer Pfanne erhitzen und die Zwiebeln und den Speck darin anrösten. Mit einem Schuss Essig ablöschen.

4 Das Kraut dazugeben und sofort gut salzen, damit es etwas Wasser gibt. Mit Kümmel und Pfeffer würzen und so lange zugedeckt auf dem Herd köcheln lassen, bis das Kraut bissfest ist. Zwischendurch immer wieder umrühren.

5 In der Zwischenzeit den Strudelteig auf einer bemehlten Arbeitsfläche vorsichtig ausrollen bzw. ausziehen.

6 Die Krautfülle vom Herd nehmen und abkühlen lassen. Überschüssige Flüssigkeit vorher abgießen. Diese kann später reduziert und als Sauce dazu gereicht werden. Die Krautfülle auf dem Teig verteilen. Anschließend den Teig der Längsseite nach einrollen.

7 Nach Belieben: Wachtelei und einen Schuss Schafmilch verquirlen und den Strudel außen damit bestreichen.

8 Den Strudel im vorgeheizten Backrohr etwa 20 Minuten bei 200 °C Ober-/Unterhitze goldgelb backen.

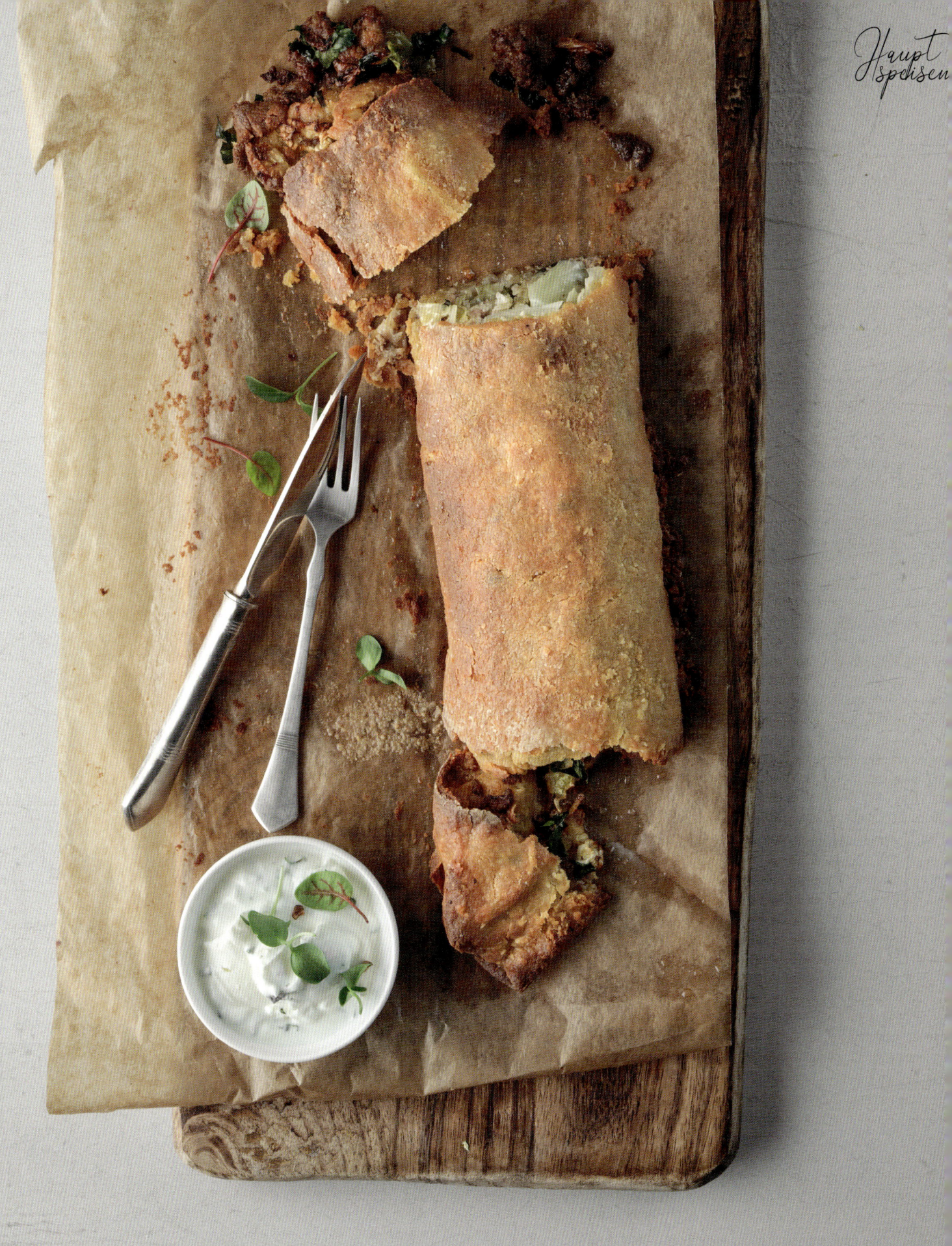

4 PORTIONEN

KOHLRABI RAHMGEMÜSE

ZUTATEN

400 ml Rind- oder Gemüsesuppe
siehe Rezept Seite 50

200 ml Schafmilch
200 g Schaftopfen
500 g Kohlrabi
½ Bund Frühlingszwiebeln
etwas Salz
schwarzer Pfeffer aus der Mühle
frische Petersilie

OPTIONAL

300 g Rinderfaschiertes   2 EL Kapern

ZUBEREITUNG

1 Rindsuppe laut Rezept vorbereiten.

2 Kohlrabi schälen und in mundgerechte Stücke schneiden. Petersilie waschen, abzupfen und fein hacken.

3 Suppe, Milch und Kohlrabi in einen Topf füllen, aufkochen lassen und dann zugedeckt bei kleiner Hitze etwa 20 Minuten köcheln lassen.

4 Die Kapern grob hacken. Die Frühlingszwiebeln putzen, abspülen und in Ringe schneiden.

5 Das Rinderfaschierte mit den Kapern verkneten und mit etwas Salz und ein wenig frisch gemahlenem schwarzen Pfeffer würzen.

6 Aus der Masse kleine Bällchen formen. Diese in kochendem, leicht gesalzenem Wasser etwa 10 Minuten gar ziehen lassen.

7 Anschließend herausnehmen, abtropfen lassen und in den Kohlrabi-Eintopf geben.

8 Die Frühlingszwiebeln vorsichtig unterrühren. Vor dem Servieren mit etwas gehackter Petersilie anrichten.

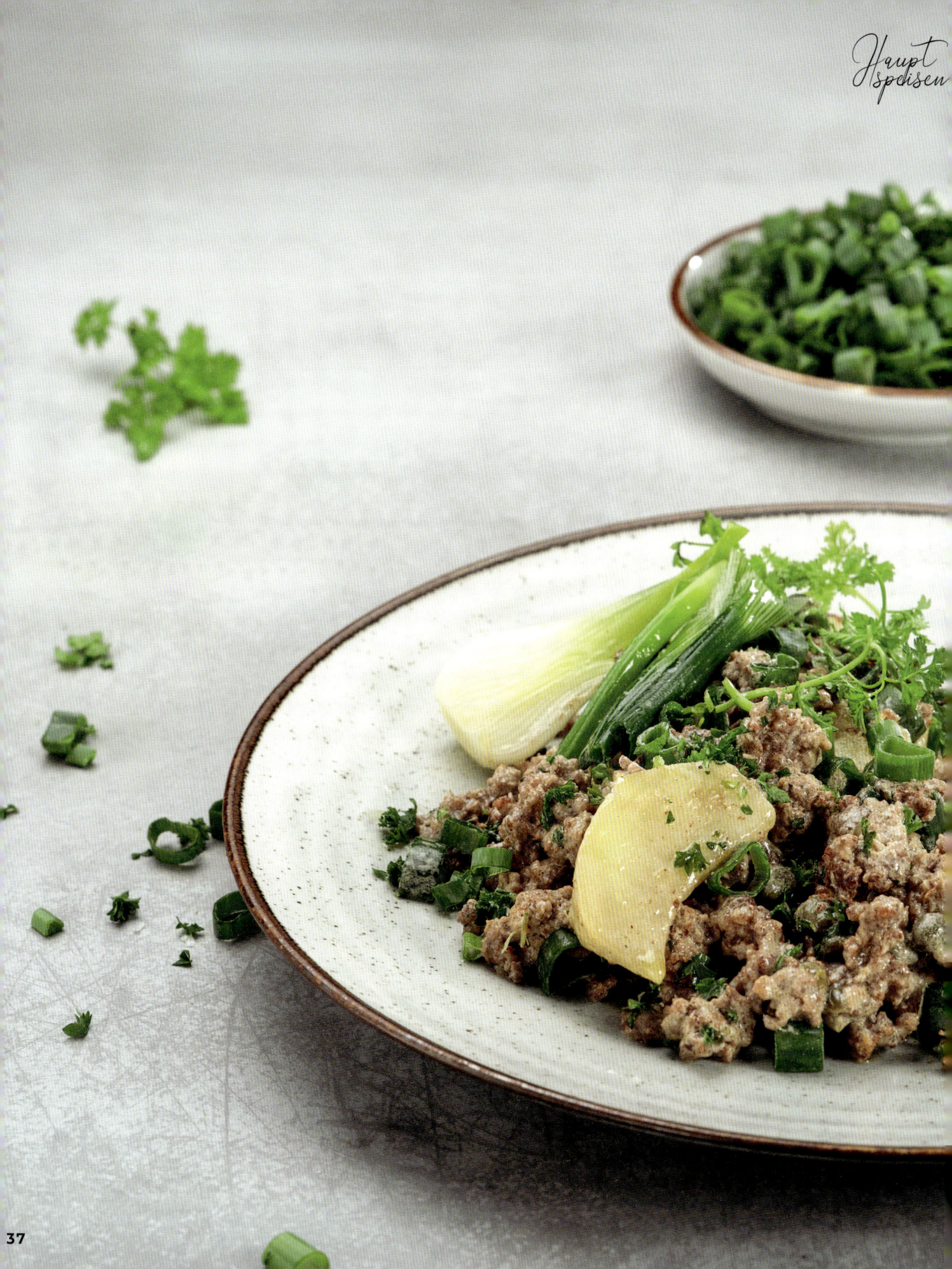

Hauptspeisen

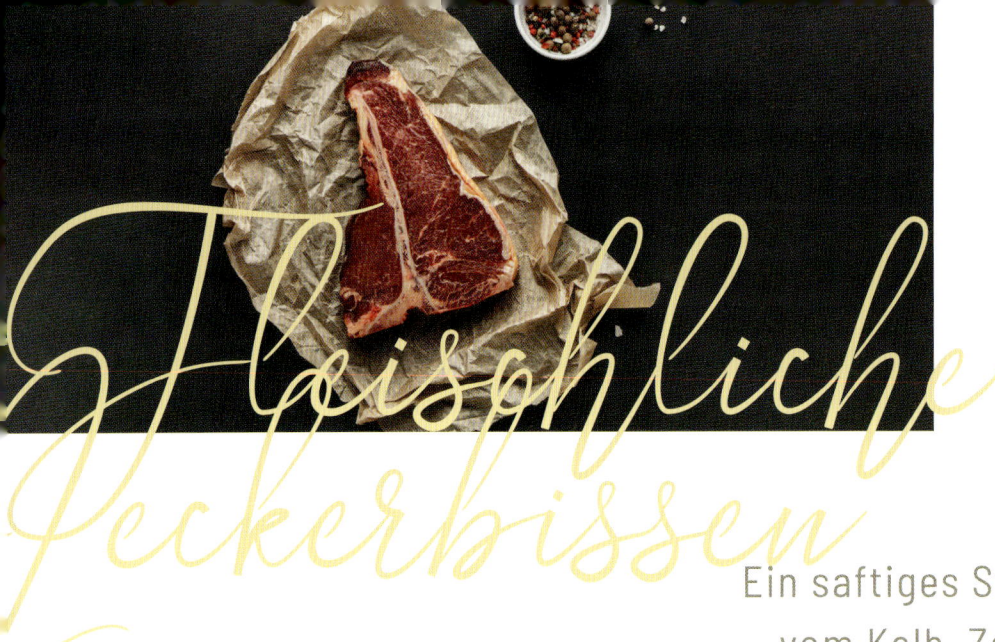

Fleischliche Leckerbissen

Ein saftiges Steak, ein Schnitzerl vom Kalb, Zartes vom Lamm? Mit hochwertigem Bio-Fleisch von grasgefütterten Tieren unterstützen Sie Ihren Organismus und beliefern Ihren Körper mit lebenswichtigen Inhaltsstoffen.

WIE SIE MIT FLEISCH UND FISCH IHREN SECHSTEN SINN ENTDECKEN.

Diese Rinder, Kälber und Lämmer vertreten sich tagein, tagaus auf den Hügeln und Weiden ihre Hufe, fressen sich an Sommerwiesen satt und mampfen im Winter getrocknetes Heu. Das spürt man spätestens beim unnachahmlichen Geschmack. Das Fleisch enthält wertvolle Vitamine, Mineralstoffe, Aminosäuren und das Wichtigste: eine gesunde Fettsäuren-Komposition. Und das trägt einerseits zu idealen Cholesterinwerten bei, andererseits auch zu einer optimalen Gehirnfunktion.

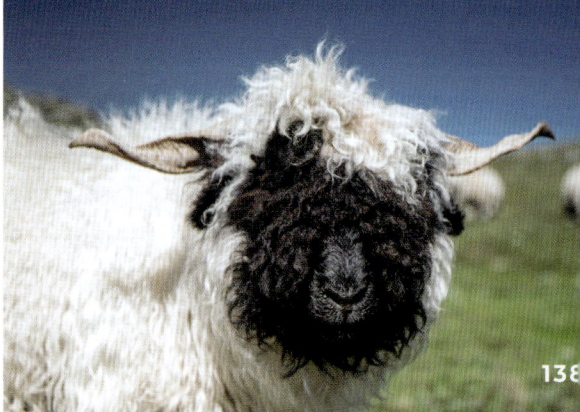

Oder fischen Sie sich einen Fisch! Egal ob Sie ihn selbst angeln oder vom Fischer oder Händler Ihres Vertrauens beziehen – Wildfang-Fisch gibt der Küche Charakter. Eine erlesene Köstlichkeit, die gelegentlich ihren Platz auf dem Teller finden kann.

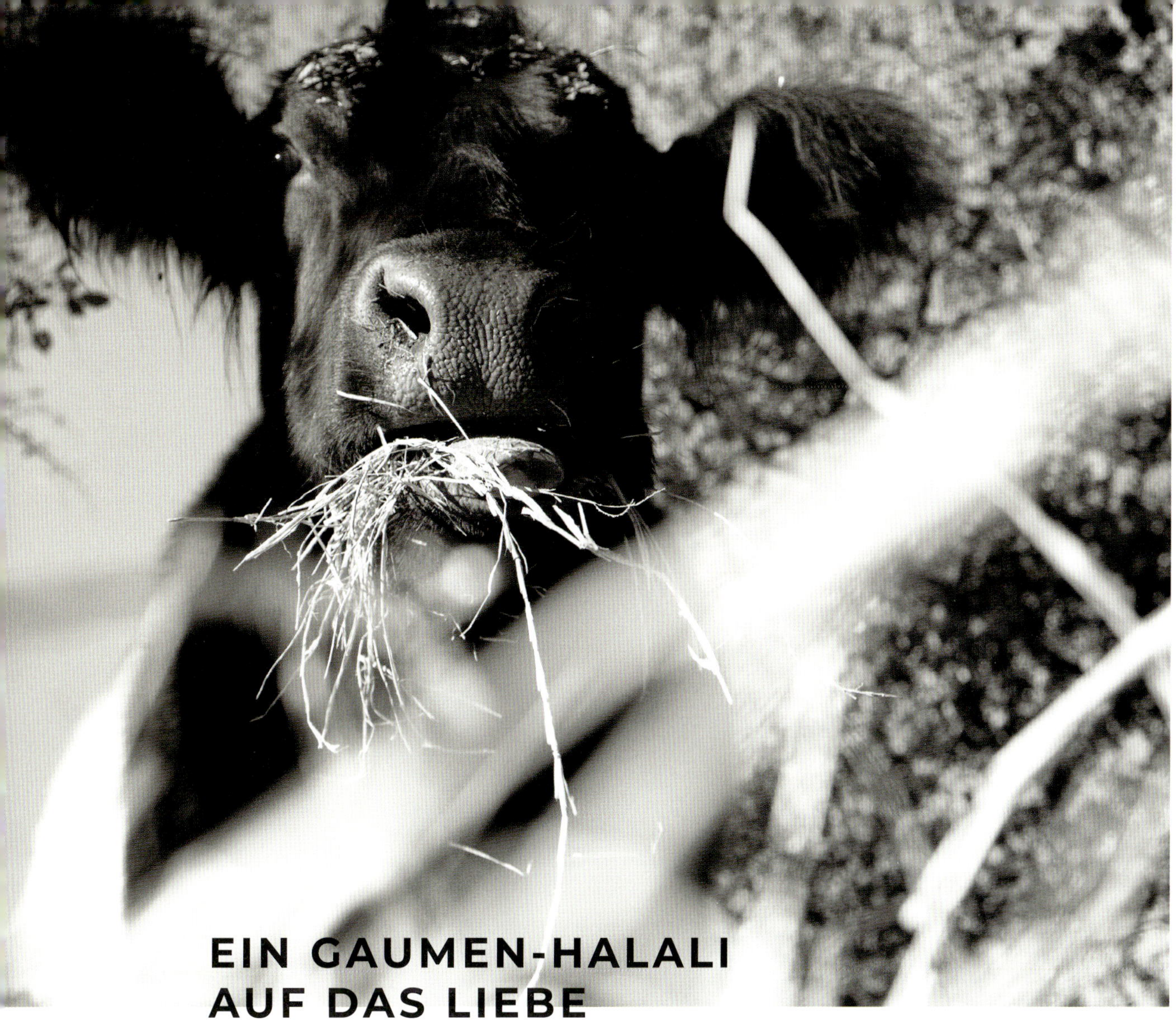

EIN GAUMEN-HALALI AUF DAS LIEBE WILDVIEH!

Ein feiner Rehrücken, ein zartes Hirschfilet ... Reh- und Rotwild, Hirsch oder Strauß ... sind nicht nur eine geschmackliche Bereicherung auf dem Speiseplan, sondern auch eine vitaminreiche. Durch ihre Vorliebe für nahrhafte Knospen und Kräuter hat das Fleisch eine besonders zartfasrige Struktur. Und ist zudem durch die spezielle Eiweißzusammensetzung leicht verdaulich.

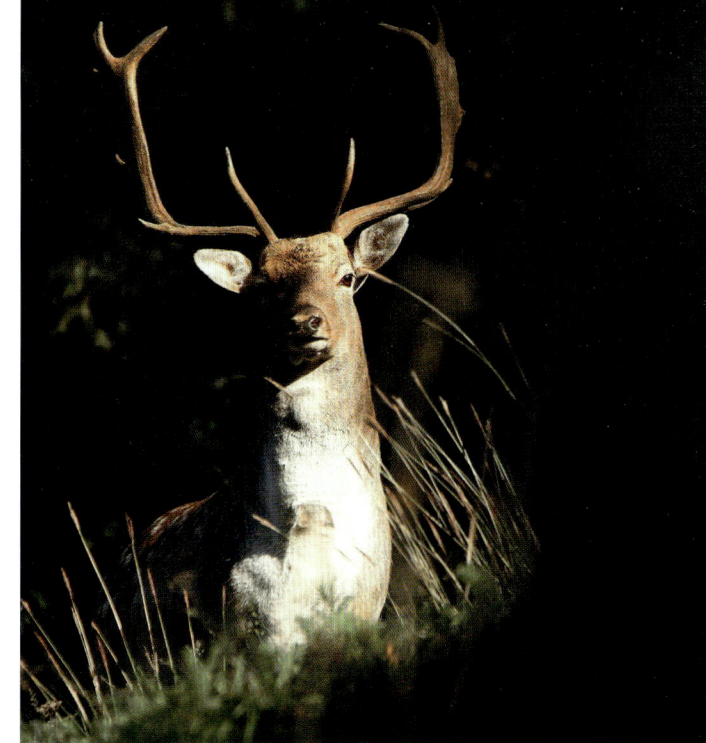

4 PORTIONEN

EINGEMACHTES KRAUT

/ NACH CANDUSSI

ZUTATEN

2 EL Suppenwürze
siehe Rezept Seite 50

200 g Rinderfaschiertes
200 g Kraut
2 EL Oregano und Majoran
200 g Schaftopfen
Ghee

ZUBEREITUNG

1 Ghee in einem Topf zerlassen und das Faschierte darin anbraten. Mit Suppenwürze abschmecken.

2 Kraut vom Strunk entfernen und in feine Streifen schneiden.

3 Fleisch mit Wasser aufgießen, das Kraut und den Topfen hinzufügen und gut vermengen. Mit Salz, Pfeffer und den Kräutern würzen und abschmecken.

4 Vor dem Servieren einmal kurz aufkochen lassen.

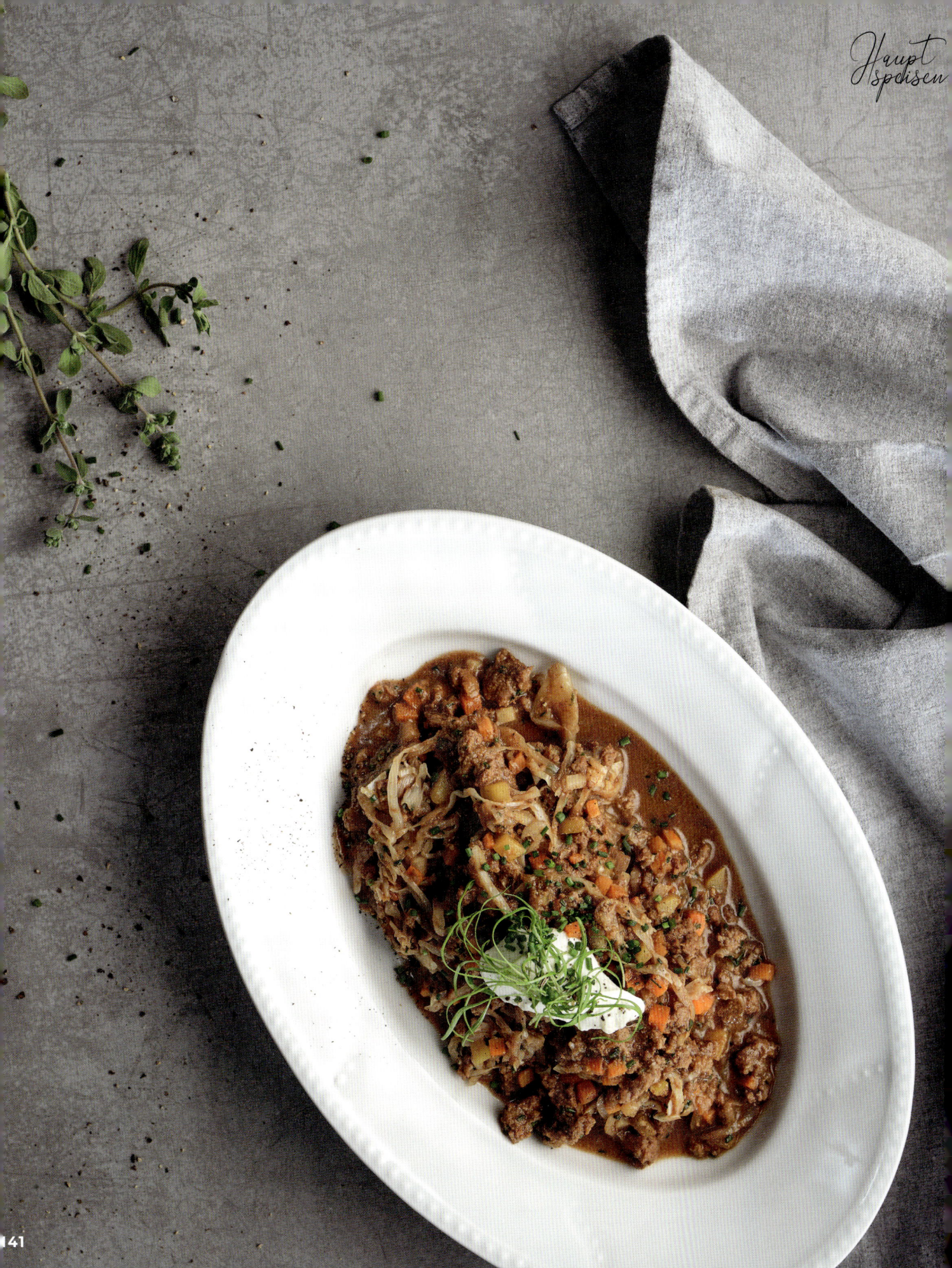

4 PORTIONEN

GESCHNETZELTES MIT SORGHUM

ZUTATEN

1 rote Zwiebel

1 EL Suppenwürze
siehe Rezept Seite 50

400 g Rindfleisch
100 g Sorghum, geschält

OPTIONAL

100 g Kokosjoghurt   Pfeilwurzelstärke
oder Schaftopfen

ZUBEREITUNG

1 Sorghum gut abspülen, abtropfen lassen, im Druckkochtopf mit der doppelten Menge Wasser kurz aufkochen, dann auf niedriger Stufe etwa 20 Minuten ziehen lassen.

2 Zwiebel schälen, klein hacken, in einem Topf mit heißem Ghee anschwitzen und mit Suppenwürze abschmecken.

3 Fleisch in mundgerechte Stücke schneiden, zugeben und kurz anbraten. Wasser und nach Belieben Joghurt oder Topfen zugeben.

4 Wenn eine dickere Sauce gewünscht ist, kann man sie mit ein wenig Pfeilwurzelstärke binden.

❝ AUCH FASCHIERTES EIGNET SICH HERVORRAGEND FÜR DIESE ZUBEREITUNGSART.

> Für ein extra cremiges Risotto den Sorghum zum Schluss vorsichtig unterheben.

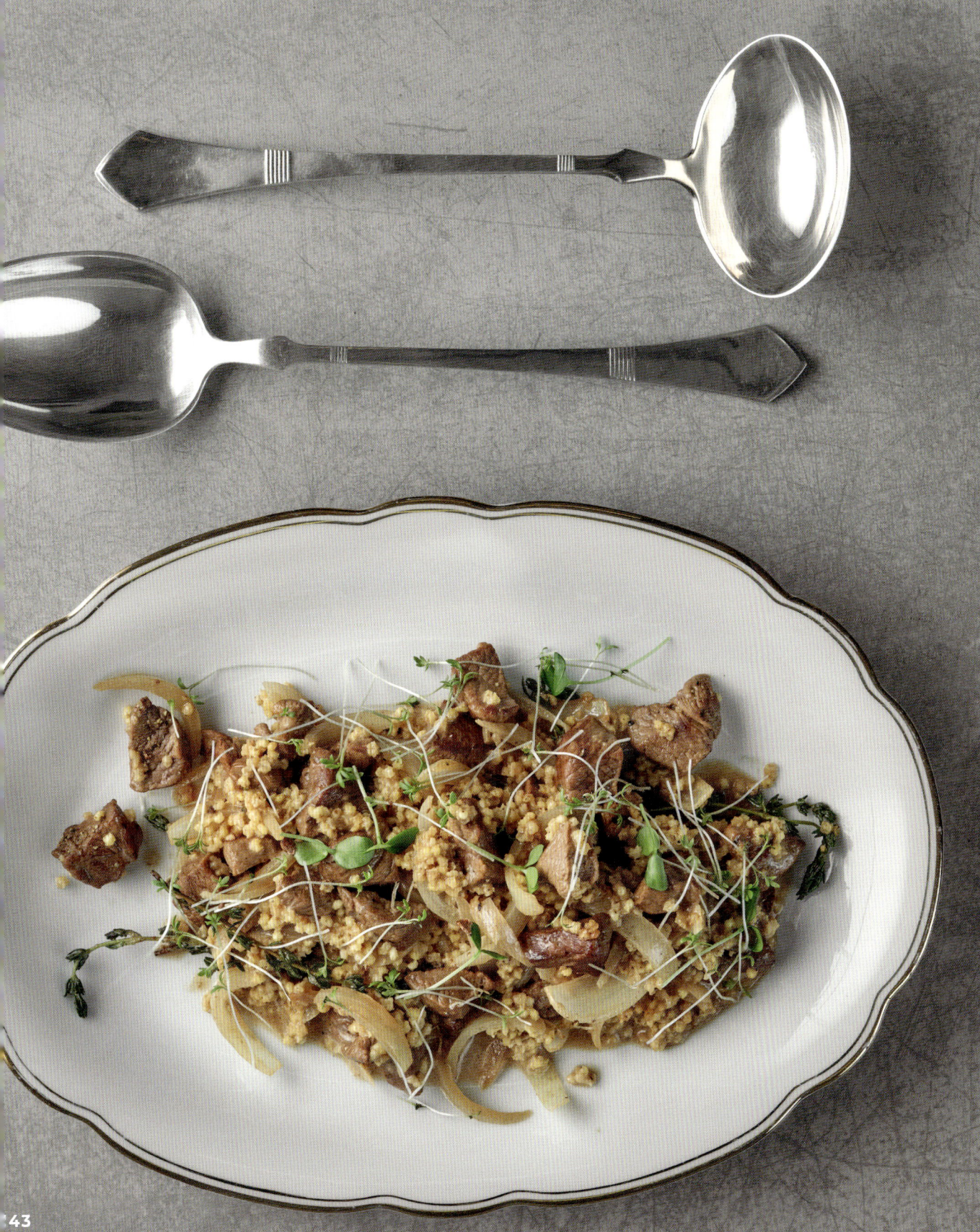

Hauptspeisen

4 PORTIONEN

ZWIEBEL ROSTBRATEN

ZUTATEN

4 Stk. Rostbraten à 120 g
oder Beiried

Prise Salz
Prise Pfeffer
4 EL Ghee

SAUCE
100 ml Rindsuppe
siehe Rezept Seite 50

Prise Salz
Prise schwarzer Pfeffer
1 EL Senf
1 TL Schaftopfen

RÖSTZWIEBEL
2 Zwiebeln
30 g TOBIO Helle Bio Backmischung
1 TL Ghee

ZUBEREITUNG

1 Die Rindsuppe laut Rezept zubereiten.

2 Das Fleisch waschen, trocken tupfen, mit dem Fleischklopfer (flache Seite) klopfen und mit Salz und Pfeffer würzen.

3 Danach die geklopften Rostbratenstücke in einer Pfanne mit heißem Ghee auf beiden Seiten etwa 3 bis 4 Minuten scharf anbraten. Das Fleisch aus der Pfanne nehmen und zugedeckt warm stellen.

4 Für die Sauce das Bratenfett mit ein wenig Suppe ablöschen, einen Schuss Essig und Senf einrühren und mit Salz und Pfeffer würzen. Zusätzlich kann man die Sauce noch ein wenig mit Mehl oder Topfen binden.

5 Danach die Zwiebeln schälen, in sehr dünne Ringe oder blättrig schneiden. Zwiebelringe in Mehl wenden, dann in einer Pfanne mit ordentlich Ghee goldbraun braten. Auf Küchenpapier abtropfen lassen.

6 Das Fleisch auf Tellern anrichten, mit der Sauce begießen und mit den Röstzwiebeln großzügig bestreuen.

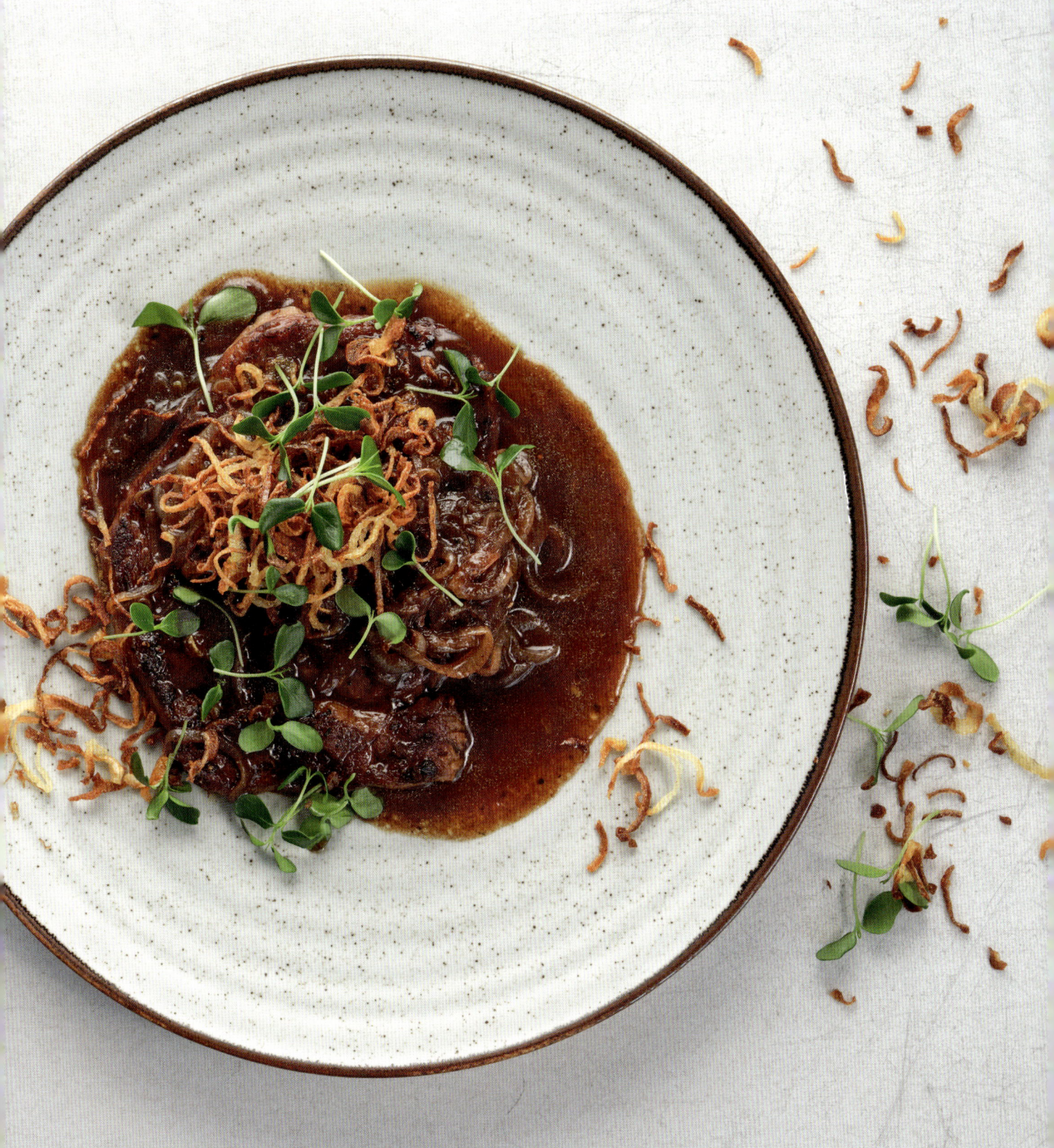

Hauptspeisen

4 PORTIONEN

GULASCH

ZUTATEN

500 g Zwiebeln
500 g Rindfleisch, fettreich
1 Lorbeerblatt
Wacholderbeeren

Suppenwürze
siehe Rezept Seite 50

Ghee
2 EL Majoran
2 EL Kümmel
Pfefferkörner
Salz

OPTIONAL

1 EL TOBIO   1 Karotte und
Helle Bio Backmischung   1 Scheibe Sellerie
oder Pfeilwurzelstärke   klein geschnitten

ZUBEREITUNG

1 Zwiebeln schälen, in Ringe schneiden und mit reichlich Ghee in einem Topf glasig leicht braun anschwitzen.

2 Fleisch in etwa 1 bis 2 cm große Stücke schneiden und mitanrösten.

3 Die restlichen Zutaten – außer Salz – dazugeben und ein paar Stunden köcheln lassen, bis sich die Zwiebeln fast vollständig aufgelöst haben und das Fleisch weich ist.

4 Mit Salz und Pfeffer abschmecken und nach Belieben etwas eindicken.

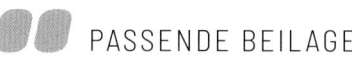 PASSENDE BEILAGEN:
SAUERKRAUT, BROKKOLI ODER KARFIOL AUS DEM OFEN, SORGHUM ODER HIRSE GEKOCHT, SPÄTZLE, SIEHE REZEPT SEITE 104 …

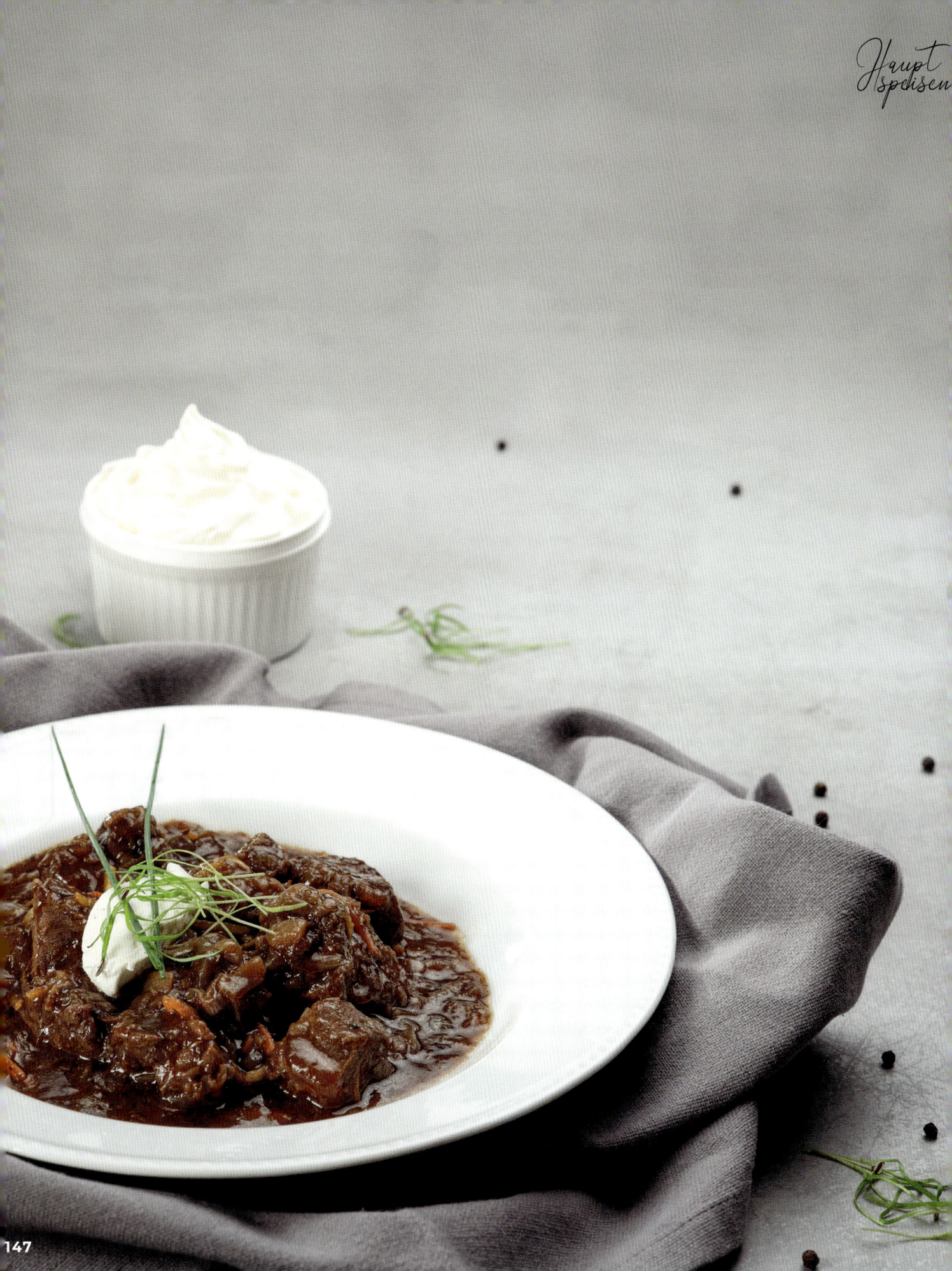

Hauptspeisen

4 PORTIONEN

FASCHIERTE LAIBCHEN

ZUTATEN

600 g Rinderfaschiertes
ideal mit hohem Fettanteil > 20 %

5 Wachteleier
1 Zwiebel, fein gehackt
2 EL Petersilie, fein gehackt
Salz
Pfeffer
Majoran

200 g Ghee
oder Rindertalg

OPTIONAL

TOBIO Brösel
siehe Bezugsquelle Seite 44

ZUBEREITUNG

1. Zwiebel schälen und fein schneiden. Petersilie waschen, Blätter abzupfen und fein hacken.

2. Zwiebel, Petersilie und Eier mit dem Faschierten in einer Rührschüssel gut vermengen. Anschließend mit Salz, Pfeffer und Majoran würzen und etwa eine Stunde ziehen lassen.

3. Danach aus der Masse Laibchen formen, nach Belieben noch in Semmelbröseln wenden.

4. Ghee in einer Pfanne zerlassen und die Laibchen darin auf beiden Seiten knusprig braten. Alternativ kann man die Laibchen auch im vorgeheizten Backrohr bei 170 °C Ober-/Unterhitze 45 Minuten backen.

„ ÜBRIG GEBLIEBENE LAIBCHEN EIGNEN SICH AUCH ALS BURGER-PATTIES. AM BESTEN GLEICH ETWAS MEHR MASSE ZUBEREITEN. SO IST FÜR DEN NÄCHSTEN TAG VORGESORGT.

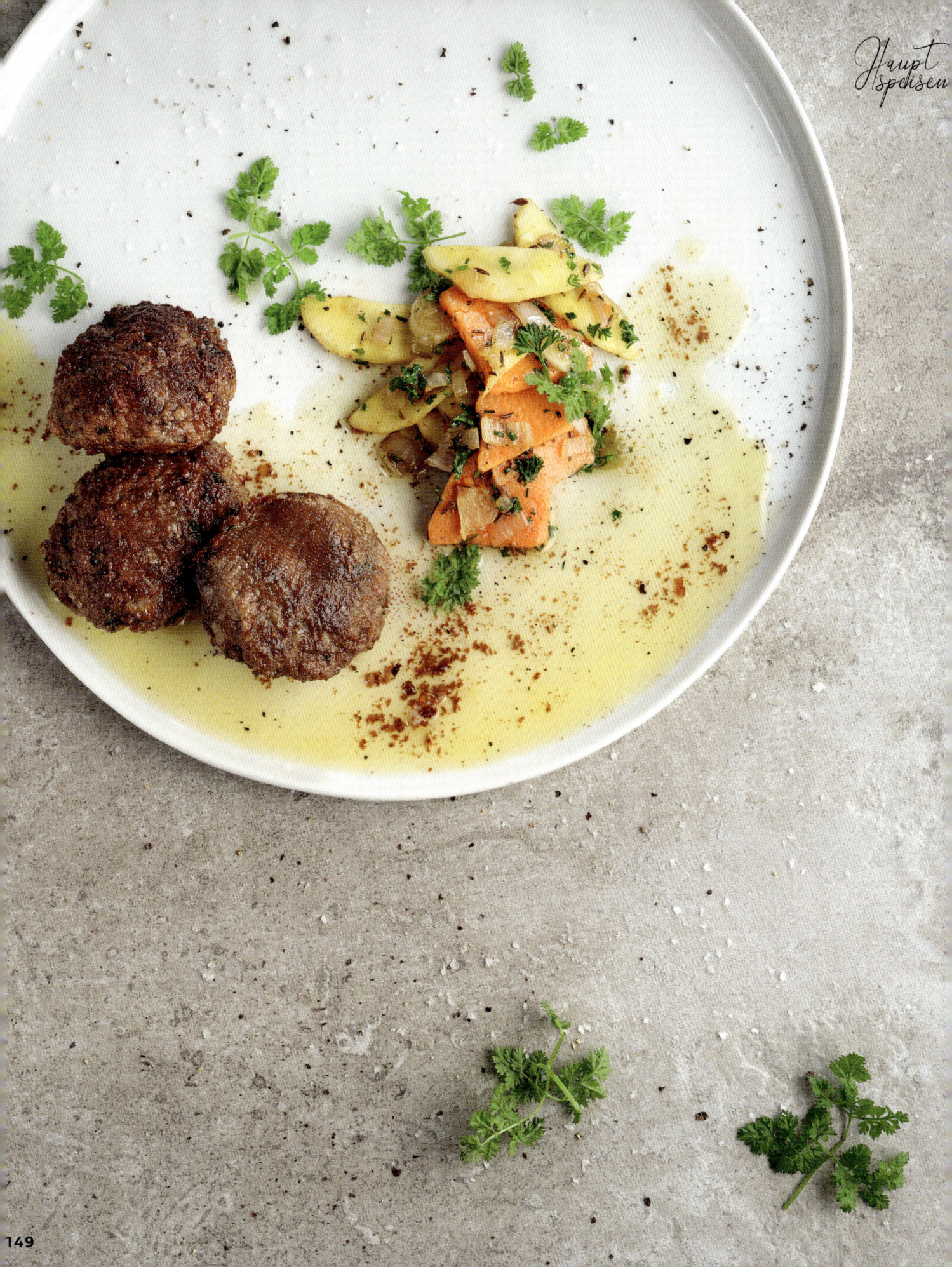

Hauptspeisen

4 PORTIONEN

SCHNITTZEL WIENER ART

ZUTATEN

4 Stk. Rinderschnitzel
Prise Salz
150 g TOBIO Helle Bio Backmischung
10 Wachteleier

300 g TOBIO Brösel
siehe Bezugsquelle Seite 44

200 g Ghee
oder Rindertalg

1 Zitrone
oder Limette

ZUBEREITUNG

1 Schnitzel in etwa 8 mm dicke Scheiben schneiden, weich klopfen und beidseitig leicht salzen. Eier aufschlagen und verquirlen. Das Fleisch panieren: zuerst in Mehl wenden, abklopfen, durch die Eier ziehen und in den Bröseln wenden.

2 Reichlich Ghee in einer Pfanne stark erhitzen – etwa 2 Finger hoch. Die Schnitzel darin backen. Während des Backens die Pfanne ein wenig rütteln, damit die Schnitzel gleichmäßig goldbraun werden.

3 Die Schnitzel herausheben und auf Küchenpapier abtropfen lassen.

4 Die Zitrone waschen, in Spalten schneiden und die fertigen Wiener Schnitzel damit garnieren.

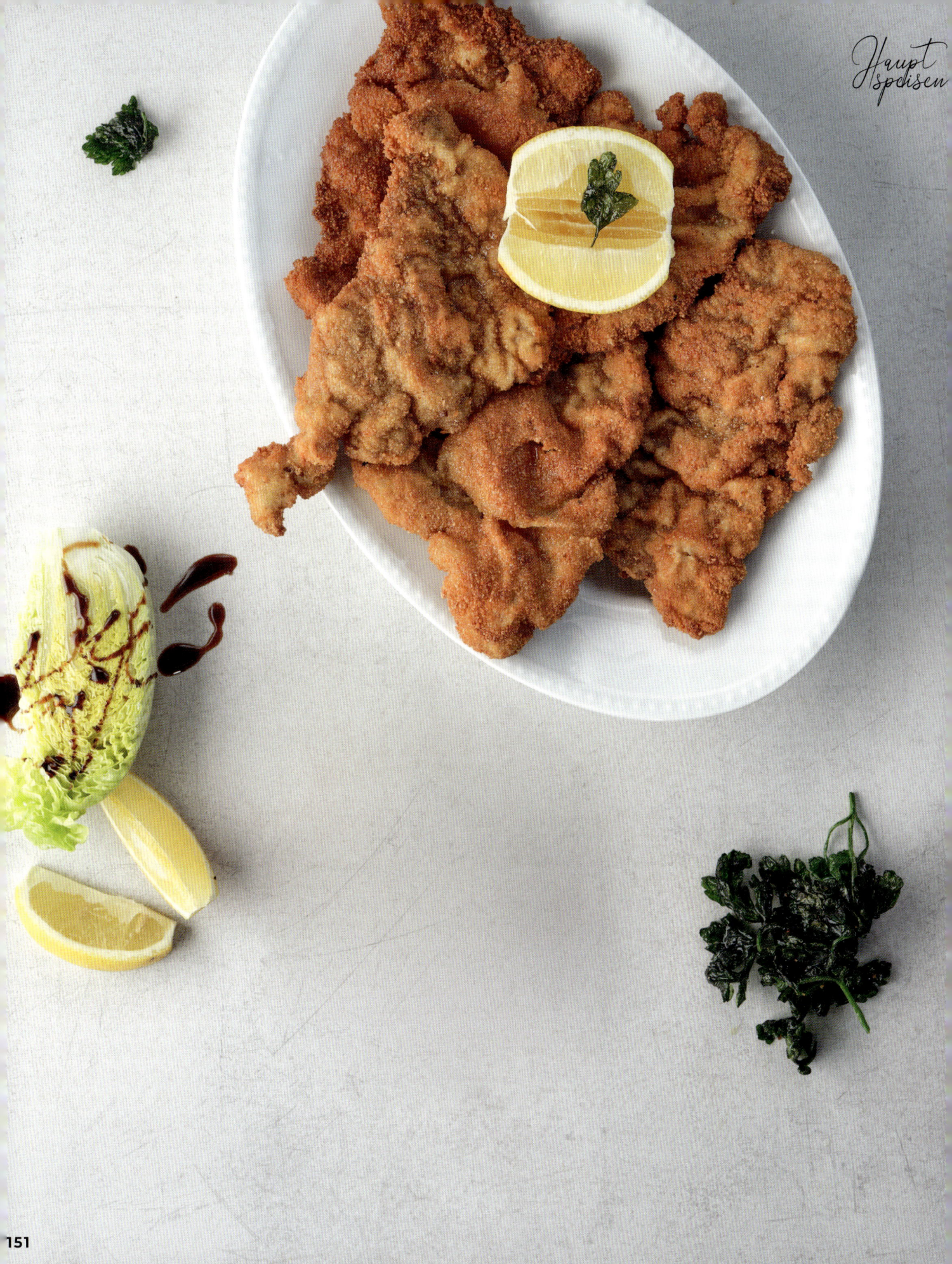

4 PORTIONEN

LAMM BRATEN

ZUTATEN

4 EL Ghee
1 kg Lammrücken
alternativ: Rinderbraten, Wild

5 Knoblauchzehen

4 EL Kräuter
Thymian, Majoran

1 TL Salz
1 Bund Suppengrün

100 ml Weißwein
oder Wasser mit einem Schuss Balsamico

ZUBEREITUNG

1. Das Backrohr auf 200 °C Ober-/Unterhitze vorheizen.

2. Knoblauch schälen, Kräuter waschen, abzupfen und alles klein hacken. Danach mit Ghee zu einer Marinade vermengen.

3. Den Lammrücken salzen und mit der Knoblauch-Ghee-Marinade bestreichen. In einer Pfanne von allen Seiten leicht anbraten.

4. Suppengrün waschen, schälen und klein schneiden.

5. Das zerkleinerte Suppengrün in einem Bräter in erhitztem Ghee leicht anschwitzen, mit Wein oder Essigwasser ablöschen. Das Lammfleisch hineinlegen und im vorgeheizten Backrohr etwa 40 Minuten braten. Öfter mit Bratensaft übergießen.

6. Das Fleisch danach herausnehmen und den Gemüserückstand pürieren. Wenn die Konsistenz zu dick ist, mit einem Schuss Wasser oder Wein aufgießen. Den fertigen Lammbraten mit der Sauce übergießen und heiß servieren.

> AUCH FLEISCH VOM RIND ODER WILD EIGNET SICH HERVORRAGEND FÜR DIESE ZUBEREITUNGSART.

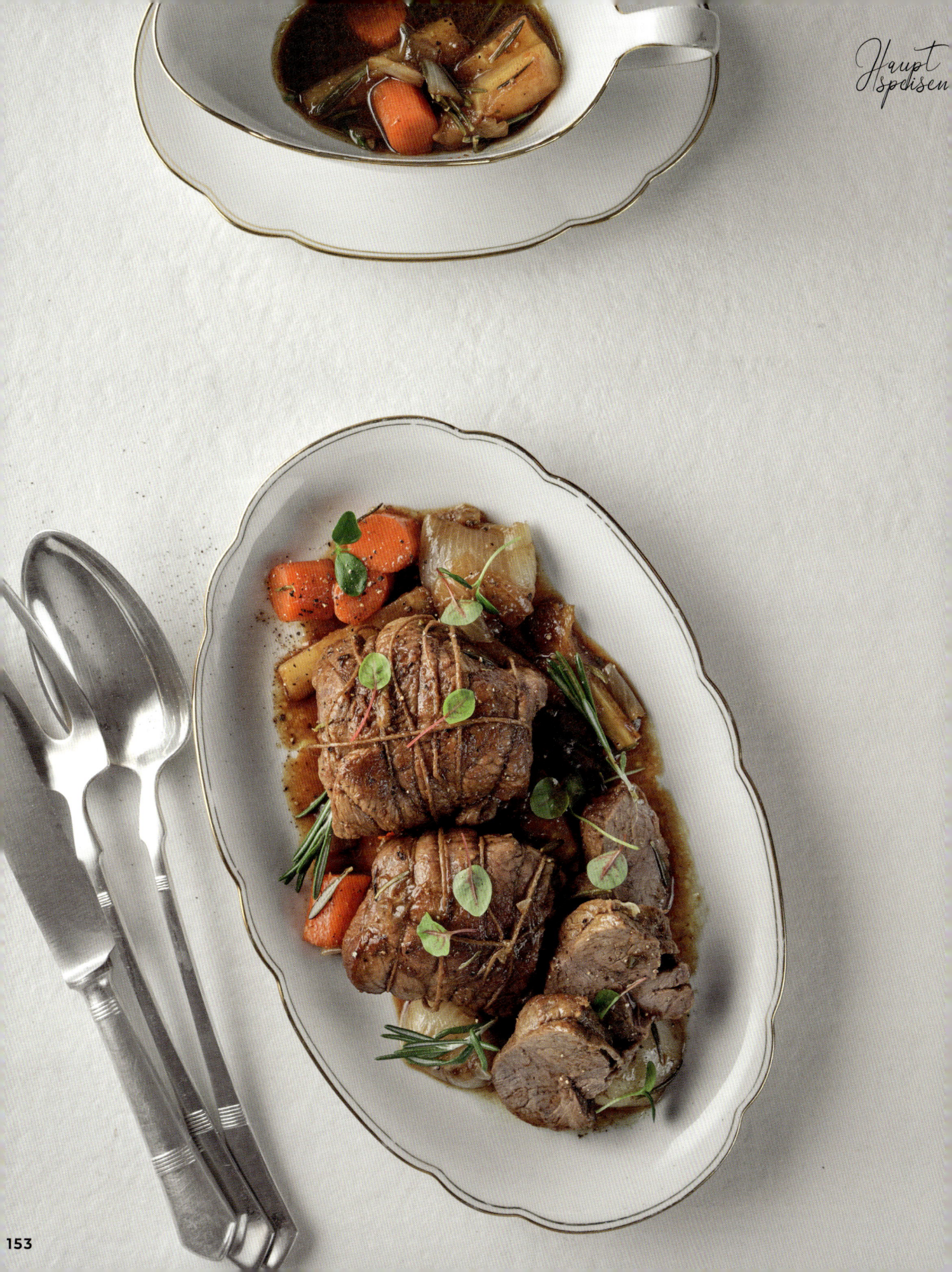

GRILL ABEND

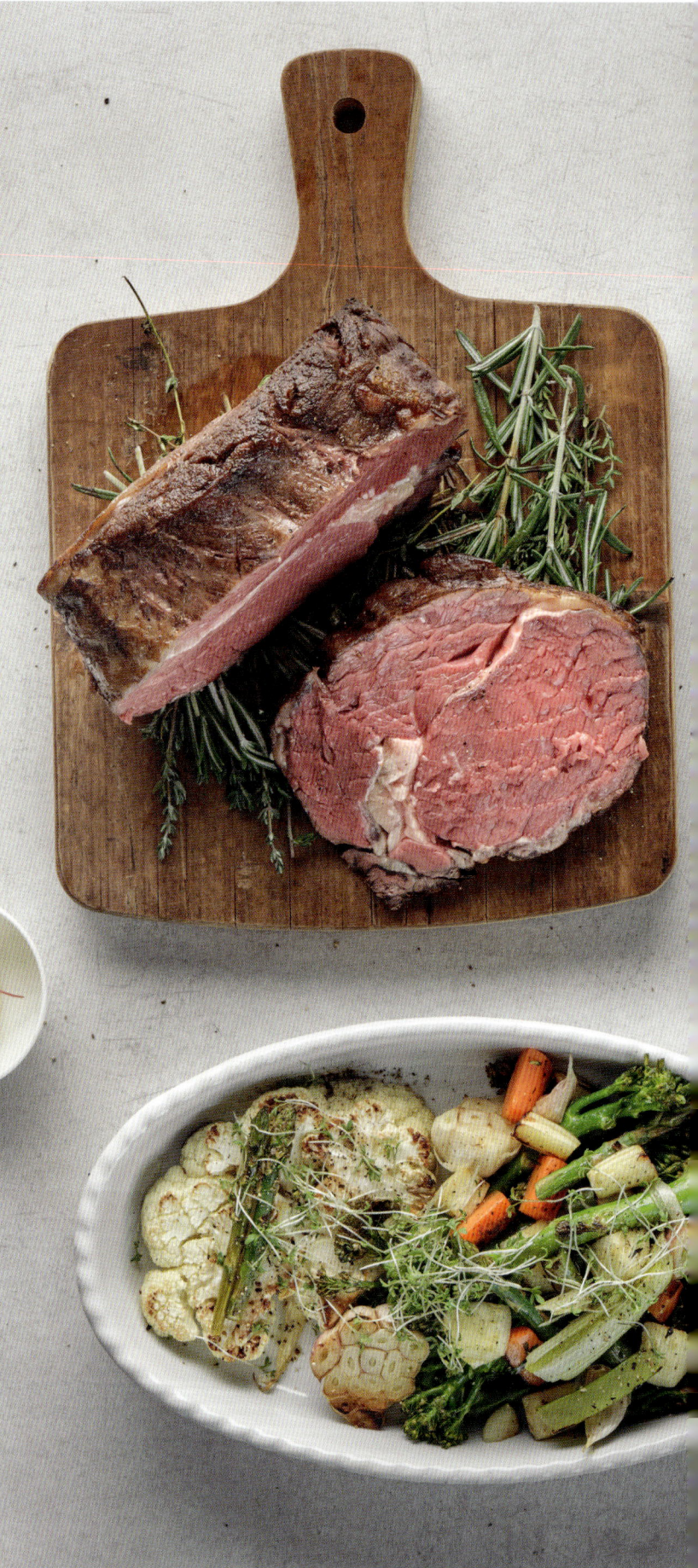

ZUTATEN

FLEISCH
Rind, Lamm, Bison,
Wasserbüffel, Wagyu
100 % gras- bzw. heugefüttert

BEILAGEN
Ofen-Süßkartoffel
mit Speck, Sauerrahm, Kräutern ...

Feta
Gebackener Feta
Schaf-Grillkäse
Schafkäse im Speckmantel
Zwiebel-Gemüse-Spieße
Karfiol-Steaks
Karfiol-Hummus

Ofengemüse
Brokkoli, Karfiol, Spargel ...

Salate
Süßkartoffel-Chips
TOBIO Knoblauch-Brot

Schafjoghurt-Kräuter-Dip
Schnittlauch, Petersilie, Knoblauch, Zwiebel, Majoran

Kräuter-Ghee-Knoblauchbutter

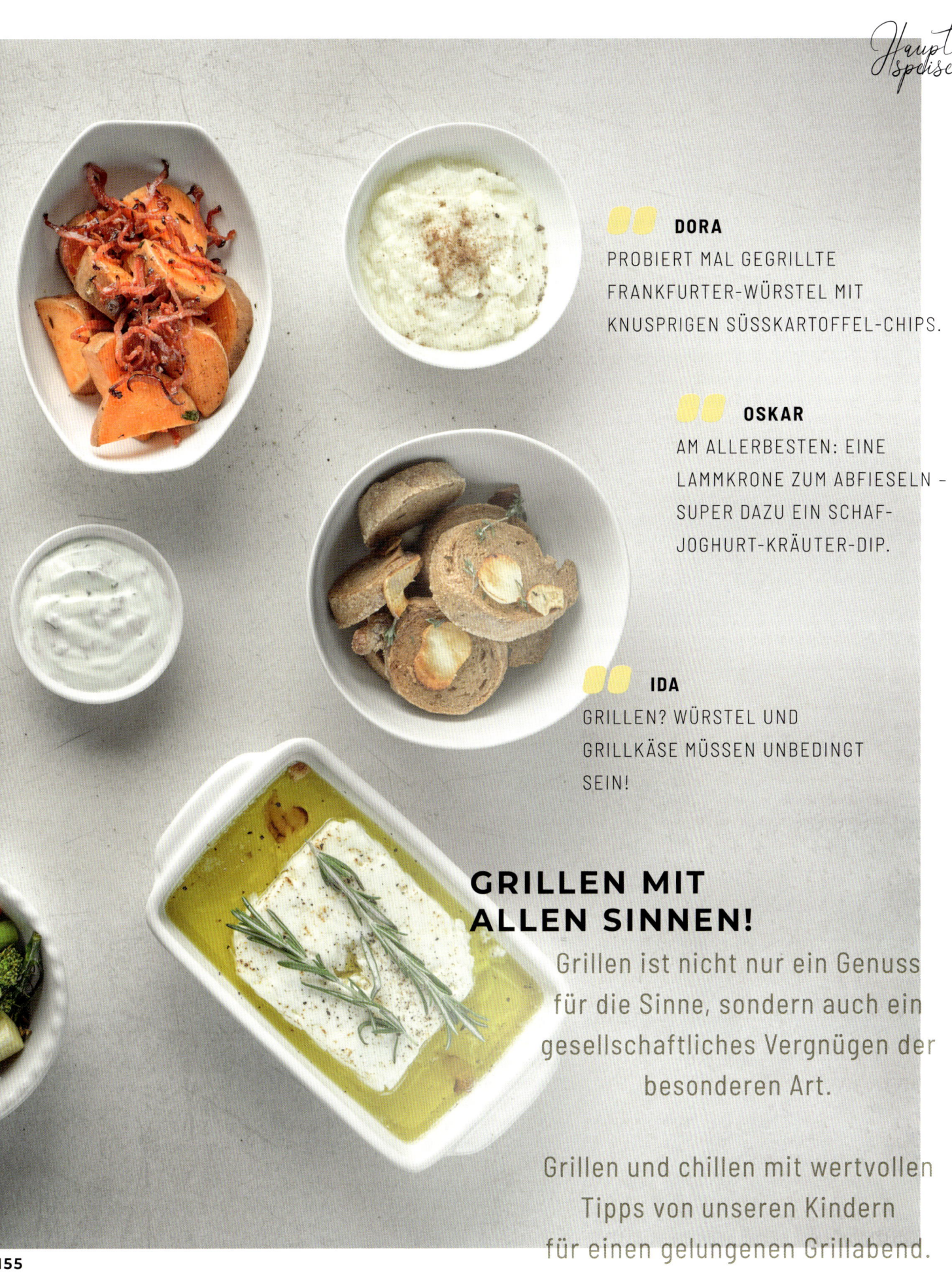

Hauptspeisen

> **DORA**
> PROBIERT MAL GEGRILLTE FRANKFURTER-WÜRSTEL MIT KNUSPRIGEN SÜSSKARTOFFEL-CHIPS.

> **OSKAR**
> AM ALLERBESTEN: EINE LAMMKRONE ZUM ABFIESELN – SUPER DAZU EIN SCHAF-JOGHURT-KRÄUTER-DIP.

> **IDA**
> GRILLEN? WÜRSTEL UND GRILLKÄSE MÜSSEN UNBEDINGT SEIN!

GRILLEN MIT ALLEN SINNEN!

Grillen ist nicht nur ein Genuss für die Sinne, sondern auch ein gesellschaftliches Vergnügen der besonderen Art.

Grillen und chillen mit wertvollen Tipps von unseren Kindern für einen gelungenen Grillabend.

RACLETTE ABEND

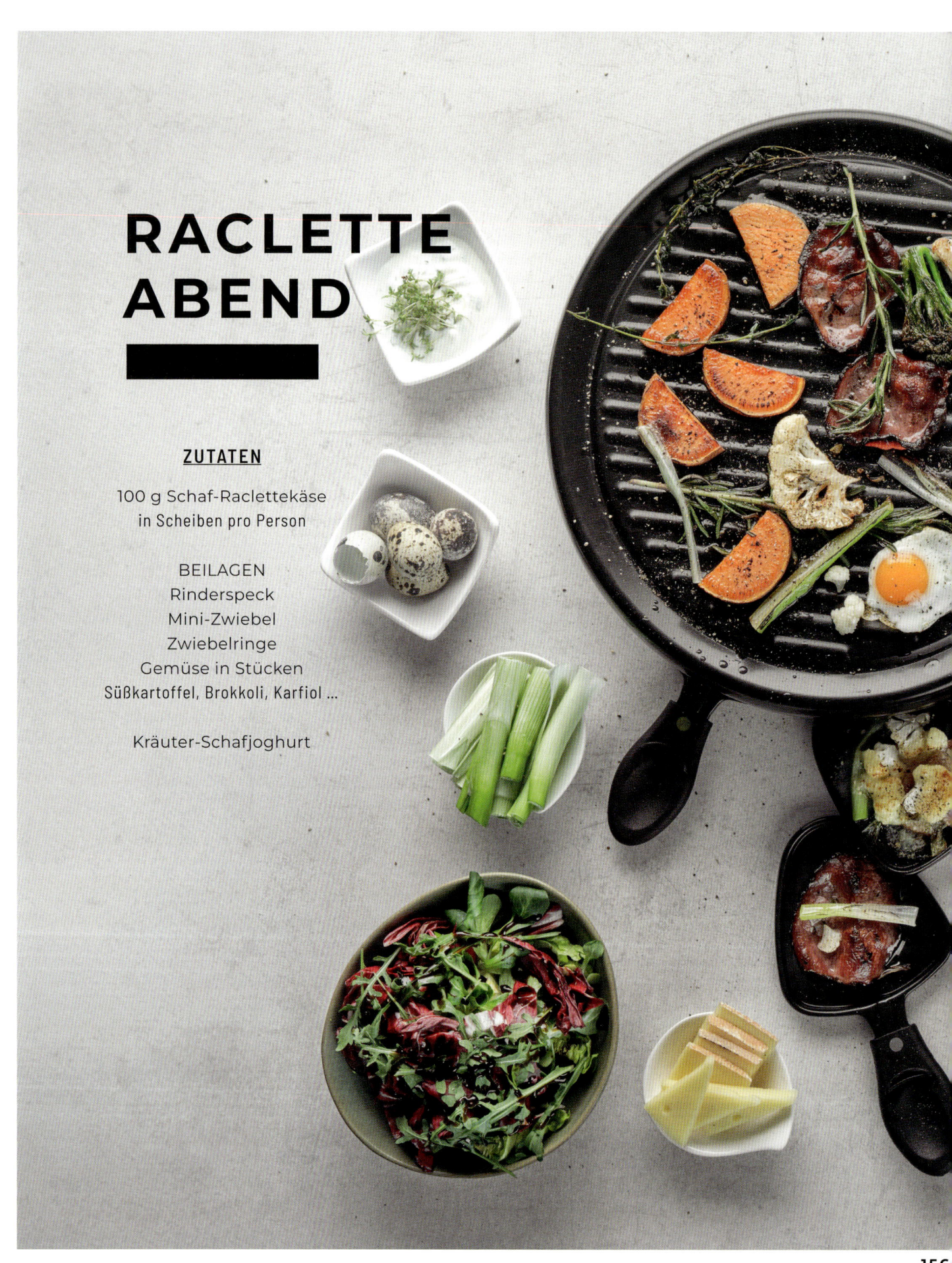

ZUTATEN

100 g Schaf-Raclettekäse
in Scheiben pro Person

BEILAGEN
Rinderspeck
Mini-Zwiebel
Zwiebelringe
Gemüse in Stücken
Süßkartoffel, Brokkoli, Karfiol …

Kräuter-Schafjoghurt

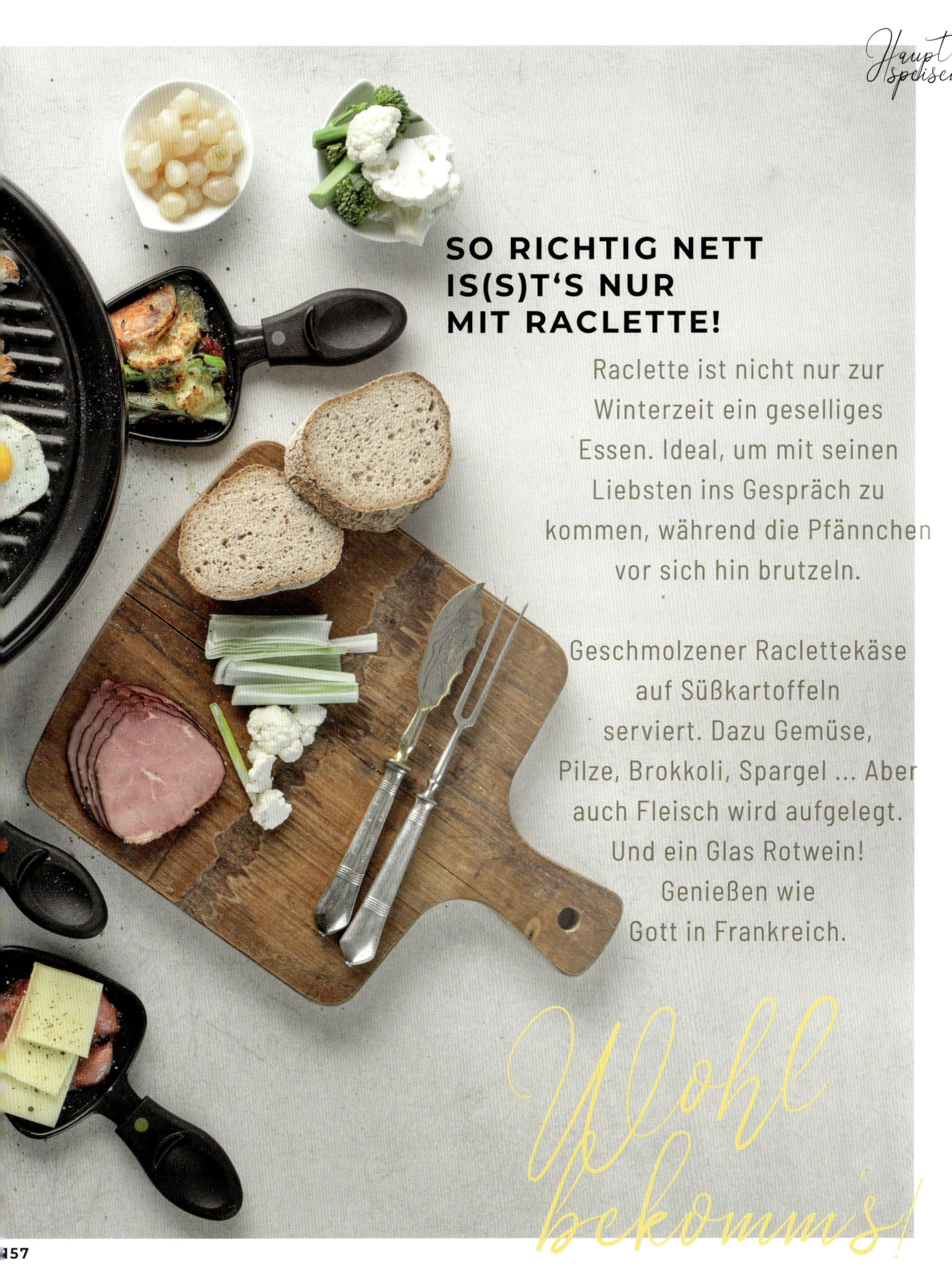

Hauptspeisen

SO RICHTIG NETT IS(S)T'S NUR MIT RACLETTE!

Raclette ist nicht nur zur Winterzeit ein geselliges Essen. Ideal, um mit seinen Liebsten ins Gespräch zu kommen, während die Pfännchen vor sich hin brutzeln.

Geschmolzener Raclettekäse auf Süßkartoffeln serviert. Dazu Gemüse, Pilze, Brokkoli, Spargel ... Aber auch Fleisch wird aufgelegt. Und ein Glas Rotwein! Genießen wie Gott in Frankreich.

Wohl bekomm's!

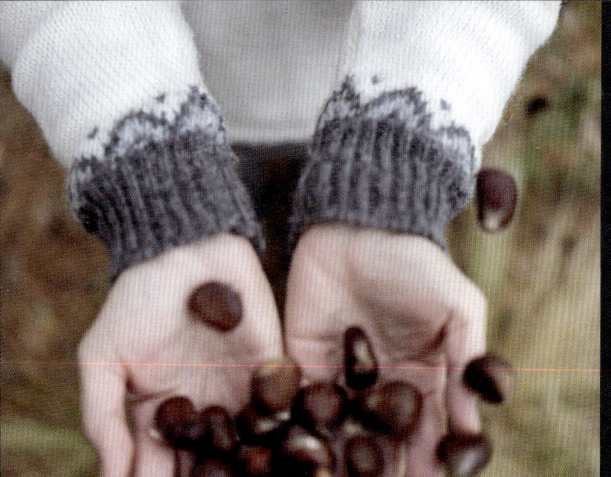
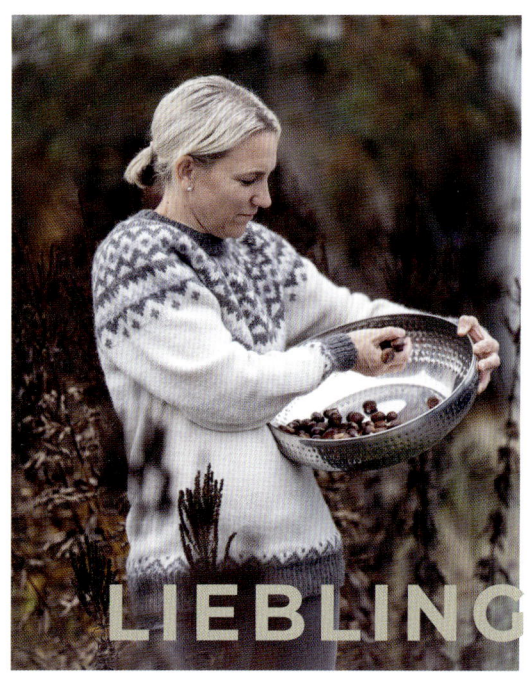

LIEBLINGSMENSCHEN, LIEBLINGSZEITEN, LIEBLINGSSTIMMUNG, LIEBLINGSPLÄTZE, LIEBLINGSSORTEN,

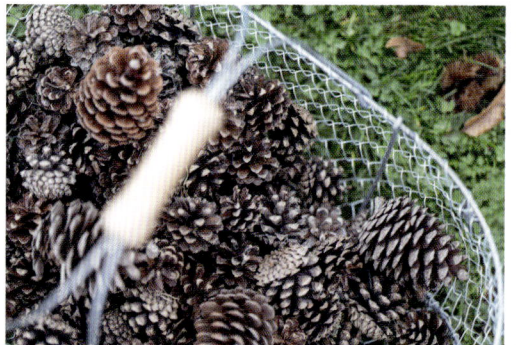

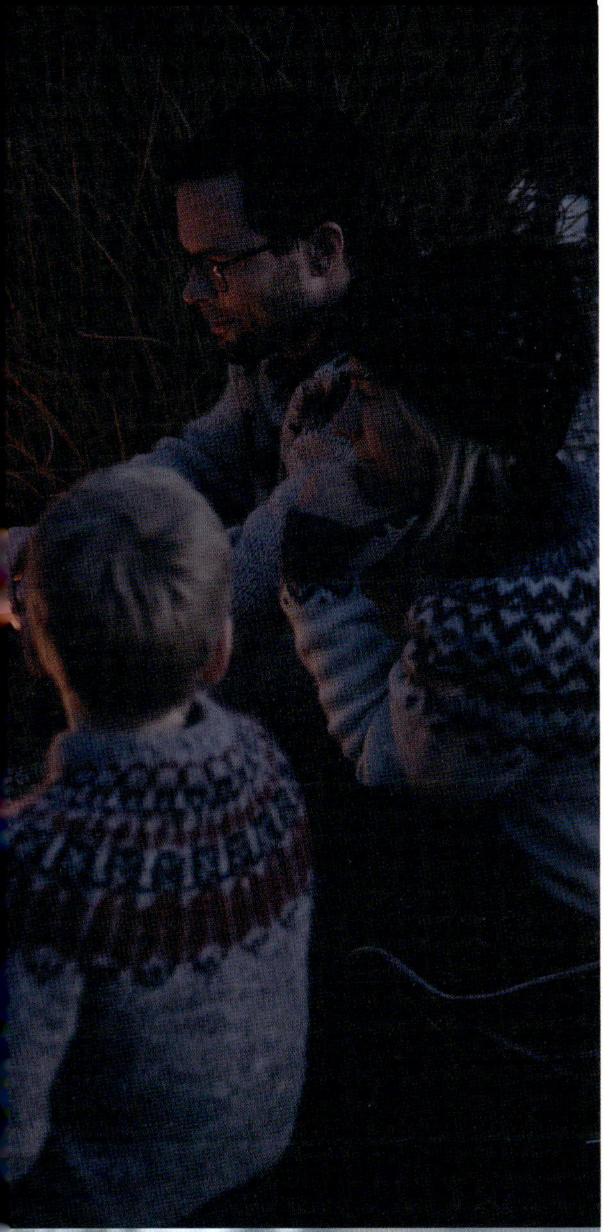

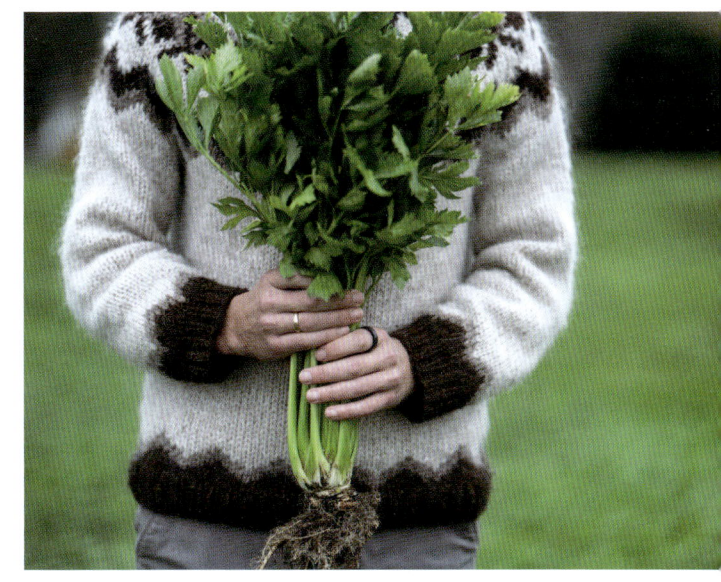
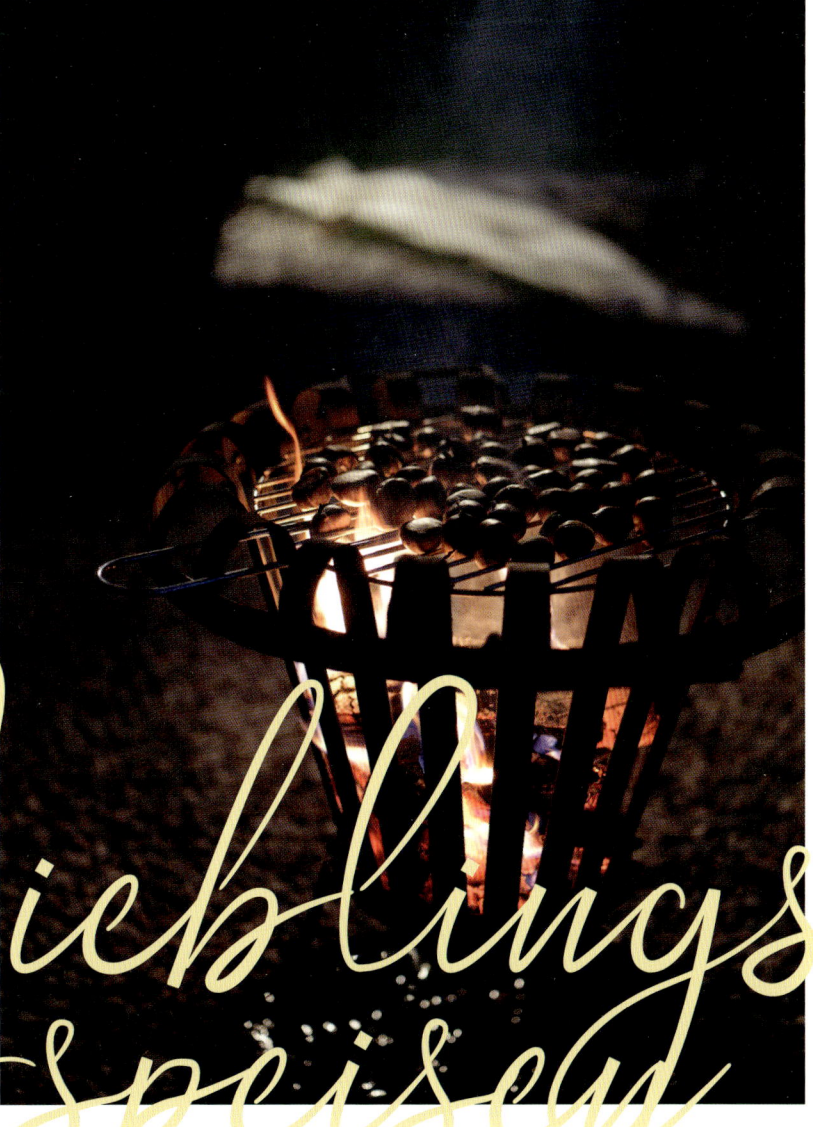

Lieblingsspeisen

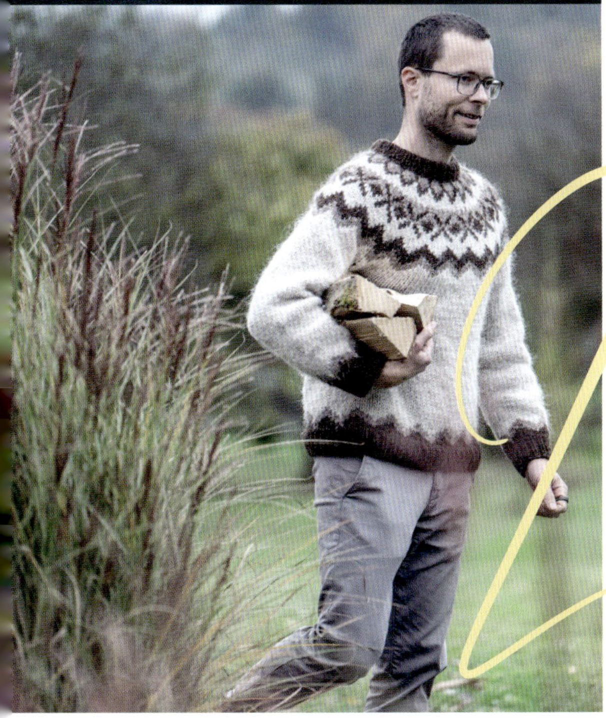

Statement

EINE TÜR IN EINE NEUE DIMENSION

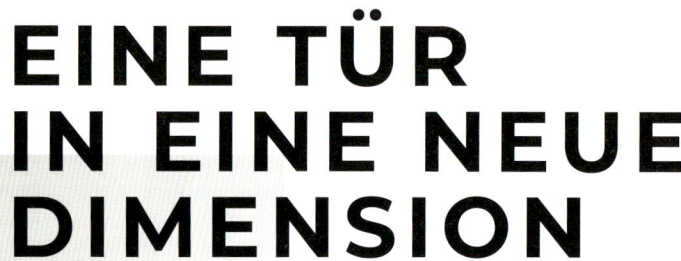

KARIN STUMPFL, EHEFRAU

UNHEILBAR KRANK!

Diese Botschaft hat mir die Luft geraubt. Sie hat mir aber auch – so verrückt es klingen mag – Energie gegeben. Diese Botschaft hat unsere Familie zusammengeschweißt, uns gestärkt und dank lektinfreier Ernährung eine Tür in eine neue Dimension geöffnet. Dafür bin ich dankbar.

Übrigens: Durch unsere 6 Sinne Küche habe ich auch viel über mich selbst gelernt. Es ist ein neues Leben. Und als wunderbaren Nebeneffekt habe ich auch mein Wohlfühlgewicht erreicht, das ich mit den vielseitigen Rezepten mühelos halten kann.

Desserts

EINLADUNG ZU EINEM AROMA-TANGO FÜR DEN GAUMEN.

❝ SIE VERZÜCKEN, SIE ÜBERRASCHEN DURCH GESCHMACKSVIELFALT UND SIE VERFÜHREN DURCH FANTASIEVOLLE TEXTUREN.

SIE SIND GLÜCKBRINGER FÜR DEN GAUMEN UND FÜR DIE SEELE. LOS GEHT´S!

SCHNEEWITTCHEN TORTE

ZUTATEN

BODEN
15 Wachteleier
100 g Allulose*
250 g Schaftopfen
2 EL Kokosmehl
1 TL Vanille
Prise Salz
1 Pkg. Weinstein-Backpulver
2 EL Schafbutter

WEISSE CREME
300 g Schaftopfen
oder Schaf-Ricotta

300 g Schafsauerrahm
Schuss Zitronensaft
Prise Salz
Zitronenschale, gerieben
150 ml Schafmilch
2 TL Agar Agar
50 g Allulose*
40 g Schafbutter

ROTE CREME
500 g dunkle Beeren
100 ml Wasser
2 TL Agar Agar
1 EL Allulose*

OPTIONAL FÜR DEN BODEN
150 g gemahlener Mohn für
den Schneewittcheneffekt

ZUBEREITUNG

1. Für den Boden Eier mit Allulose* in einer Rührschüssel vermischen, zerlassene Butter und Topfen dazugeben. Die restlichen Zutaten unterrühren und die fertige Masse in eine gefettete Tortenform füllen.

2. Bei 160 °C Ober-/Unterhitze etwa 45 Minuten backen. Danach auskühlen lassen und in der Form belassen.

3. Für die weiße Schicht Schafmilch, Allulose* und Agar Agar kurz in einem Topf aufkochen und etwa 5 Minuten bei mittlerer Hitze köcheln lassen. Dabei immer wieder umrühren.

4. Schaftopfen bzw. Ricotta, Sauerrahm, Zitrone und Salz dazugeben und kurz aufmixen. Auskühlen lassen, bis die Masse leicht andickt, dann vorsichtig auf den Tortenboden in der Form streichen. Torte kalt stellen, damit die Creme eindickt.

5. Die Beeren entsaften und das Fruchtfleisch mit 100 ml Wasser und, wenn süßer gewünscht, 1 EL Allulose* und Agar Agar aufkochen. Bei mittlerer Hitze kurz köcheln lassen, dabei gut rühren. Danach auskühlen lassen, bis die Masse einzudicken beginnt.

6. Auf die weiße Schicht der Torte gleichmäßig auftragen und anschließend für mindestens 2 Stunden kalt stellen.

Desserts

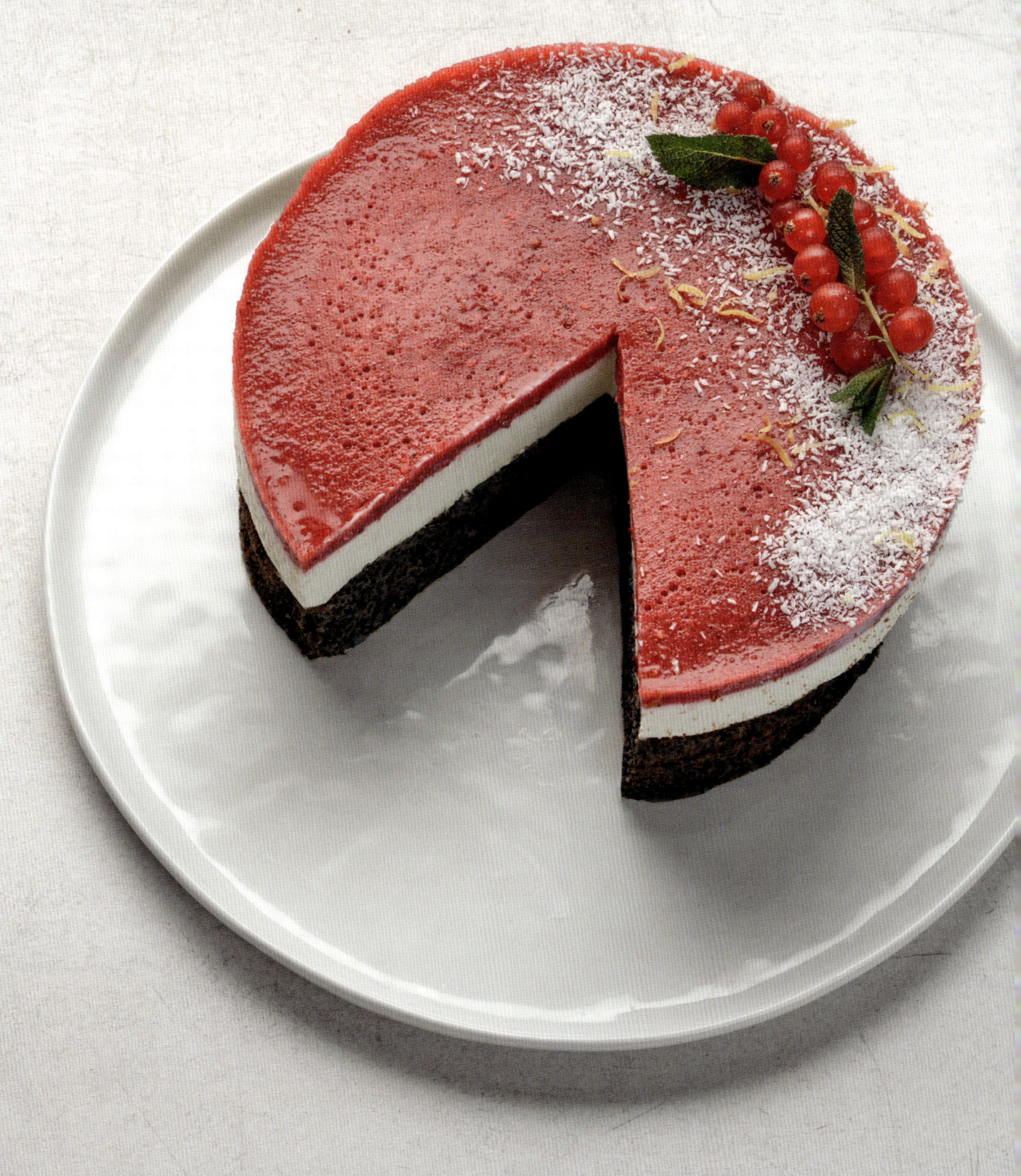

4 PORTIONEN

CRÉPES

ZUTATEN

4 EL Schafbutter
oder Ghee

½ TL Vanille
15 Wachteleier
115 g TOBIO Mehlspeisen Bio Backmischung
500 ml Schafmilch
Prise Salz
1 TL Allulose*

ZUBEREITUNG

1 Für die Crêpes zuerst die Backmischung, Schafmilch, Wachteleier, Vanille, Allulose* und Salz mit dem Schneebesen in einer Schüssel glatt rühren. Etwa 10 Minuten stehen lassen und danach nochmals gut durchrühren.

2 In einer Pfanne etwas Ghee erhitzen. Mit einem Schöpflöffel wenig Teig mittig in die heiße Pfanne geben. Die Pfanne dabei schwenken, sodass der Boden gleichmäßig dünn mit Teig bedeckt ist.

3 Mit dem Pfannenwender die Crêpes mehrmals wenden und von beiden Seiten goldgelb ausbacken.

❞ SCHMECKT KÖSTLICH MIT SELBST-GEMACHTEM BEERENMUS – SIEHE REZEPT SEITE 28.

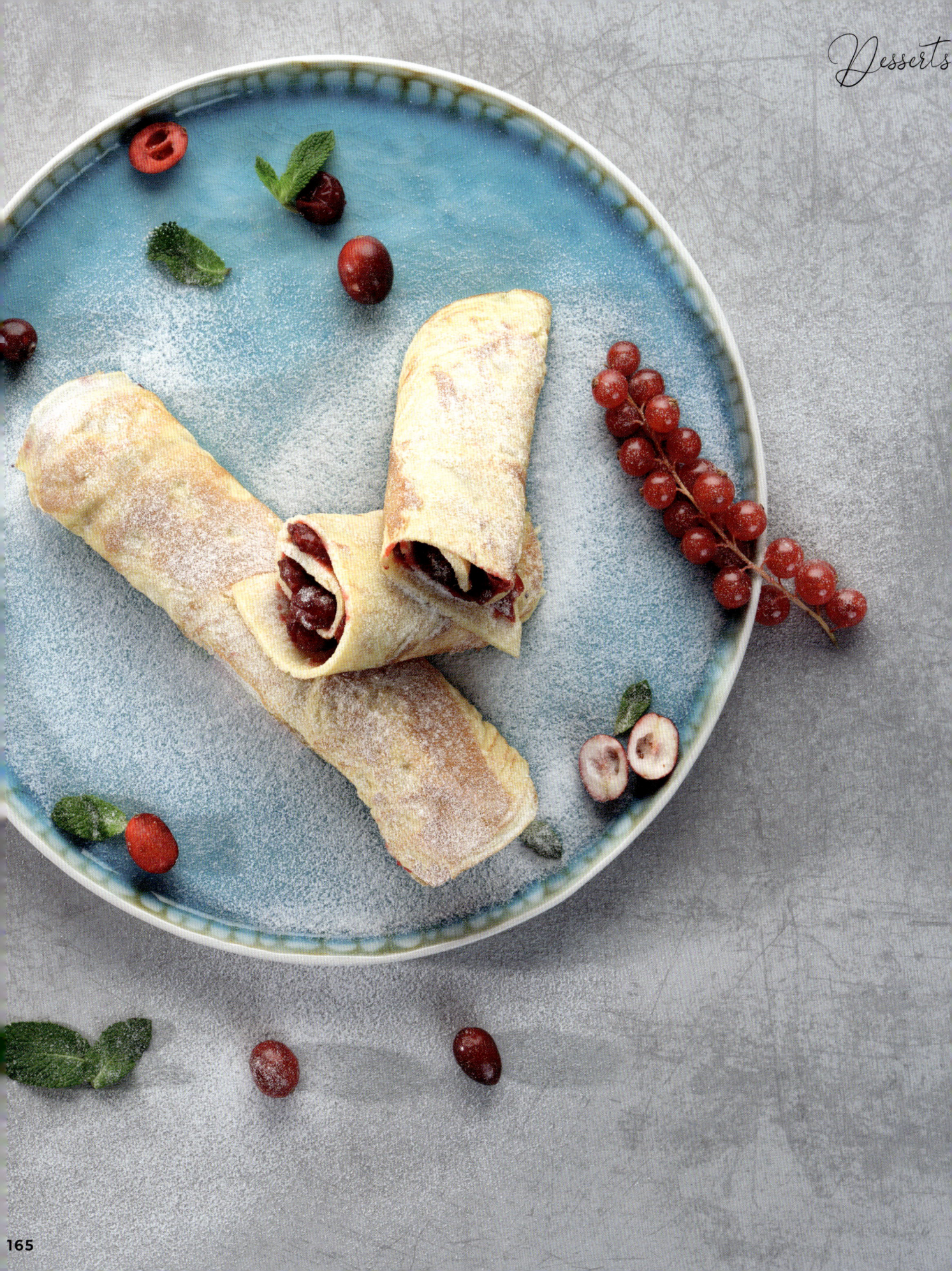

Desserts

KAISER SCHMARRN

ZUTATEN

250 ml Schafmilch
250 g TOBIO Mehlspeisen Bio Backmischung
20 Wachteleier
15 g Allulose*
Prise Salz
1 TL Vanille
1 Pkg. Weinstein-Backpulver

Ghee
oder Kokosfett

ZUBEREITUNG

1 Milch und Eier, Allulose*, Salz und Backpulver in einer Rührschüssel mixen. Die Mehlspeisen-Backmischung unterrühren.

2 Den Teig etwa 20 Minuten rasten lassen.

3 Ghee in einer Pfanne zerlassen und bei mittlerer Hitze den Teig in die Pfanne gießen.

4 Sobald dieser unten zu bräunen beginnt, in Stücke „zerreißen" und die Teile durch regelmäßiges Wenden auf allen Seiten etwas anbraten, bis ein fluffiger, goldbrauner Schmarrn entsteht. Vor dem Servieren mit Allulose* bestreuen.

Desserts

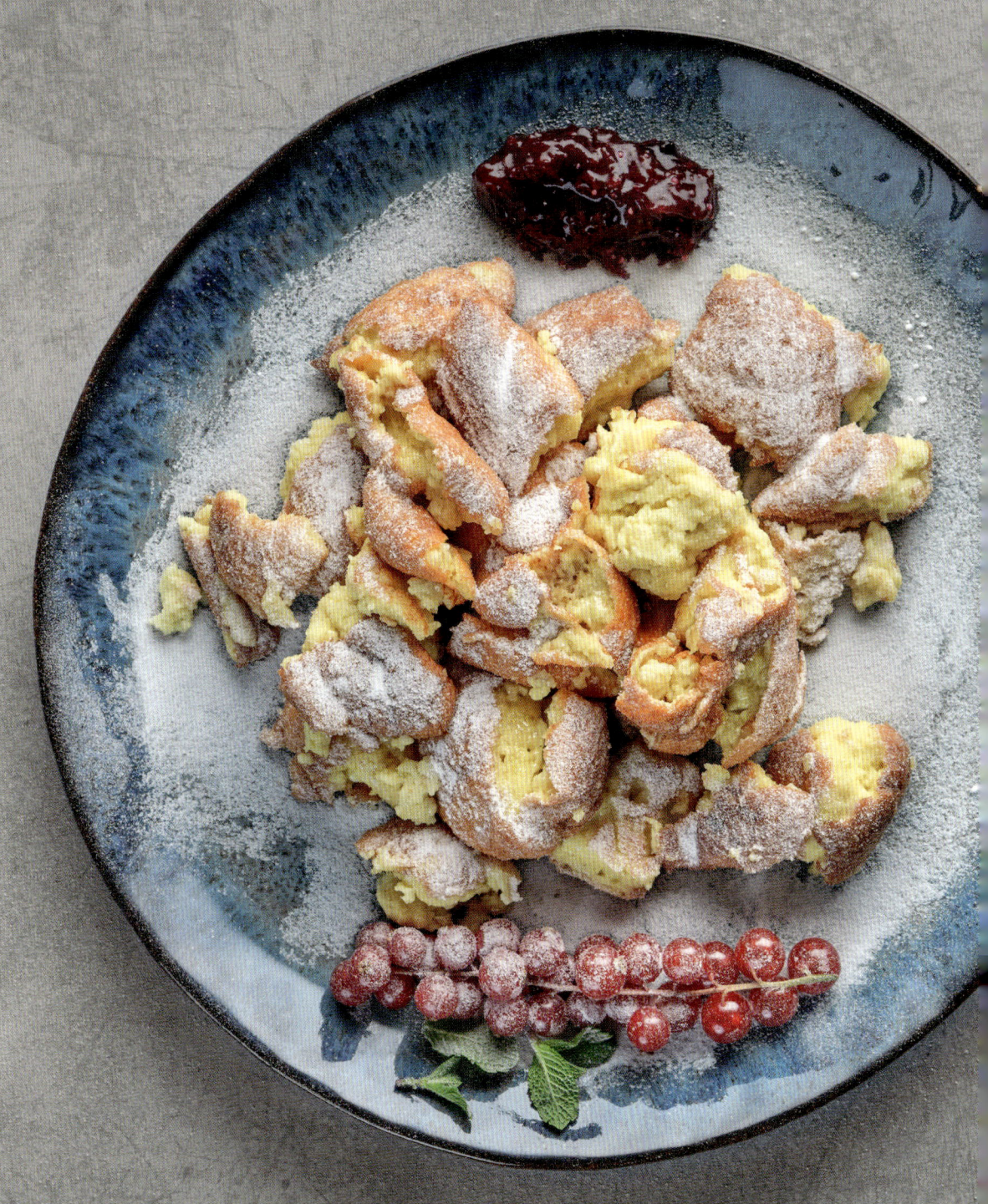

4 PORTIONEN

WAFFELN

ZUTATEN

180 g TOBIO Mehlspeisen Bio Backmischung
50 g Kokosmehl
30 g Pfeilwurzelstärke
2 TL Weinstein-Backpulver
Prise Salz
10 Wachteleier
100 g Ghee
360 ml Schafmilch
2 EL Allulose*
1 TL Vanille
Schuss Zitrone

ZUBEREITUNG

1 Die Backmischung, Pfeilwurzelstärke, Backpulver, Vanille, Allulose* und Salz miteinander vermengen.

2 Ghee in einem Topf zerlassen.

3 In einer eigenen Schüssel die Eier mit Allulose* schaumig schlagen. Zuerst Ghee, dann die Schafmilch unter die Eimasse rühren.

4 Im Anschluss mit den trockenen Zutaten vermengen.

5 Waffeleisen vorheizen und die Waffeln damit backen. Es empfiehlt sich, im Vergleich zu konventionellen Getreidewaffeln, eine höhere Temperatur oder eine längere Backzeit zu wählen.

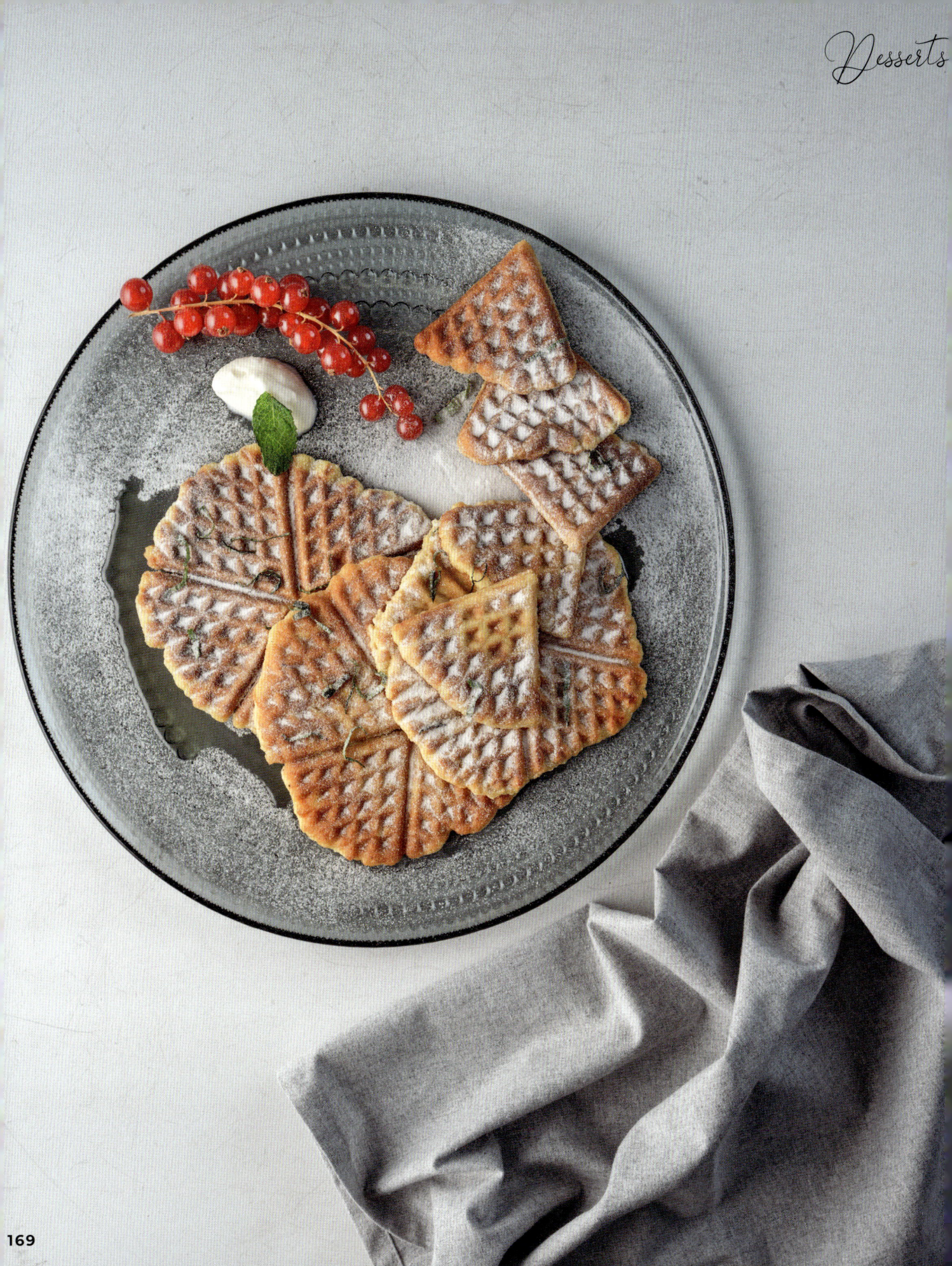

Desserts

4 PORTIONEN

EIS
▬▬▬▬▬▬

ZUTATEN

250 ml Kokossahne
alternativ: Schafjoghurt, Kokosjoghurt

15 Wachteleigelb
200 ml Schafmilch
60 g Allulose*
1 TL Vanille

OPTIONAL

40 g Bitterschokolade	dunkle Beeren
2 TL Rum	Nüsse

ZUBEREITUNG

1 Die Hälfte der Milch mit der Hälfte der Sahne in einen Topf gießen und erhitzen.

2 Danach die Dotter mit Allulose* und Vanille in einer Schüssel vermischen.

3 Die erhitzte Milch-Obers-Mischung unter andauerndem Rühren langsam in die Ei-Allulose*-Mischung gießen.

4 Die gesamte Masse zurück in den Topf füllen und unter Rühren langsam erhitzen, bis sie dicklich wird. Vom Herd nehmen und erkalten lassen.

5 In der Zwischenzeit die gewünschten Sorten vorbereiten: Schokolade zerkleinern und schmelzen, Beeren verarbeiten …

6 Danach mit der cremigen Obersmischung verrühren.

7 Die restliche Kokossahne schlagen und unterheben. Nun die Masse in einer Eismaschine etwa 30 – 40 Minuten gefrieren lassen.

8 Kurz bevor das Eis fest wird, nach Belieben Rum untermischen.

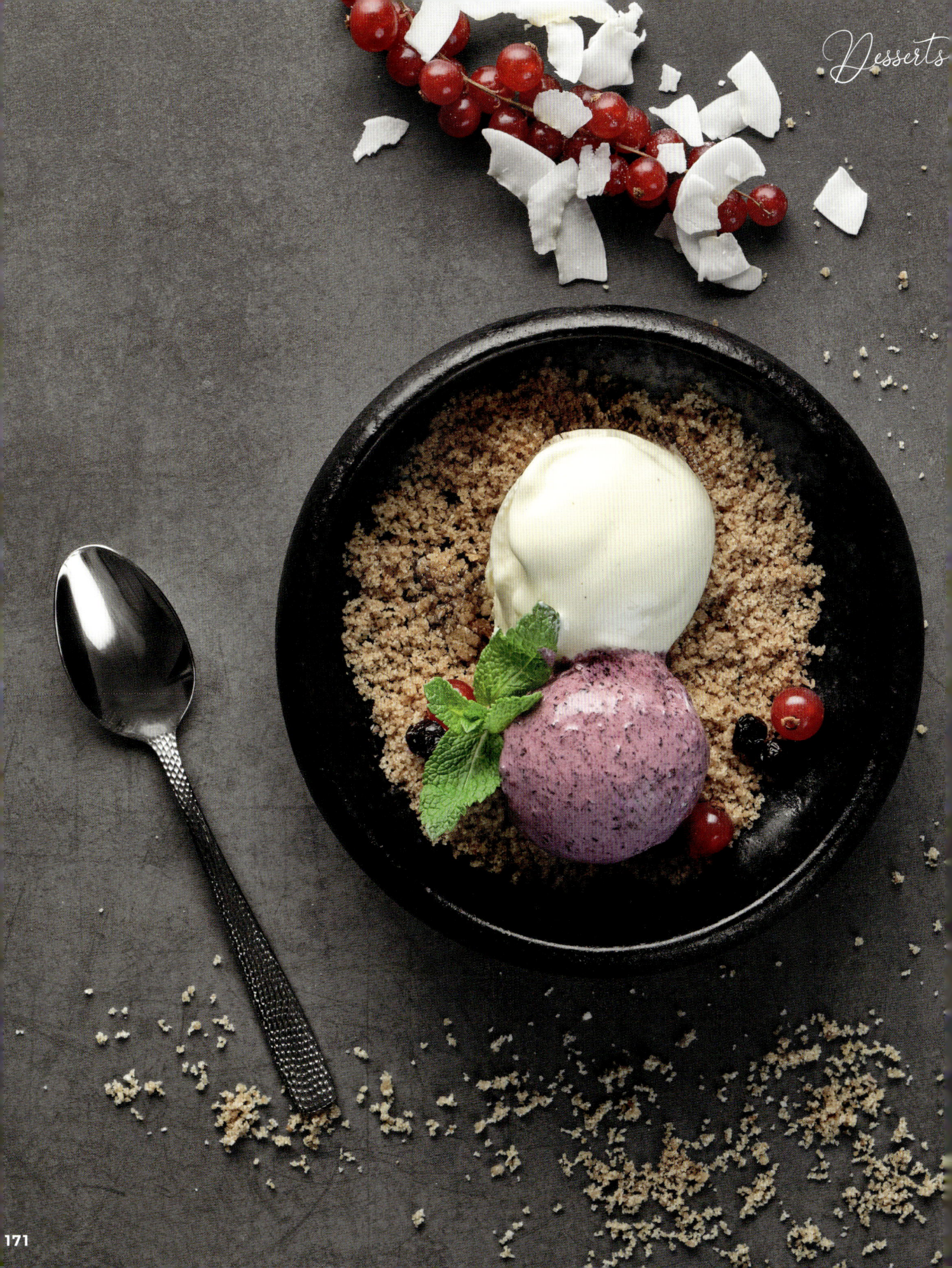

4 PORTIONEN

PANNA COTTA

ZUTATEN

250 ml Schafmilch
100 g Schafjoghurt
20 g Schafbutter
1 TL Agar Agar
20 g Allulose*
1 TL Vanille

ZUBEREITUNG

1 Milch mit Joghurt, Butter, Agar Agar, Allulose* und Vanille in einer Rührschüssel verquirlen.

2 In einem Topf unter ständigem Rühren kurz aufkochen lassen und etwa 5 Minuten auf Temperatur halten.

3 Danach in kleine Schalen füllen und kalt stellen, bis die Masse fest ist.

❝❝ ALS ANSPRECHENDE DEKORATION BIETEN SICH FRUCHTMUS AUS FRISCH GEPRESSTEN BEEREN UND KOKOSCHIPS AN.

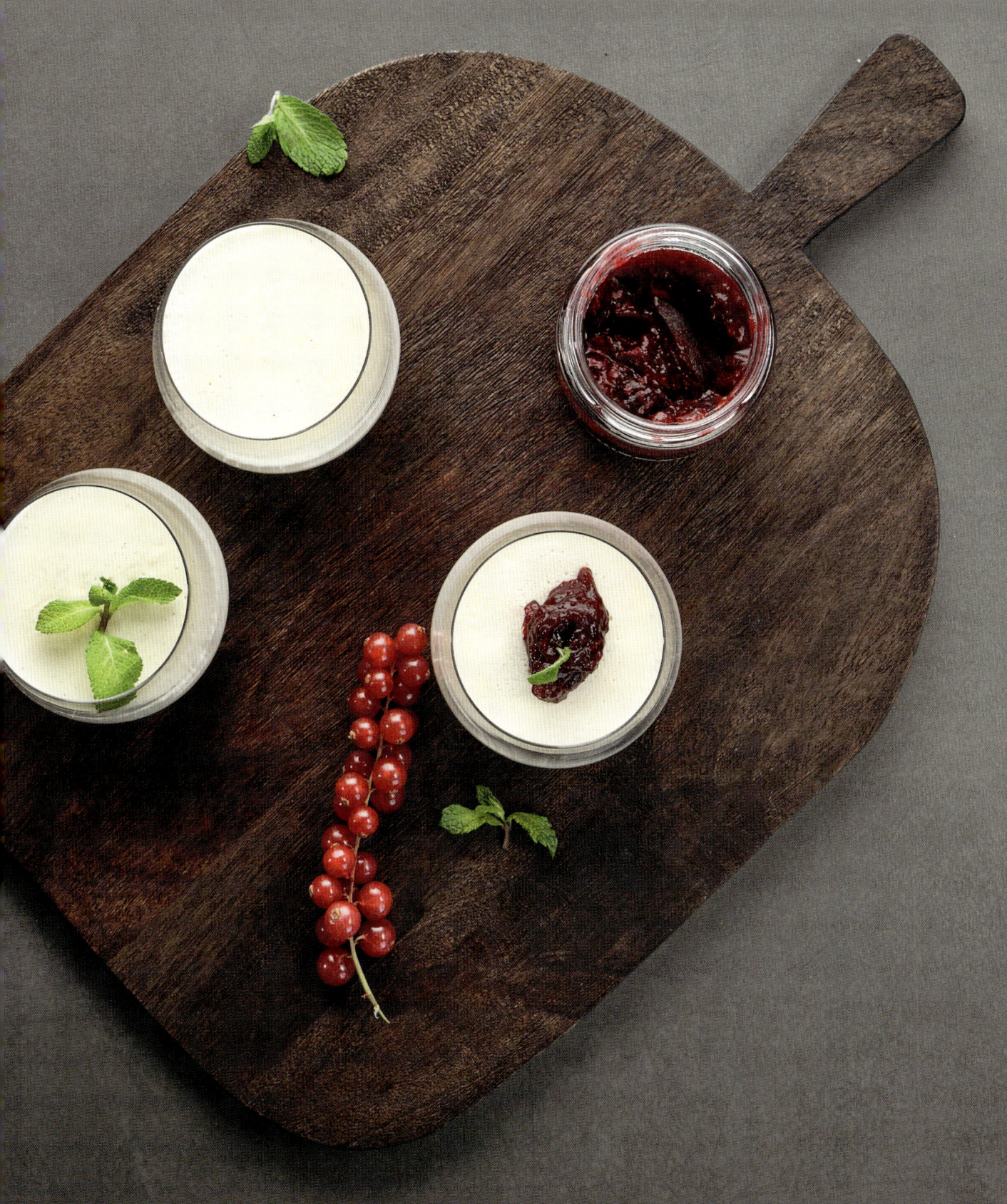

Desserts

4 PORTIONEN

SCHOKO MOUSSE

ZUTATEN

15 Wachteleier
100 g Allulose*
150 g Schokolade 100 %
1,5 TL Agar Agar
Schuss Rum
200 ml Kokossahne
Beeren oder Kokoschips

ZUBEREITUNG

1 In einem Topf Sahne, Agar Agar und Schokolade vorsichtig erwärmen, dabei immer gut rühren. Die Masse darf nicht kochen.

2 Parallel dazu Eier, Rum und Allulose* in einer Rührschüssel schaumig schlagen.

3 Die Sahnemasse nach dem Erwärmen auskühlen lassen, bis sie anfängt einzudicken. Dann die Eiermasse unterheben und die Mousse für mindestens 3 Stunden kalt stellen.

4 Auf einem Dessertteller anrichten und mit Beeren oder Kokoschips garnieren.

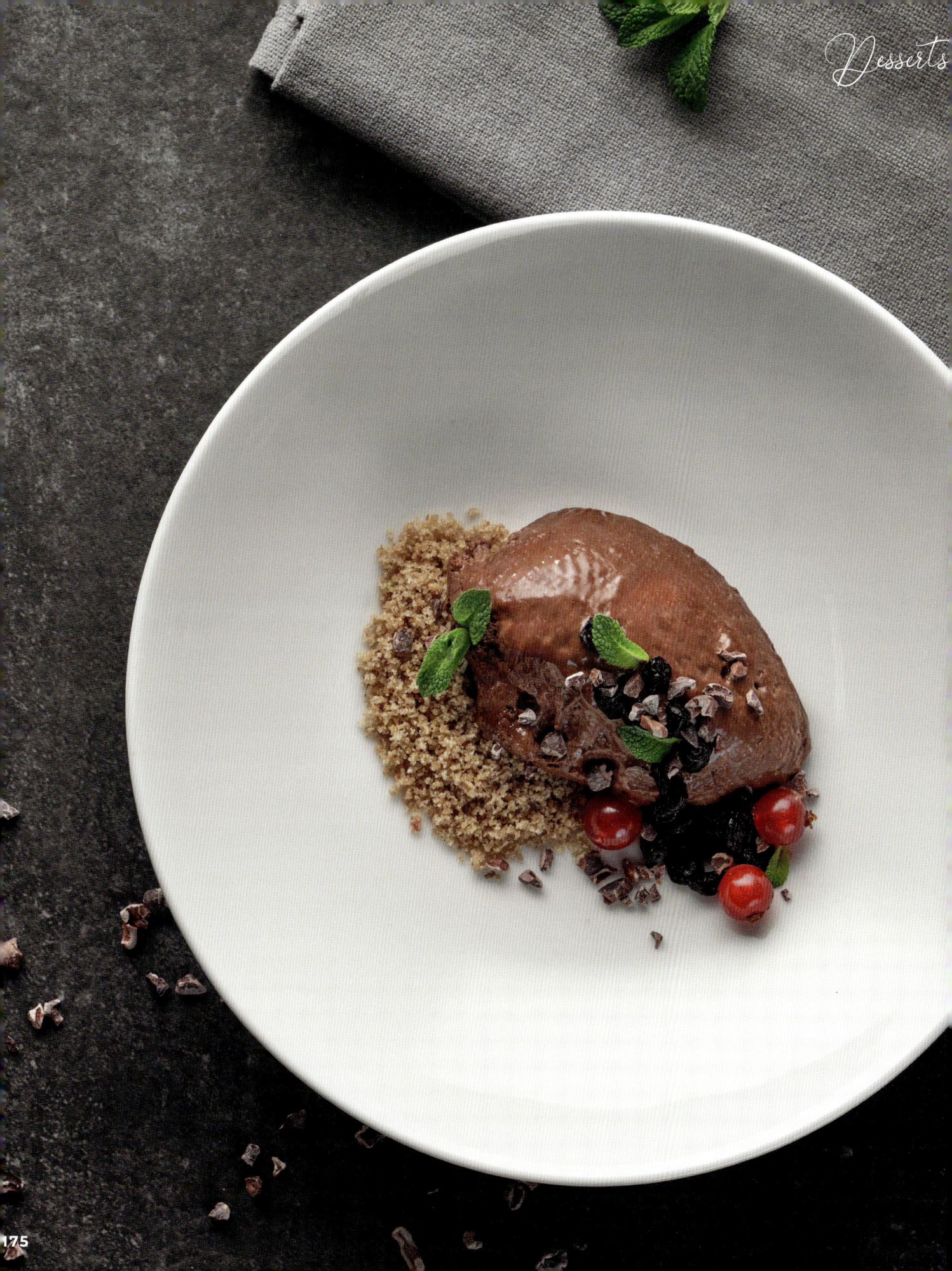

4 PORTIONEN

GRIESS SCHMARRN

ZUTATEN

750 ml Schafmilch

220 g Fonio
oder Hirsegrieß

60 g Ghee
Prise Salz
Allulose*

OPTIONAL

Beeren   Zitronenschale, gerieben

ZUBEREITUNG

1 In einem Topf Milch erhitzen und leicht salzen. Für eine frische Note kann man noch etwas geriebene Zitronenschale hinzufügen.

2 Den Fonio oder Hirsegrieß mit dem Schneebesen in die heiße Milch einrühren und aufkochen. Der Grieß kocht sich rasch zu einem dickeren Brei an. Beiseite stellen und etwas auskühlen lassen.

3 In einer größeren Pfanne Ghee zerlassen. Den Grieß mit einer Gabel auflockern und in der Butter langsam goldig rösten. Dabei die Grießmasse weiter zerteilen, damit ein stückiger Schmarrn entsteht.

4 Nach Belieben kann man zum Ende hin noch Beeren unterheben. Den fertigen Grießschmarrn mit Allulose* bestreut servieren.

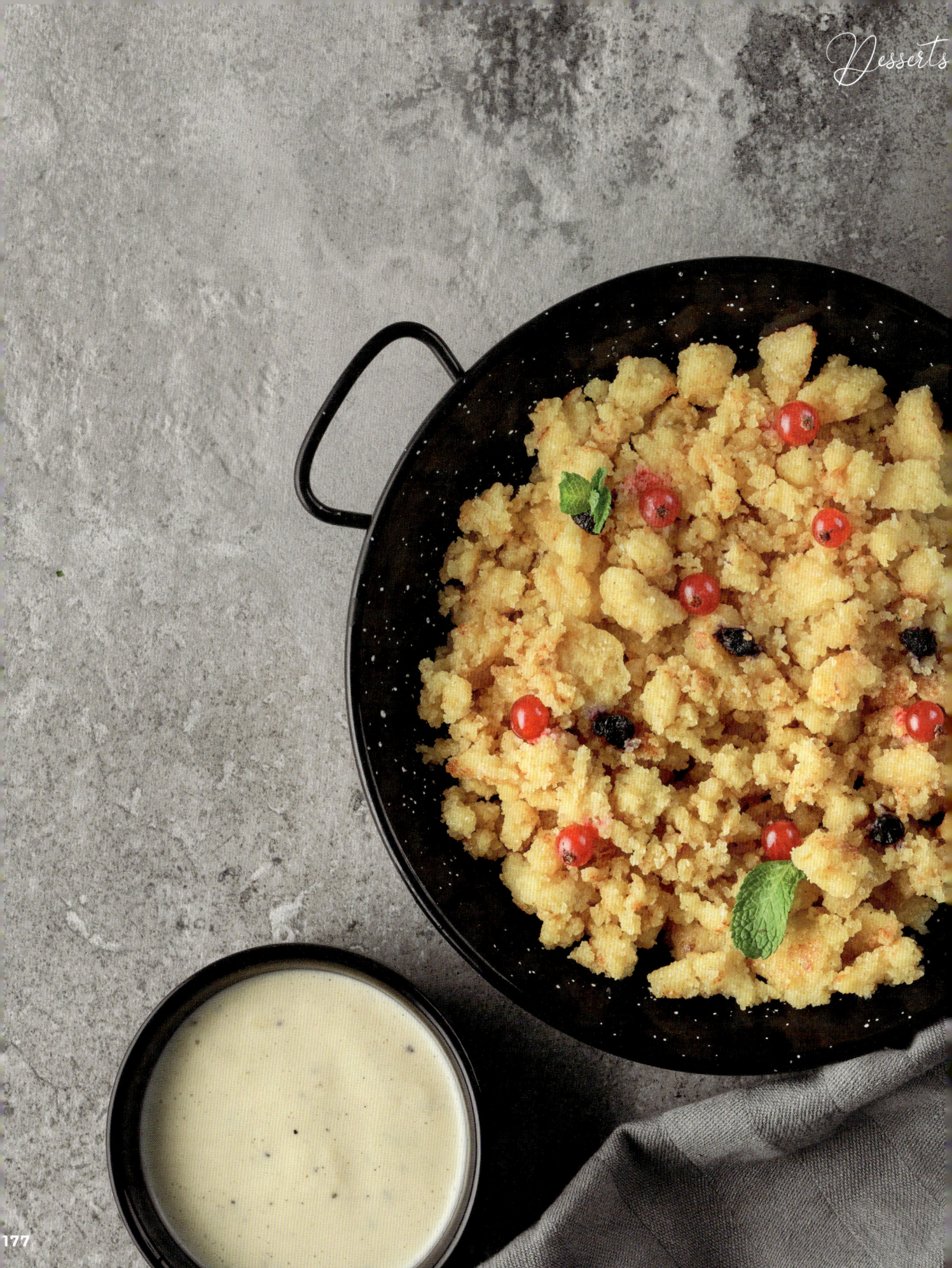

Desserts

4 PORTIONEN

SÜSSER SORGHUM

ZUTATEN

250 g Sorghum, geschält
oder Hirse, geschält

1 l Schafmilch
Prise Salz
2 TL Vanille
60 g Ghee
30 g Allulose*
20 Wachteleier
1 EL Ghee, weich

OPTIONAL

4 EL Kokossahne   4 EL Kokoskefir

ZUBEREITUNG

1 Das Backrohr auf 180 °C Ober-/Unterhitze vorheizen. Eine Auflaufform mit weichem Ghee ausstreichen.

2 In einem großen Topf Sorghum oder Hirse mit Milch, Salz, Vanille und Ghee zum Kochen bringen und auf kleiner Flamme etwa 20 Minuten garen. Immer wieder umrühren, damit die Masse nicht anbrennt.

3 Eier aufschlagen und mit Allulose* schaumig mixen.

4 Das gekochte Sorghum leicht überkühlen lassen, danach die Eiermasse unterheben. Nach Geschmack noch Kokossahne und/oder Kokoskefir unter die Masse mischen.

5 Das Ganze in die vorbereitete Auflaufform füllen und im Backrohr etwa 45 Minuten backen.

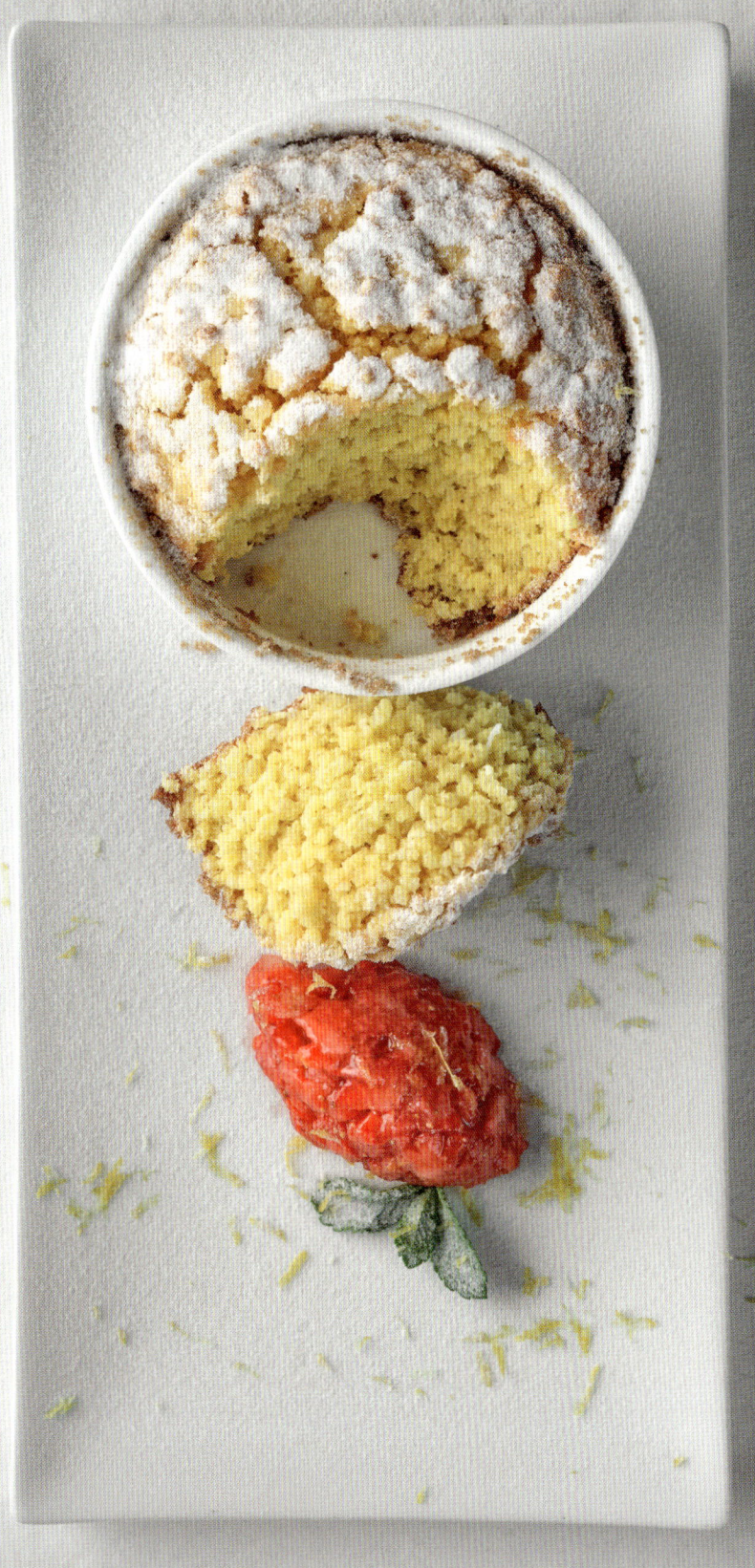

Desserts

4 PORTIONEN

SCHWARZBEER NOCKERL

ZUTATEN

250 ml Schafmilch
250 g TOBIO Mehlspeisen Bio Backmischung
20 Wachteleier
15 g Allulose*
Prise Salz
½ Pkg. Weinstein-Backpulver
150 g wilde Heidelbeeren

Ghee
oder Kokosfett

ZUBEREITUNG

1 Milch und Eier, Allulose*, Salz und Backpulver in einer Rührschüssel mixen. Die Mehlspeisen-Backmischung unterrühren.

2 Den Teig etwa 20 Minuten rasten lassen. Danach die Beeren vorsichtig unterrühren, damit sie nicht zerdrückt werden. Aus der Masse mit einem Löffel esslöffelgroße Nockerl abstechen.

3 In einer Pfanne reichlich Ghee oder Kokosöl zerlassen und die Nockerl darin ausbacken. Immer wieder wenden, damit sie auf allen Seiten leicht gebräunt werden.

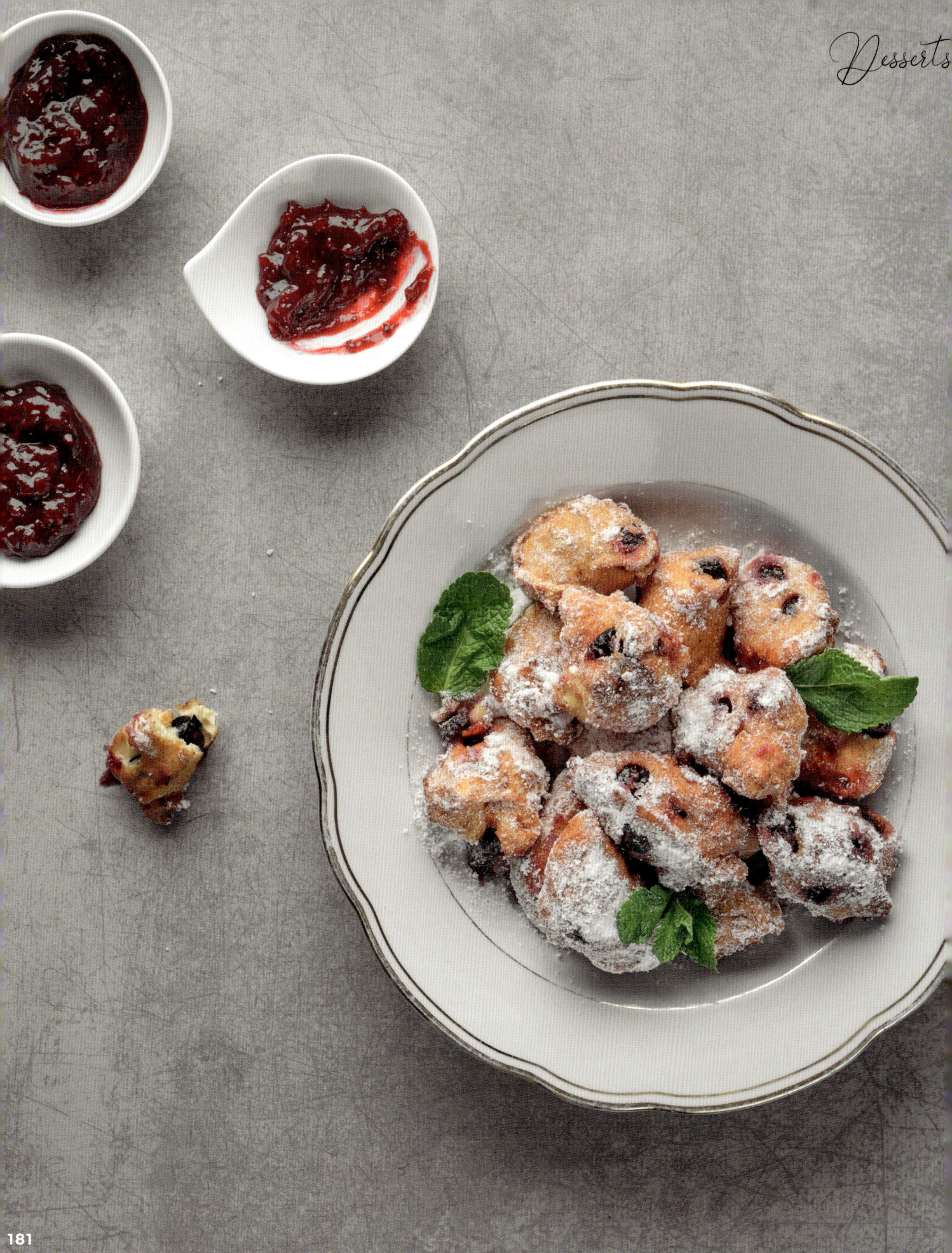

Desserts

12 PORTIONEN

BEEREN BLECHKUCHEN

ZUTATEN

35 Wachteleier
200 g Allulose*
30 g TOBIO Mehlspeisen Bio Backmischung
20 g TOBIO Helle Bio Backmischung

OPTIONAL

Prise Vanille   geriebene Zitronenschale

300 g fructosearme Beeren
wilde Heidelbeeren, Aronia, Ribisel, Sanddorn …
bzw. entsaftete Beeren

ZUBEREITUNG

1 Eier trennen: Dafür können Sie beispielsweise ein grobes Salatsieb verwenden. Das Eiklar zu steifem Schnee schlagen und beiseite stellen.

2 Dotter mit Allulose* und nach Belieben auch mit den optionalen Zutaten über Wasserdampf aufschlagen, bis die Masse einzudicken beginnt. Die Schüssel vom Wasserdampf nehmen. Danach gemeinsam mit den Backmischungen zu einem glatten Teig verrühren.

3 Den Eischnee vorsichtig mit einem Schneebesen unter die Masse heben – so, dass diese schön fluffig bleibt. Die Beeren auf den Teig streuen.

4 Den Backofen auf 160 °C Ober-/Unterhitze vorheizen. Den Teig auf einem gefetteten und gestaubten Blech verteilen und im Rohr etwa 15 – 20 Minuten backen.

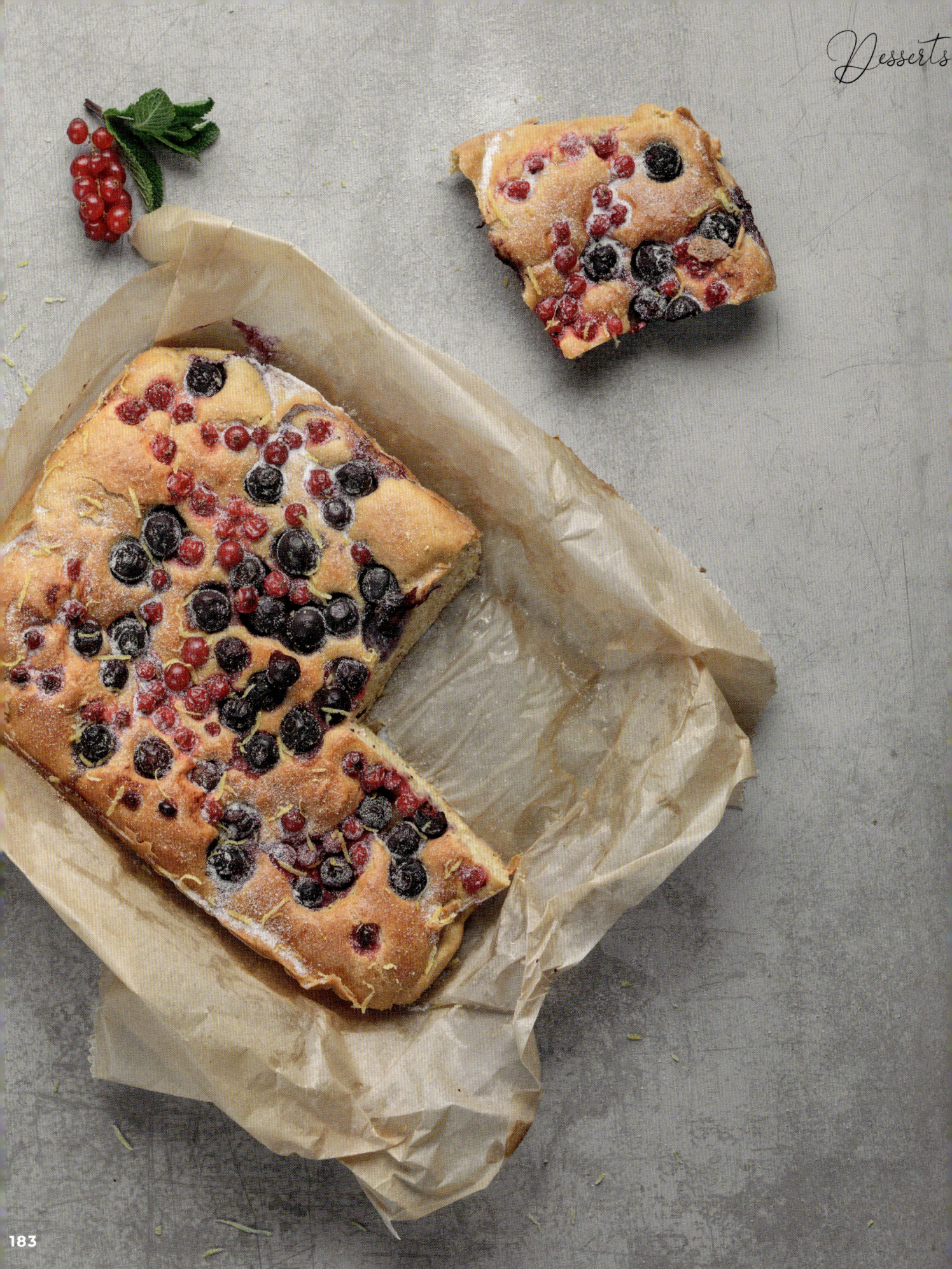

Desserts

12 PORTIONEN

BISKUIT ROULADE

ZUTATEN

TEIG
35 Wachteleier
200 g Allulose*
30 g TOBIO Mehlspeisen Bio Backmischung
20 g TOBIO Helle Bio Backmischung

OPTIONAL
Prise Vanille   geriebene Zitronenschale

FÜLLE
Beerenmus siehe Rezept Seite 28, Nussmus …

ZUBEREITUNG

1 Eier trennen: Dafür können Sie beispielsweise ein grobes Salatsieb verwenden. Das Eiklar zu steifem Schnee schlagen und beiseite stellen.

2 Dotter mit Allulose* und nach Belieben auch mit den optionalen Zutaten über Wasserdampf aufschlagen, bis die Masse einzudicken beginnt. Die Schüssel vom Wasserdampf nehmen. Danach gemeinsam mit den Backmischungen zu einem glatten Teig verrühren.

3 Den Eischnee vorsichtig mit einem Schneebesen unter die Masse heben – so, dass diese schön fluffig bleibt. Den Backofen auf 160 °C Ober-/Unterhitze vorheizen.

4 Ein unbeschichtetes Backpapier auf ein Blech legen, die Masse darauf verteilen und für 15 Minuten im Rohr backen. Wenn der Rohling leicht zu bräunen beginnt, ist er fertig.

5 Den Rouladen-Teig noch warm mit Fülle bestreichen, auf ein Tuch legen und damit fest einrollen.

6 Abkühlen lassen und vor dem Servieren mit Allulose* bestreuen.

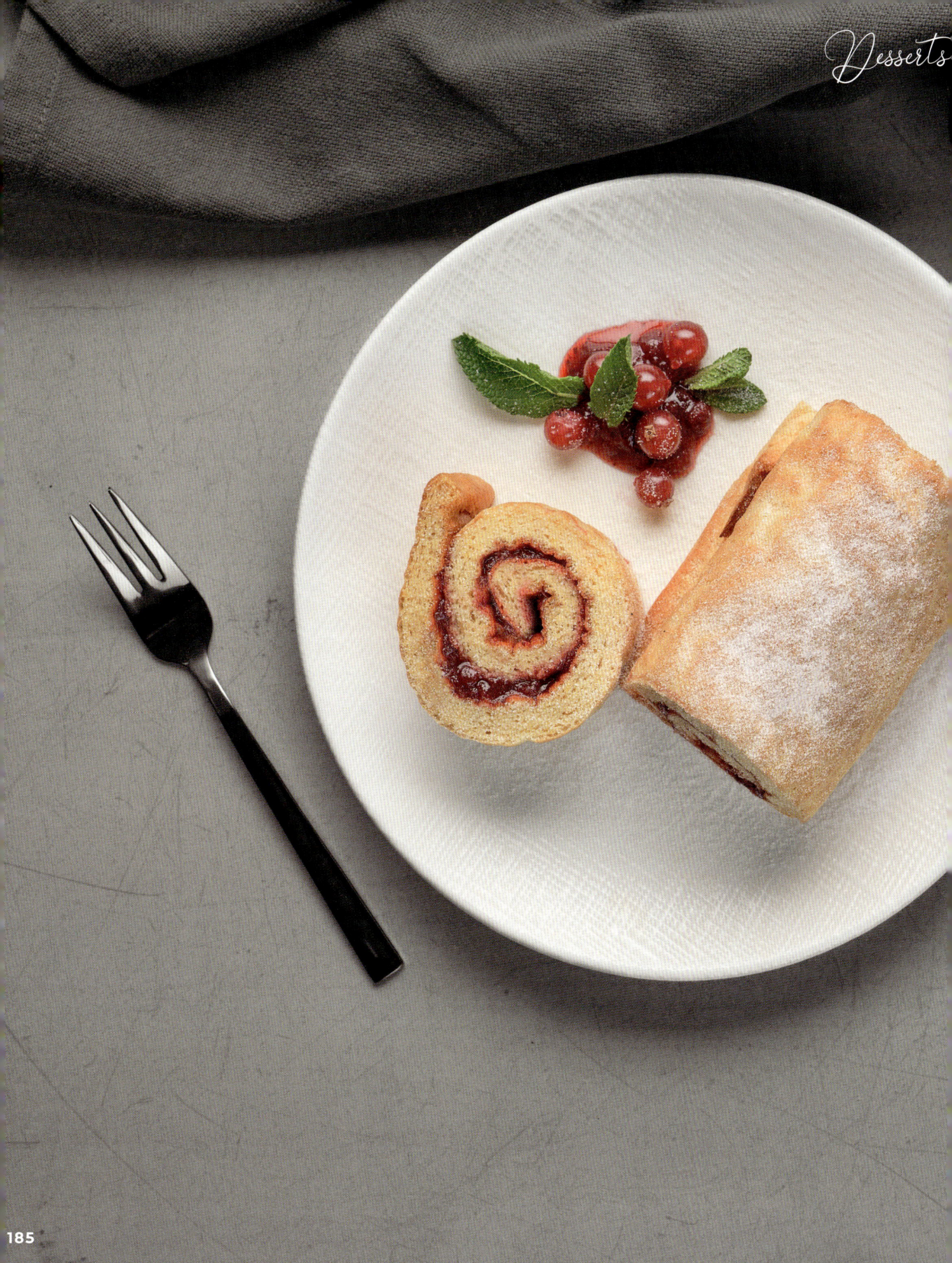

12 PORTIONEN

KÄSE KUCHEN

ZUTATEN

500 g Schaftopfen
100 g Ghee
100 g Allulose*
50 g Kokosmehl
15 Wachteleier
2 TL Weinstein-Backpulver
Zitronensaft
1 TL Vanille

Beeren
nach Belieben

OPTIONAL

50 g gemahlener Mohn

ZUBEREITUNG

1. Kokosmehl, Backpulver, Vanille und Allulose* miteinander vermengen.

2. In einer eigenen Schüssel Schaftopfen, Wachteleier, Ghee und Zitronensaft verrühren.

3. Danach beide Mischungen miteinander zu einem glatten Teig verkneten

4. Eine Kuchenform einfetten und den Teig in die Form füllen, mit Beeren oder Mohn garnieren.

5. Nach Belieben kann kann man auch schon vorab Mohn in die Masse mischen. Bei 175 °C etwa 1 Stunde im Backofen backen und im ungeöffneten Ofen auskühlen lassen.

> AM FOLGETAG ENTFALTET DER KÄSEKUCHEN SEIN VOLLES AROMA UND SCHMECKT NOCH BESSER.

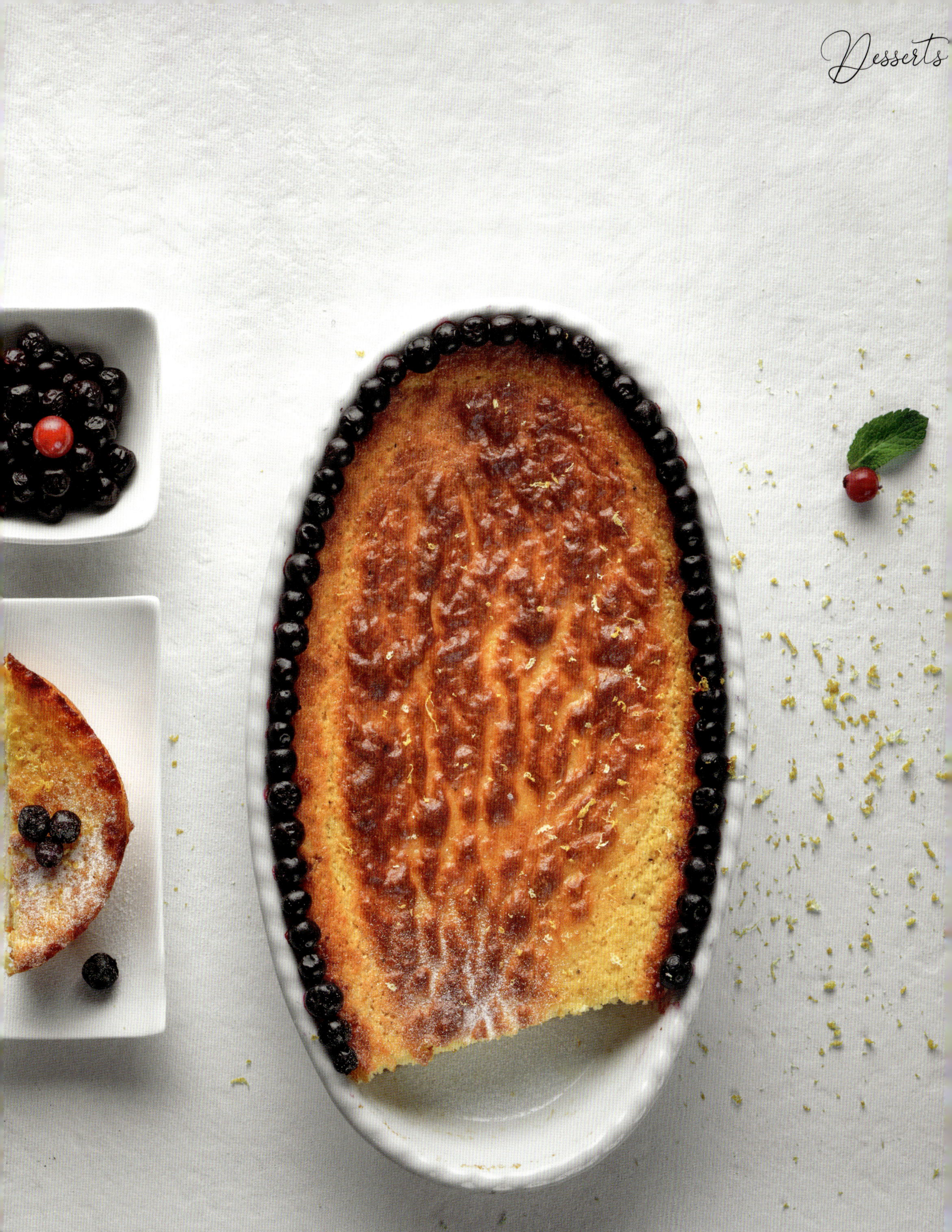

Desserts

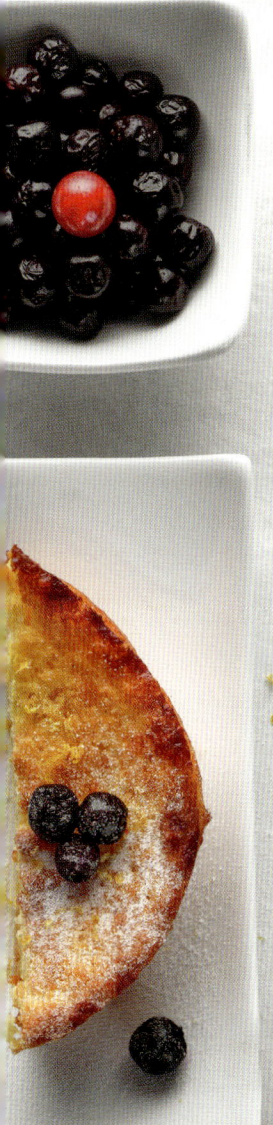

4 PORTIONEN

SCHEITER HAUFEN

ZUTATEN

etwa 300 g Reste von Backwaren
TOBIO Brioche, Milchbrot, Germknödel, Weißbrot …

200 ml Schafmilch
50 g Allulose*

80 g Schafbutter
oder Ghee

10 Wachteleier

OPTIONAL

gemahlener Mohn   TOBIO Brösel
Allulose*

ZUBEREITUNG

1 Eier, Milch und Allulose* in einer Schüssel verquirlen.

2 Backwaren in Streifen schneiden und in einer Pfanne mit heißer Butter etwas anschwitzen.

3 Mit der Ei-Milch-Mischung übergießen und in einer Pfanne goldbraun braten.

4 Nach Belieben mit Mohn und/oder Bröseln und Allulose* abschmecken.

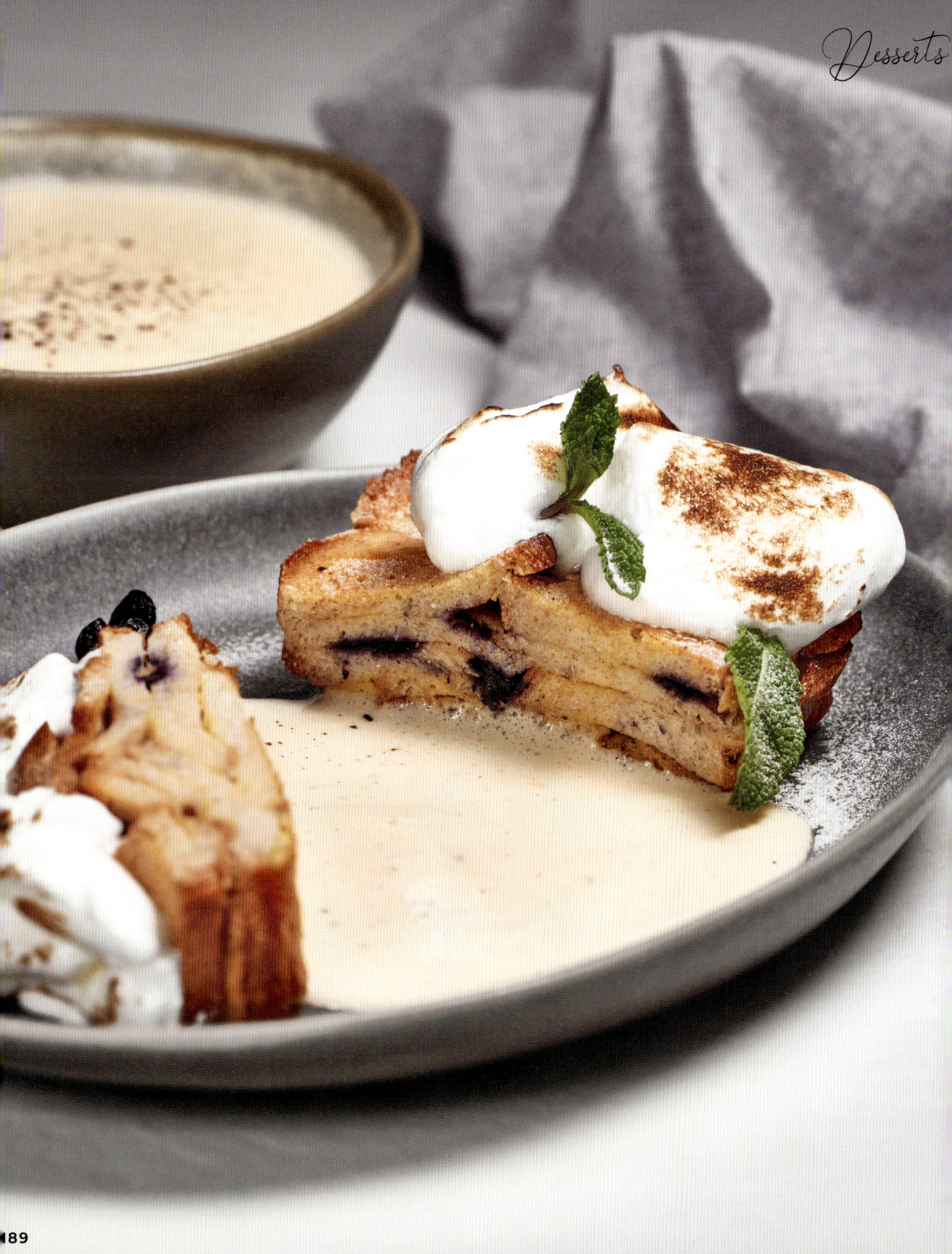

Desserts

4 PORTIONEN

MARONI REIS

ZUTATEN

400 g Maroni
200 ml Schafmilch
Schuss Rum
80 g Allulose*
1 TL Vanille

80 g Kokossahne
alternativ: Kokosjoghurt oder Schafjoghurt –
dann jedoch für die nötige Konsistenz etwas Milch
reduzieren

OPTIONAL

Beeren

ZUBEREITUNG

1 Entweder vorgekochte Maroni verwenden oder Maroni schälen und etwa 45 Minuten kochen oder dampfgaren.

2 Alle Zutaten in einem Topf vermengen, erwärmen und mit einem Stabmixer fein pürieren.

3 Die fertige Masse mindestens 2 Stunden im Kühlschrank kalt stellen, besser über Nacht.

4 Danach durch eine Kartoffelpresse drücken und nach Belieben mit Kokossahne und Beeren garnieren.

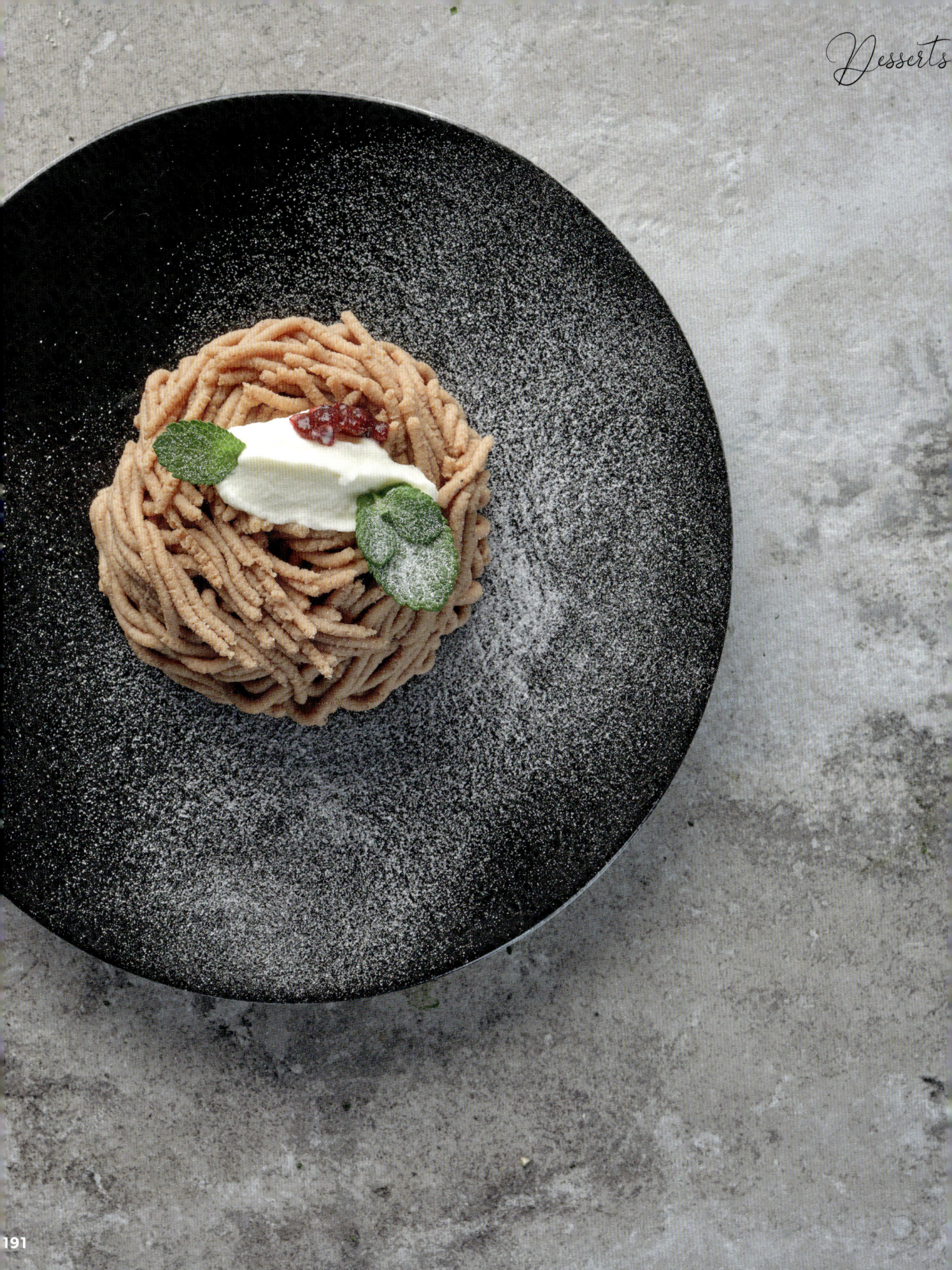

Desserts

4 PORTIONEN

MOHN NUDELN

ZUTATEN

500 g Süßkartoffeln und Pastinaken
100 g TOBIO Helle Bio Backmischung

50 g Fonio
oder Hirsegrieß

Prise Salz
50 g Ghee
5 Wachteleier
150 g Ghee
100 g gemahlener Mohn
Allulose*

ZUBEREITUNG

1 Rüben waschen und in einem Topf mit Salzwasser etwa 35 Minuten weich kochen.

2 Zuerst die gekochten Rüben schälen, durch eine Kartoffelpresse drücken und mit der Backmischung, Grieß, Salz, Ghee und den verquirlten Eiern zu einem Teig verkneten.

3 Die Masse auf einer bemehlten Arbeitsfläche in daumendicke Rollen drehen, in etwa 2 cm dicke Scheiben schneiden und mit den Händen zu Nudeln formen.

4 Nudeln in leicht gesalzenes, kochendes Wasser geben, vorsichtig umrühren und etwa 5 Minuten schwach köcheln lassen, bis sie oben schwimmen und bissfest sind. Aus dem Wasser heben und gut abtropfen lassen.

5 In einer Pfanne Ghee zerlassen und die Nudeln darin kurz anrösten.

6 Mohn und Allulose* vermischen, zu den Nudeln in der Pfanne geben und diese darin wälzen.

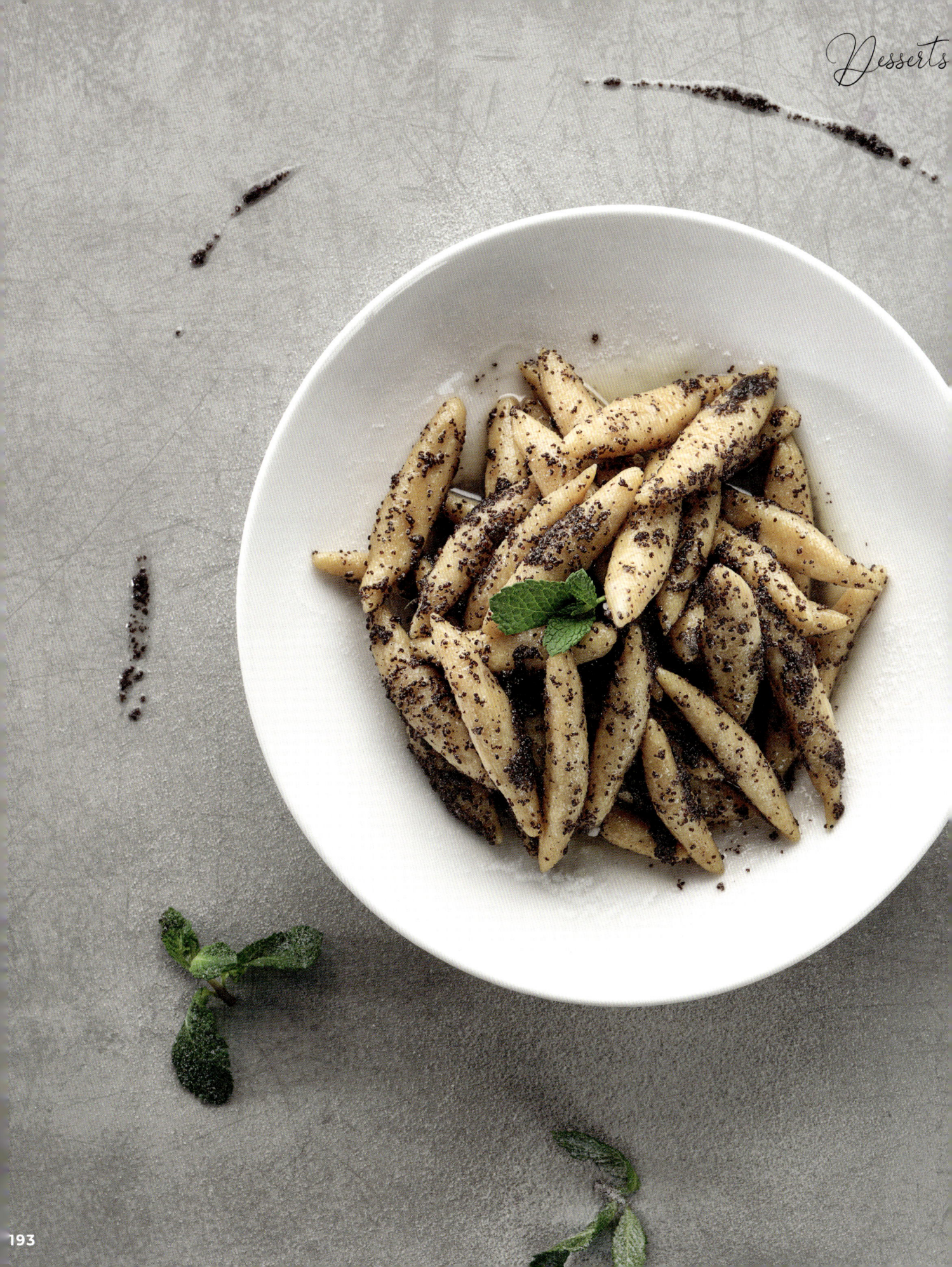
Desserts

4 PORTIONEN

TOPFEN KNÖDEL

ZUTATEN

5 Wachteleier

250 g Schaftopfen
oder Schaf-Ricotta

4 gehäufte EL Fonio
oder TOBIO Helle Bio Backmischung

Prise Salz
Ghee
TOBIO Brösel
Allulose*

OPTIONAL ALS BEILAGE

Beerenmus   Eis
siehe Rezept Seite 28   siehe Rezept Seite 170

ZUBEREITUNG

1 In einer Rührschüssel Topfen mit den Eiern gut verrühren. Fonio oder TOBIO Helle Bio Backmischung sowie eine Prise Salz hinzugeben und die Topfenmasse glatt rühren.

2 Wichtig: Die Topfenmasse 30 Minuten im Kühlschrank rasten lassen.

3 Währenddessen Ghee in einer Pfanne zerlassen und darin die Brösel goldbraun rösten. Nach Belieben Allulose* zu den Bröseln geben.

4 Die Pfanne vom Herd ziehen und auf derselben Herdplatte einen großen Topf mit Salzwasser aufkochen lassen.

5 Aus der Topfenmasse Knödel oder Nockerl formen und im Salzwasser bei niedriger Hitze mindestens 10 Minuten ziehen lassen, bis sie an der Oberfläche schwimmen.

6 Mit einem Löffelsieb herausheben, kurz abtropfen lassen und in der Bröselmischung wälzen.

7 Mit pürierten Beeren oder Eis servieren.

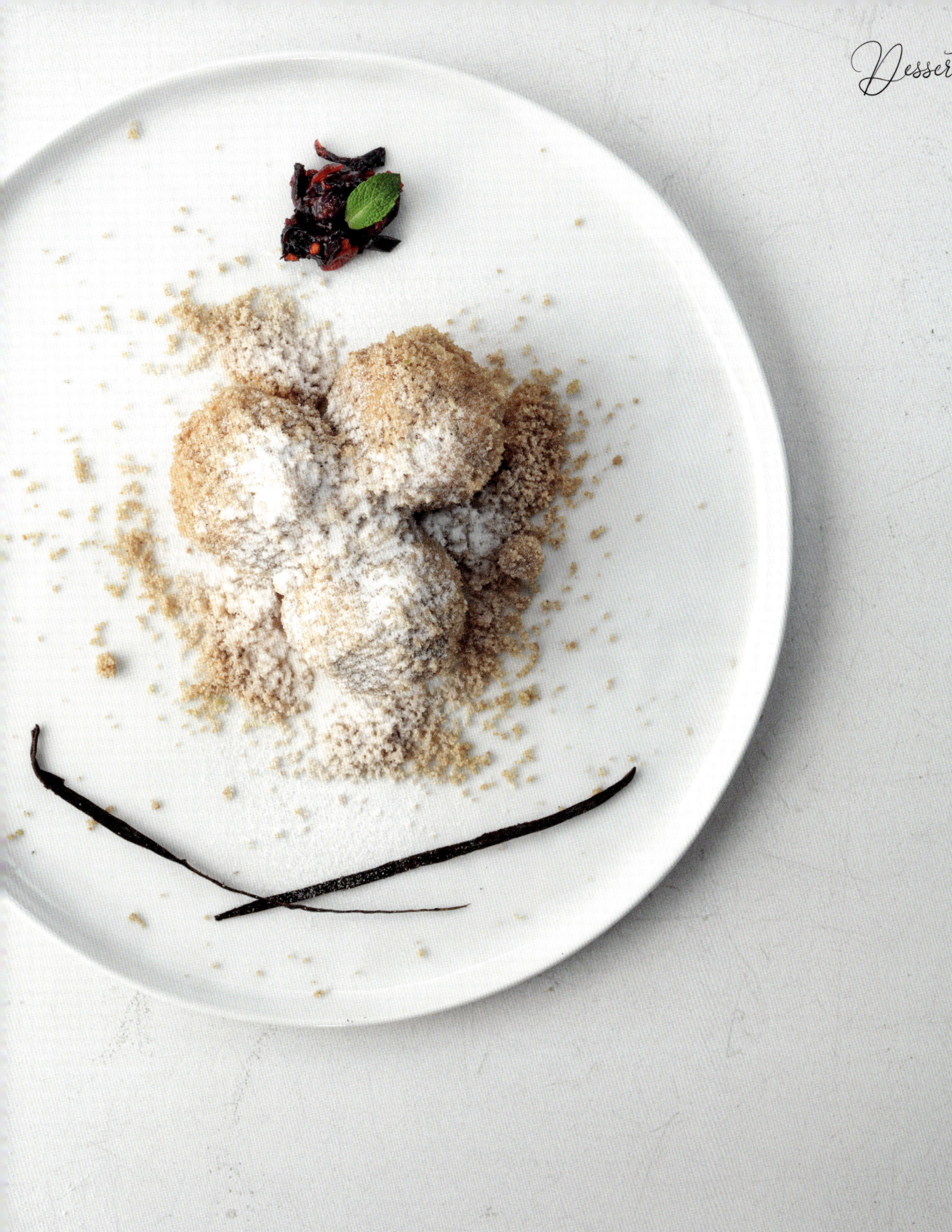

Desserts

GERM TEIG

ZUTATEN

500 g TOBIO Helle Bio Backmischung
oder 500 g TOBIO Rustikale Bio Backmischung

1 Pkg. Germ, frisch oder trocken
700 ml Wasser

OPTIONAL FÜR BROT
1 – 2 EL Salz   1 – 2 EL Gewürze: Kümmel, Fenchel, Koriander …

OPTIONAL FÜR TOAST
10 g Allulose*   Für eine besonders knusprige Textur die Hälfte des Wassers durch Schafmilch ersetzen.

**SONNE IM TEIG.
UND GESCHMACKSHORIZONTE
GEHEN AUF.**

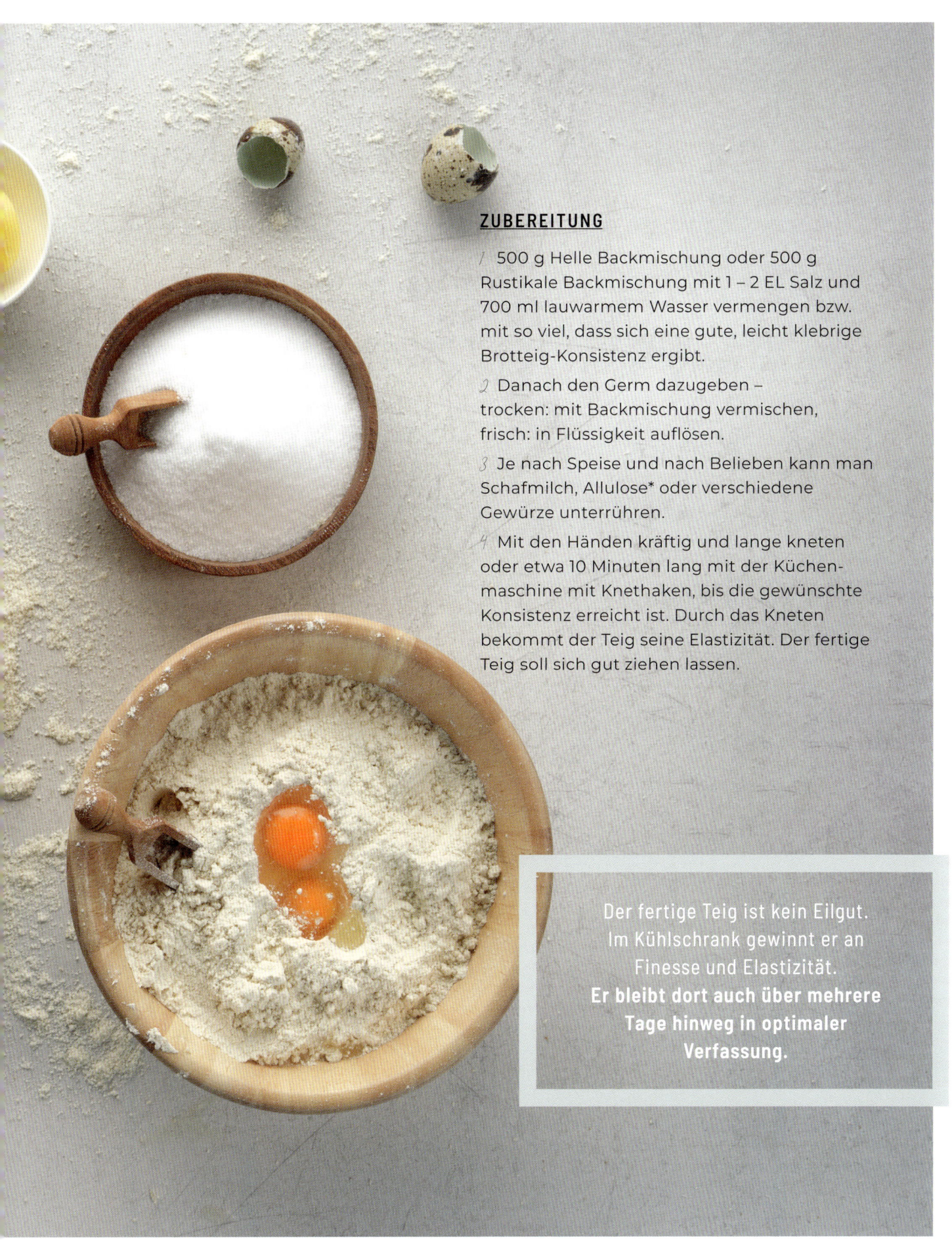

ZUBEREITUNG

1 500 g Helle Backmischung oder 500 g Rustikale Backmischung mit 1 – 2 EL Salz und 700 ml lauwarmem Wasser vermengen bzw. mit so viel, dass sich eine gute, leicht klebrige Brotteig-Konsistenz ergibt.

2 Danach den Germ dazugeben – trocken: mit Backmischung vermischen, frisch: in Flüssigkeit auflösen.

3 Je nach Speise und nach Belieben kann man Schafmilch, Allulose* oder verschiedene Gewürze unterrühren.

4 Mit den Händen kräftig und lange kneten oder etwa 10 Minuten lang mit der Küchenmaschine mit Knethaken, bis die gewünschte Konsistenz erreicht ist. Durch das Kneten bekommt der Teig seine Elastizität. Der fertige Teig soll sich gut ziehen lassen.

> Der fertige Teig ist kein Eilgut. Im Kühlschrank gewinnt er an Finesse und Elastizität.
> **Er bleibt dort auch über mehrere Tage hinweg in optimaler Verfassung.**

4 PORTIONEN

GERM KNÖDEL

ZUTATEN

Germteig
siehe Rezept Seite 196

Beerenmus
siehe Rezept Seite 28

Ghee
gemahlener Mohn

OPTIONAL

Allulose*

ZUBEREITUNG

1 Teig laut Rezept vorbereiten.

2 Beerenmus laut Rezept vorbereiten.

3 Arbeitsfläche bemehlen, den Teig kneten und darauf zentimeterdick ausrollen. Die Brioche-Masse in 4 Scheiben portionieren und das Beerenmus jeweils in die Mitte setzen. Danach mit den Händen Knödel formen.

4 Fertige Knödel außen mit Ghee bestreichen und in eine gefettete Auflaufform legen.

5 Etwa 1 Stunde bei Raumtemperatur rasten lassen, danach für 30 Minuten in den Dampfgarer stellen.

6 In der Zwischenzeit Ghee in einem Topf zerlassen. Die fertig gegarten Knödel mit Ghee übergießen und nach Belieben mit Mohn bestreuen.

❞ ALLE, DIE ES BESONDERS SÜSS MÖGEN, KÖNNEN DEM GEMAHLENEN MOHN AUCH ALLULOSE* HINZUFÜGEN.

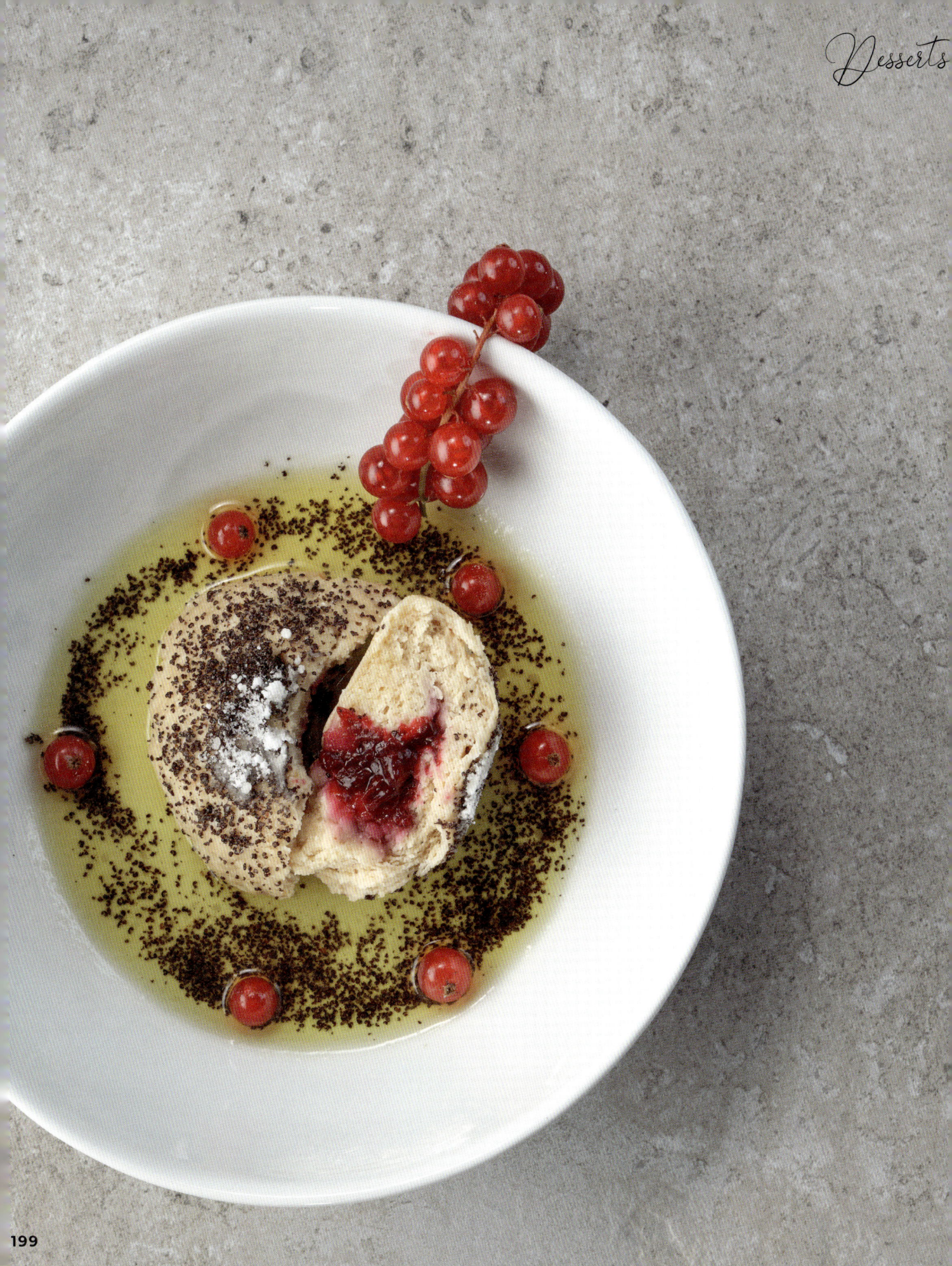

Desserts

12 PORTIONEN

BRIOCHE

ZUTATEN

DAMPFL
50 g TOBIO Helle Bio Mehlmischung
1 EL Allulose*
1 Pkg. Germ
125 ml Schafmilch lauwarm

HAUPTTEIG
Dampfl
250 g TOBIO Helle Bio Mehlmischung
350 ml Schafmilch
60 g Allulose*
5 Wachteleier

ZUBEREITUNG

1. Für das Dampfl alle Zutaten zu einem glatten Teig verkneten und zugedeckt etwa 3 Stunden gehen lassen.

2. Den Dampflteig mit den restlichen Zutaten vermengen, gut verkneten und noch einmal 3 Stunden gehen lassen.

3. Die Masse in gewünschte Teigling-Formen portionieren und vor dem Proofen nach Belieben mit einer Wachtelei-Schafmilch-Mischung bestreichen.

4. Proofen: 30 Minuten bei 50 °C, danach nahtlos aufwärmen auf 160 °C, nach 45 Minuten ist der Teig fertig.

> DER BRIOCHE-TEIG EIGNET SICH EBENFALLS HERVORRAGEND FÜR MILCHBROT, BUCHTELN ODER GERMKNÖDEL.

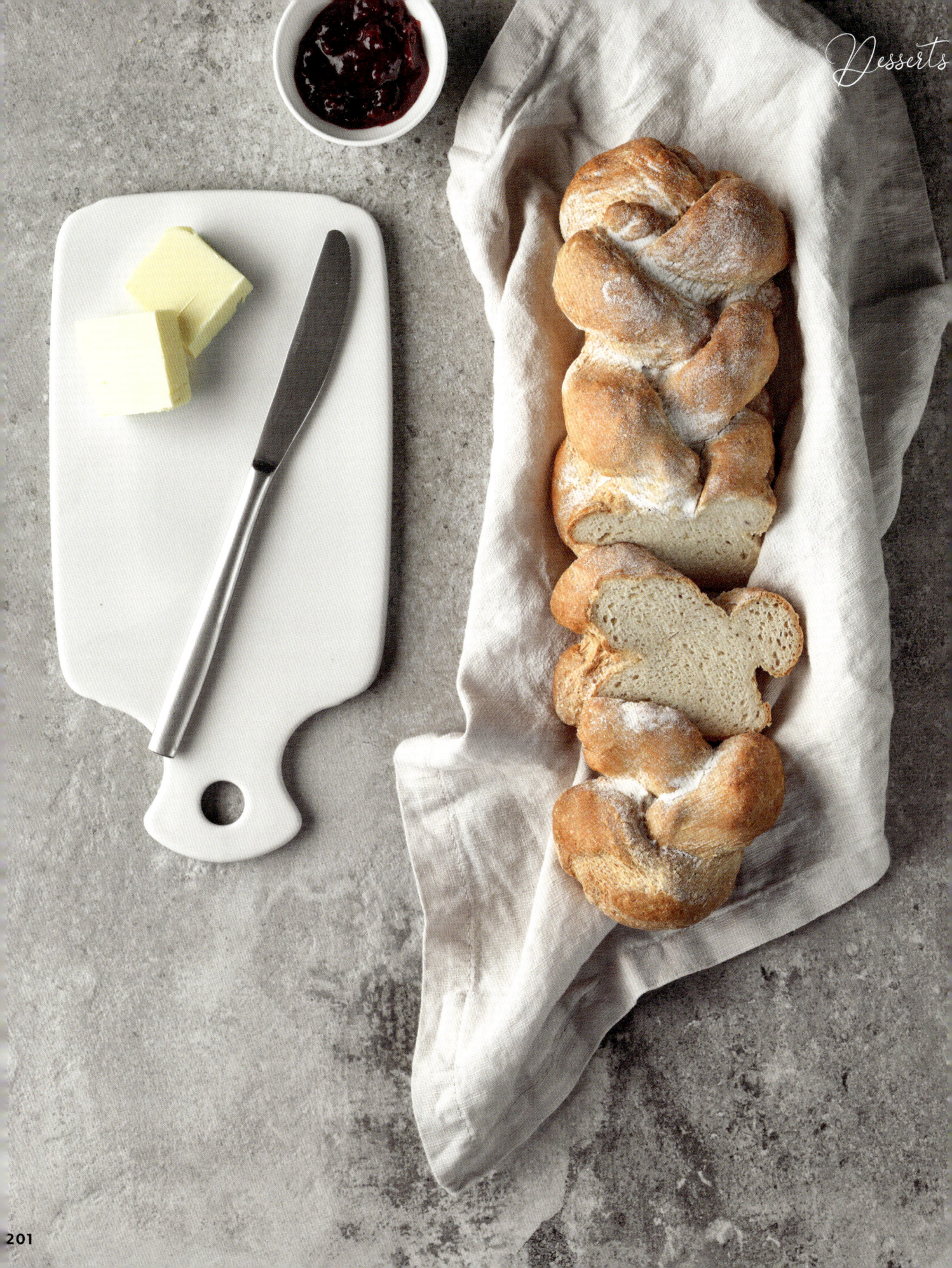

4 PORTIONEN

POFESEN

ZUTATEN

15 Wachteleier
100 ml Schafmilch
1 TL Vanille
Prise Salz

entsaftetes, dunkles Beerenmus
siehe Rezept Seite 28

100 g Ghee für die Pfanne

OPTIONAL

Schuss Rum   Allulose*

TOBIO Helles Germbrot, Brioche

ZUBEREITUNG

1 Beerenmus laut Rezept vorbereiten.

2 Eier, Milch, Vanille, Salz und Rum verquirlen.

3 Brioche oder Brot ohne Brotgewürz in dünne Scheiben schneiden. Auf einer Seite mit Beerenmus bestreichen, mit einer zweiten Scheibe zusammenklappen. Danach in der Eiermasse tränken.

4 Ghee in einer Pfanne zerlassen und die getränkten Brotscheiben darin anbraten.

5 Nach Belieben mit Allulose* bestreuen und anrichten.

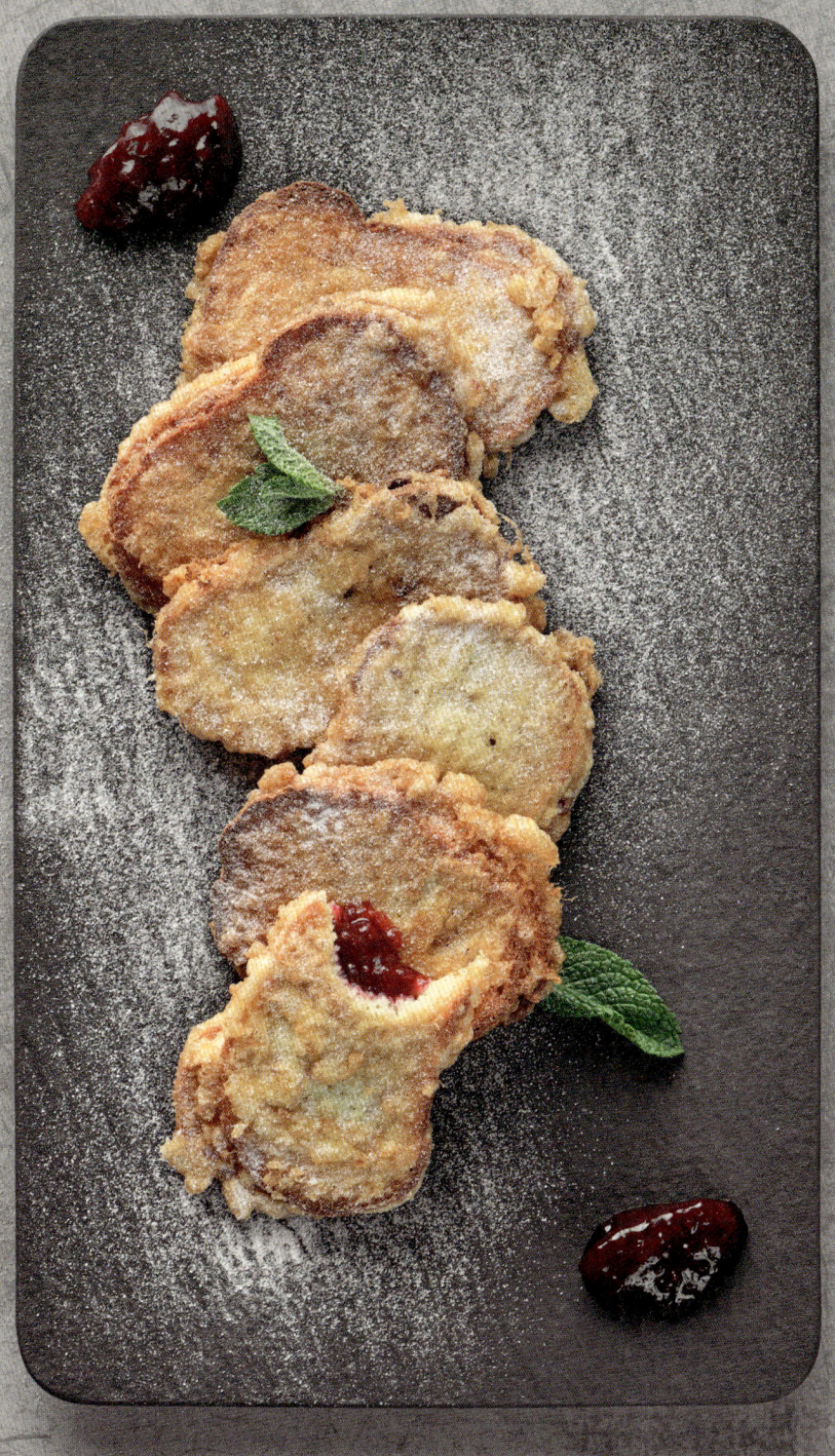

Desserts

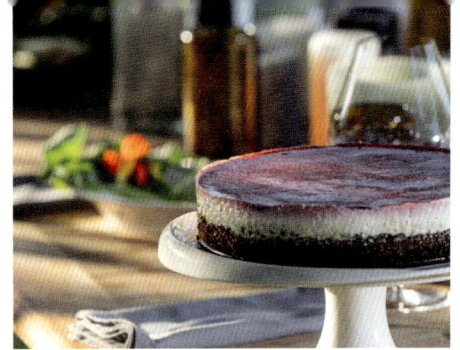
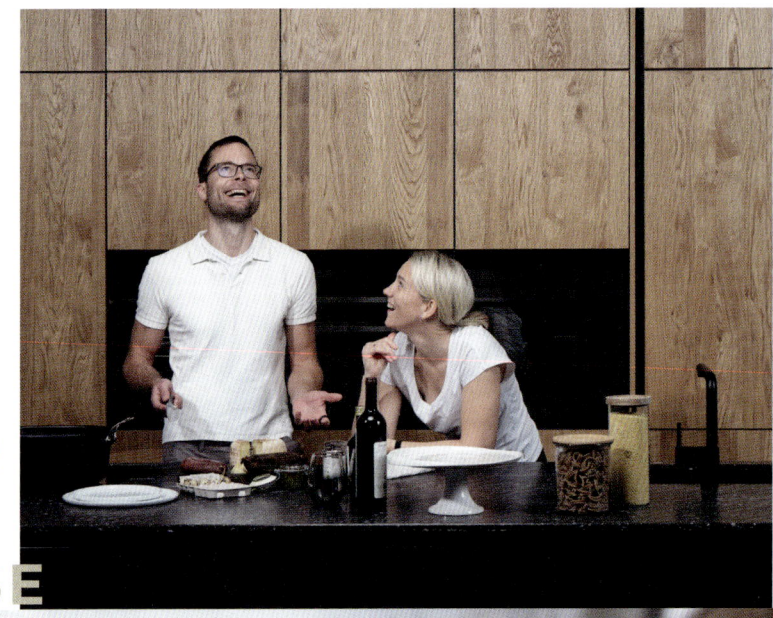

JEDER HANDGRIFF, JEDER DUFT, JEDER KÖSTLICHE BISSEN SCHAFFT EINE SÜSSE AUSZEIT. UND KOSTBARE AUGENBLICKE.

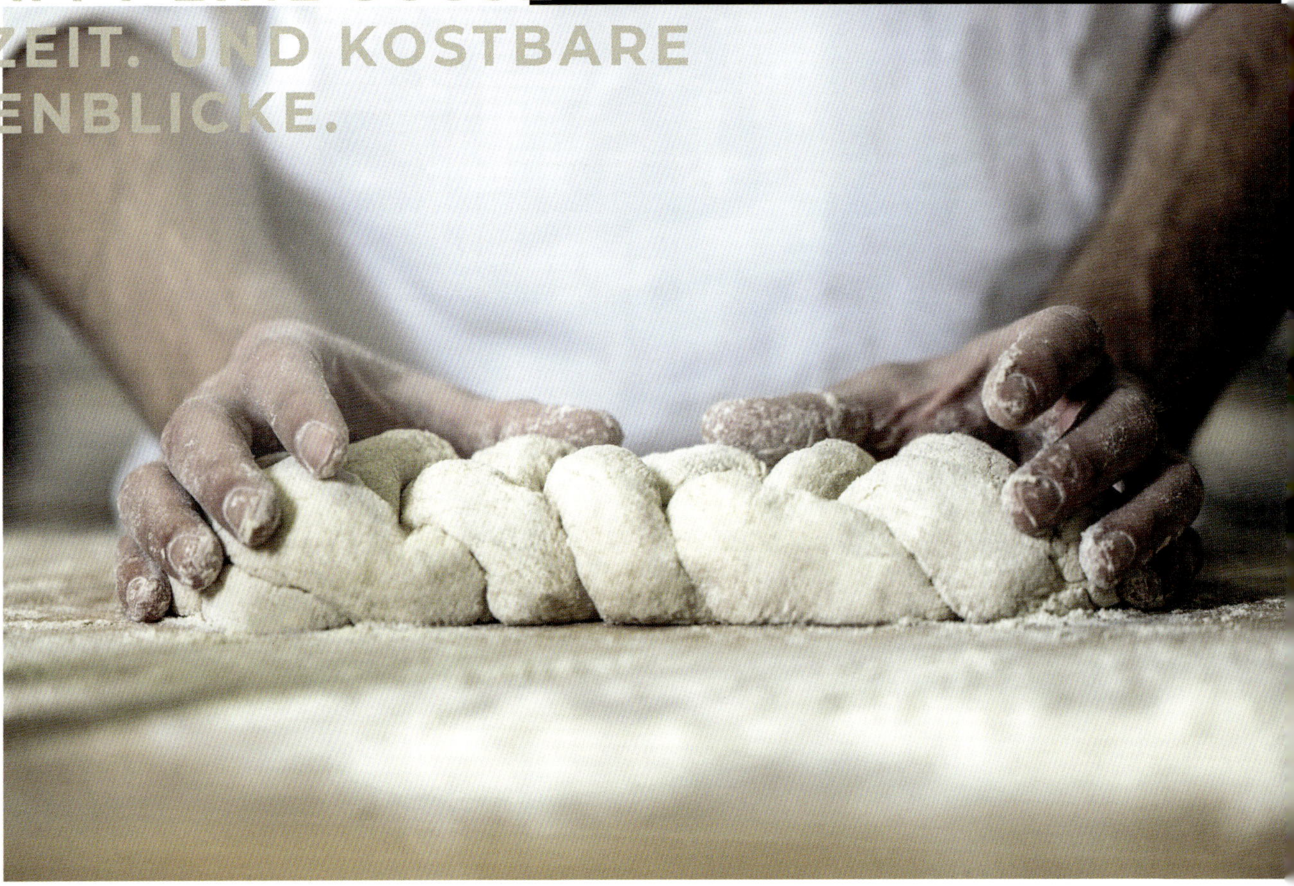

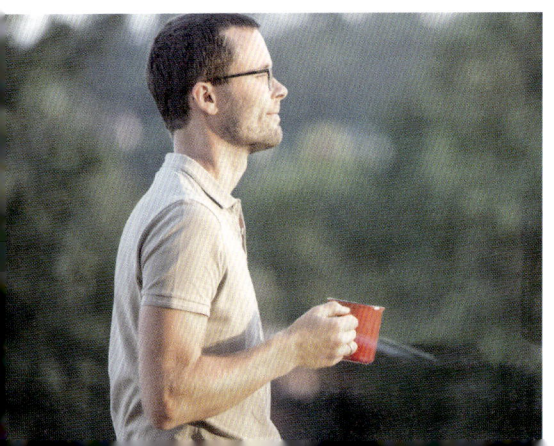
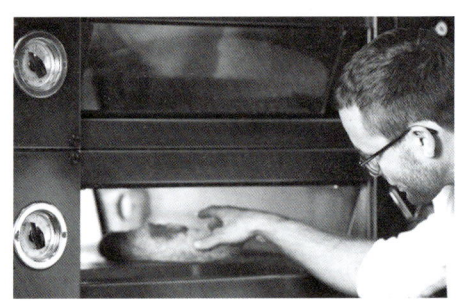

Strudel

EINE SYMPHONIE FÜR JEDEN UNSERER SINNE.

❞ REGIONALE EINFLÜSSE MACHEN EINEN STRUDEL BESONDERS ATTRAKTIV, GEBEN EINE GANZ BESONDERE NOTE UND VERFÜHREN AUGEN, MUND UND NASE.

ECHT, EHRLICH, UNVERFÄLSCHT. UND TYPISCH ÖSTERREICHISCH. WORAUF WARTEN SIE NOCH?

BLÄTTER TEIG

ZUTATEN

25 g Ghee, geschmolzen
250 g TOBIO Helle Bio Backmischung
½ Pkg. Weinstein-Backpulver

125 ml Schafmilch
oder Wasser

nach Belieben Wachteleier
für mehr Elastizität

BUTTERZIEGEL
250 g Ghee
oder Schafbutter

20 g TOBIO Helle Bio Backmischung

ZUBEREITUNG

1 Das Mehl in eine Schüssel sieben, flüssiges Ghee zufügen und mit den Händen bröselig verkneten.

2 Dann das Salz zufügen, nochmals gut zerbröseln. Anschließend kaltes Wasser oder Milch langsam dazugießen. Mit kalten Händen zu einem glatten Teig verkneten. Dabei schnell arbeiten, den Teig in Frischhaltefolie geben und für 30 Minuten in den Kühlschrank stellen.

3 Für den Butterziegel die kalte Butter in mehrere Teile schneiden.

4 Das Mehl vorsichtig darübersieben und gut verkneten.

5 Den Teig in einen 3-Liter-Tiefkühlbeutel geben und mit dem Nudelholz zu einem 18 – 20 cm großen Quadrat ausrollen. Danach für 30 Minuten in den Kühlschrank legen.

6 Den ersten Teig zu einem 20 x 40 cm großen Rechteck ausrollen. Den Butterziegel auf eine Hälfte des Teiges legen. Die andere Hälfte des Teiges darüberklappen. Die Teigränder gut andrücken.

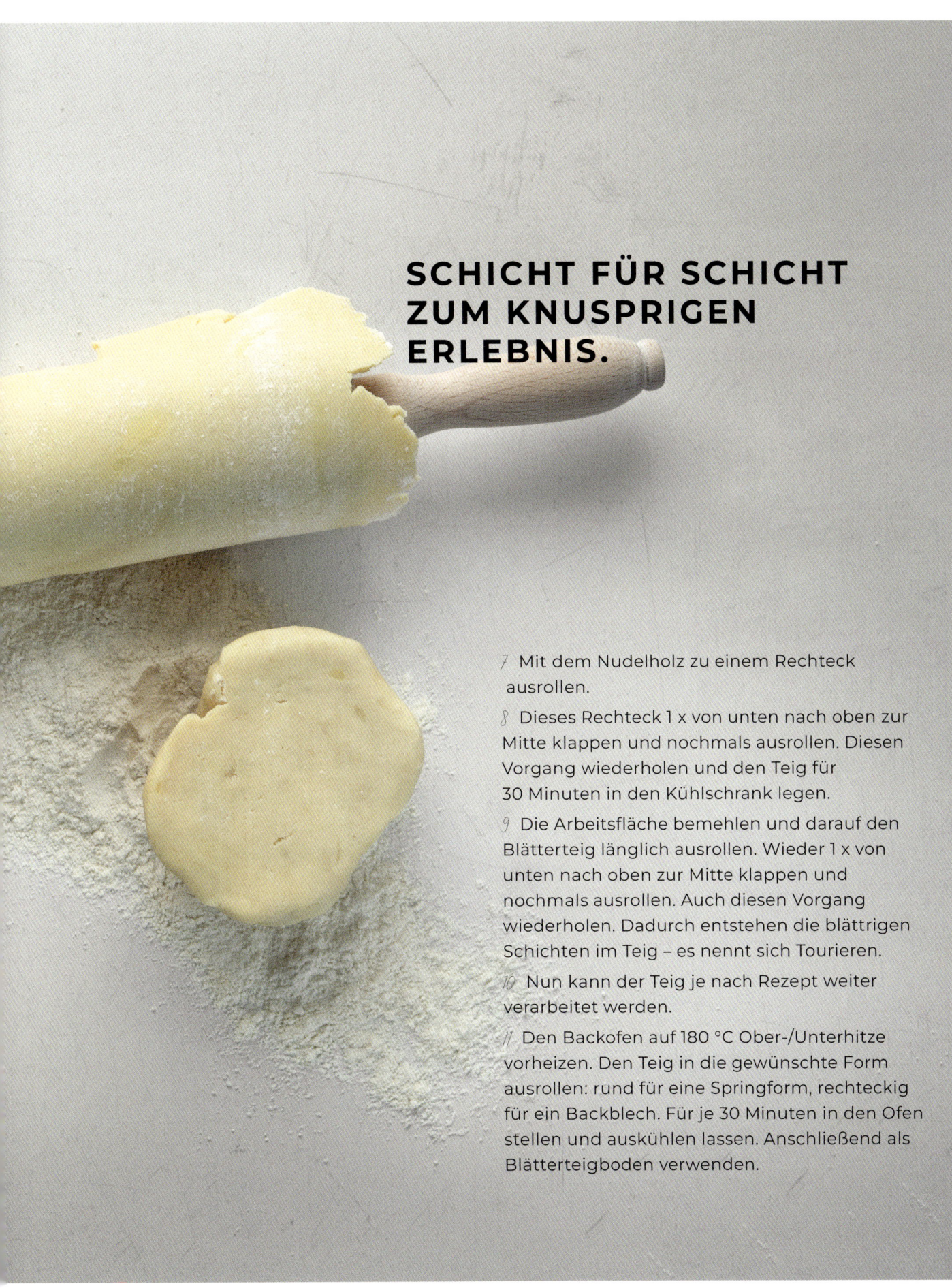

SCHICHT FÜR SCHICHT ZUM KNUSPRIGEN ERLEBNIS.

7 Mit dem Nudelholz zu einem Rechteck ausrollen.

8 Dieses Rechteck 1 x von unten nach oben zur Mitte klappen und nochmals ausrollen. Diesen Vorgang wiederholen und den Teig für 30 Minuten in den Kühlschrank legen.

9 Die Arbeitsfläche bemehlen und darauf den Blätterteig länglich ausrollen. Wieder 1 x von unten nach oben zur Mitte klappen und nochmals ausrollen. Auch diesen Vorgang wiederholen. Dadurch entstehen die blättrigen Schichten im Teig – es nennt sich Tourieren.

10 Nun kann der Teig je nach Rezept weiter verarbeitet werden.

11 Den Backofen auf 180 °C Ober-/Unterhitze vorheizen. Den Teig in die gewünschte Form ausrollen: rund für eine Springform, rechteckig für ein Backblech. Für je 30 Minuten in den Ofen stellen und auskühlen lassen. Anschließend als Blätterteigboden verwenden.

STRUDEL TEIG

ZUTATEN

200 g TOBIO Helle Bio Backmischung

etwa 200 ml Wasser
oder Schafmilch

½ TL Salz

Schafbutter
oder Schafmilch

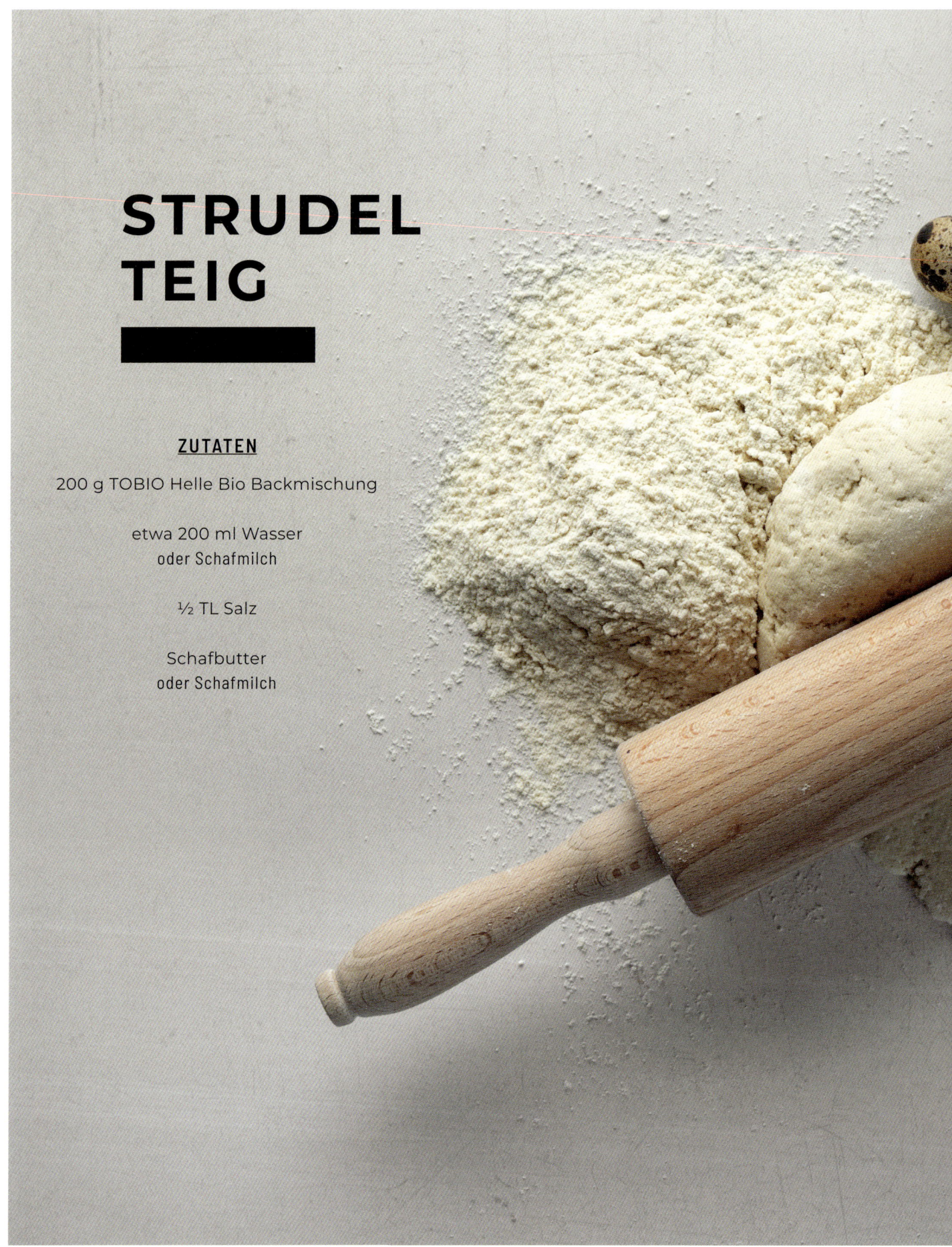

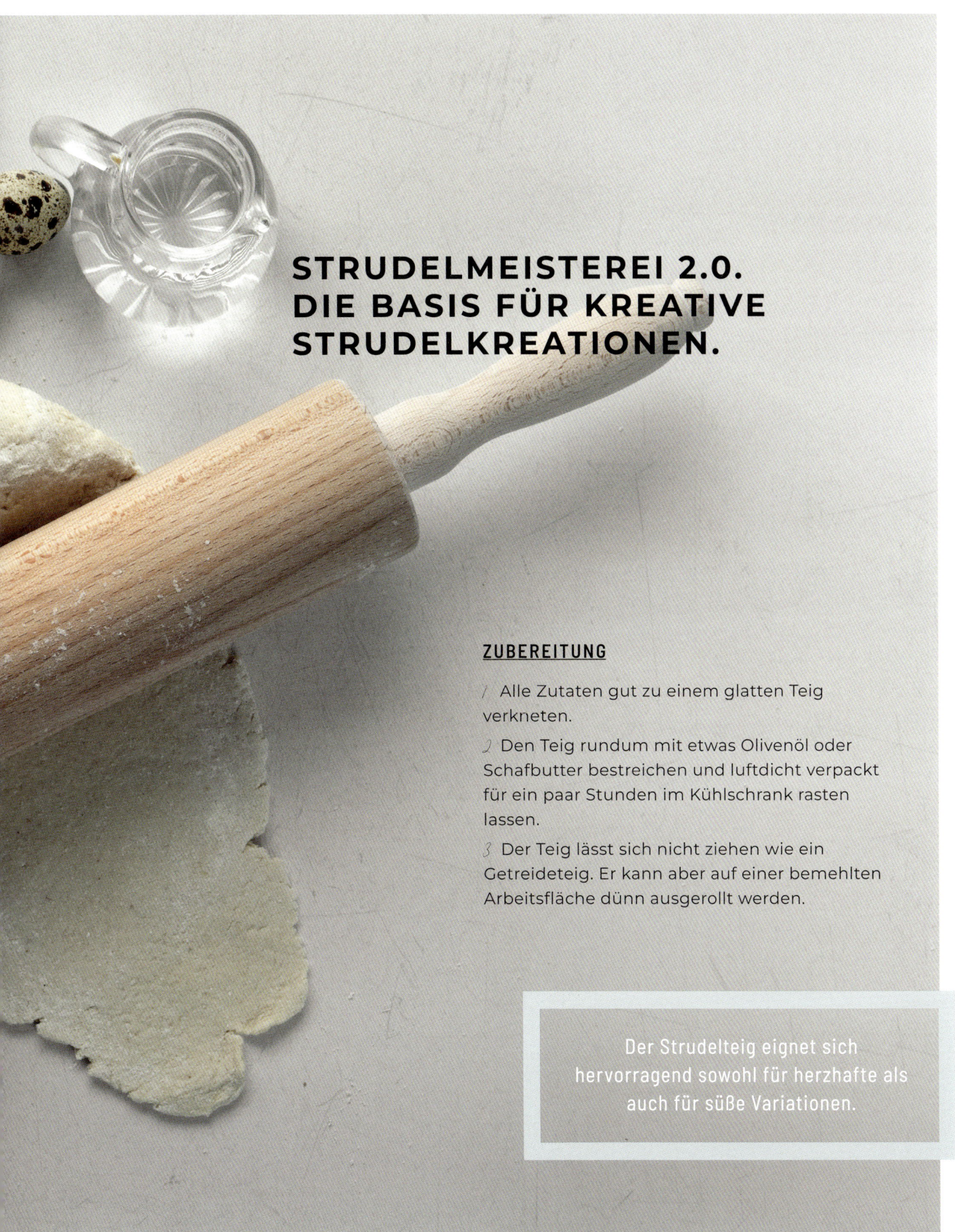

STRUDELMEISTEREI 2.0.
DIE BASIS FÜR KREATIVE STRUDELKREATIONEN.

ZUBEREITUNG

1. Alle Zutaten gut zu einem glatten Teig verkneten.
2. Den Teig rundum mit etwas Olivenöl oder Schafbutter bestreichen und luftdicht verpackt für ein paar Stunden im Kühlschrank rasten lassen.
3. Der Teig lässt sich nicht ziehen wie ein Getreideteig. Er kann aber auf einer bemehlten Arbeitsfläche dünn ausgerollt werden.

> Der Strudelteig eignet sich hervorragend sowohl für herzhafte als auch für süße Variationen.

12 PORTIONEN

BEEREN STRUDEL

ZUTATEN

Strudelteig
siehe Rezept Seite 208

500 g dunkle Beeren
50 g TOBIO Helle Brösel
oder TOBIO Brioche Brösel

30 g Allulose*
50 g Schafbutter

ZUBEREITUNG

1 Strudelteig laut Rezept vorbereiten, am besten am Vortag.

2 Die Beeren entsaften oder durch eine Kartoffelpresse in ein Sieb drücken. Mit Wasser abspülen und den Saft entsorgen. Beiseite stellen und abtropfen lassen.

3 Für die Fülle die Zutaten in einer Schüssel miteinander vermengen und abschmecken. In einer Pfanne Brösel in Butter und Allulose* anrösten.

4 Ein Geschirrtuch ausbreiten, mit TOBIO Helle Bio Backmischung bestäuben und den Strudelteig darauf vorsichtig ausrollen.

5 Für die Fülle zuerst die Brösel gleichmäßig auf dem Teig verteilen, anschließend die Beeren. An den Teigrändern ein wenig frei lassen.

6 Den Strudel mithilfe eines Geschirrtuchs einrollen. Auf ein Backblech heben und mit zerlassener Butter bepinseln. Danach etwa 30 Minuten bei 180 °C Ober-/Unterhitze im vorgeheizten Rohr backen.

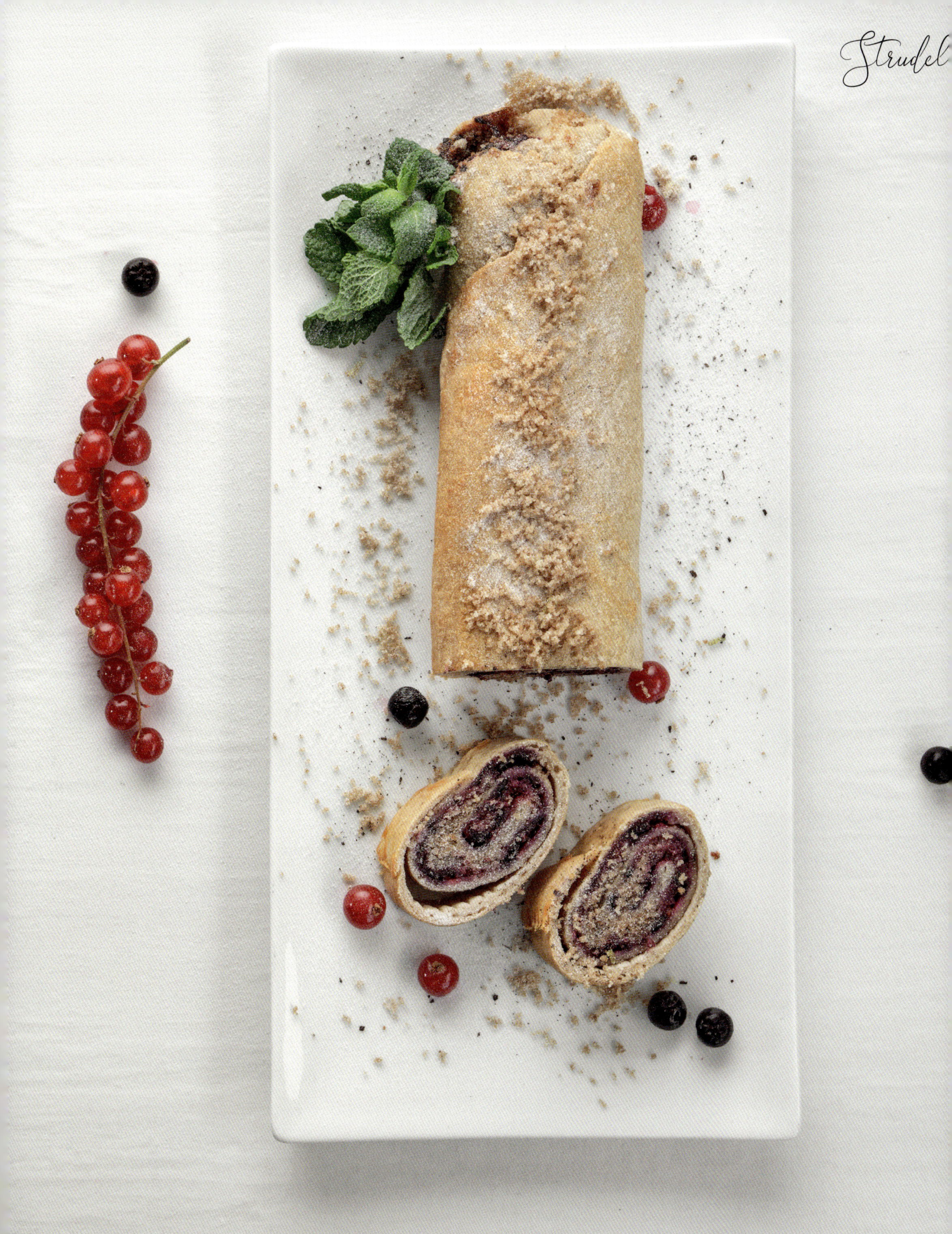

Strudel

12 PORTIONEN

MOHN STRUDEL

ZUTATEN

Germteig
siehe Rezept Seite 196

250 ml Schafmilch
250 g gemahlener Mohn
100 g Allulose*
60 g Schafbutter
1 TL Zimt
2 Wachteleier
Schuss Schafmilch

ZUBEREITUNG

1. Germteig laut Rezept vorbereiten und mindestens 3 Stunden oder über Nacht im Kühlschrank rasten lassen.

2. Für die Fülle Schafmilch in einem Topf erhitzen und den Mohn darin weich kochen. Dann mit Allulose*, Zimt und Butter verrühren, beiseite stellen und abkühlen lassen.

3. Die Arbeitsfläche bemehlen und den Teig darauf messerrückendick ausrollen. Mit der Fülle bestreichen und zusammenrollen.

4. Backblech mit Butter bestreichen, den Strudel darauflegen und vor dem Backen nochmals etwa 30 Minuten gehen lassen.

5. Das Backrohr auf 160 °C Ober-/Unterhitze vorheizen. Wachteleier mit einem Schuss Schafmilch verquirlen. Den Strudel mit der Ei-Milch-Mischung bestreichen und etwa 40 Minuten goldbraun backen.

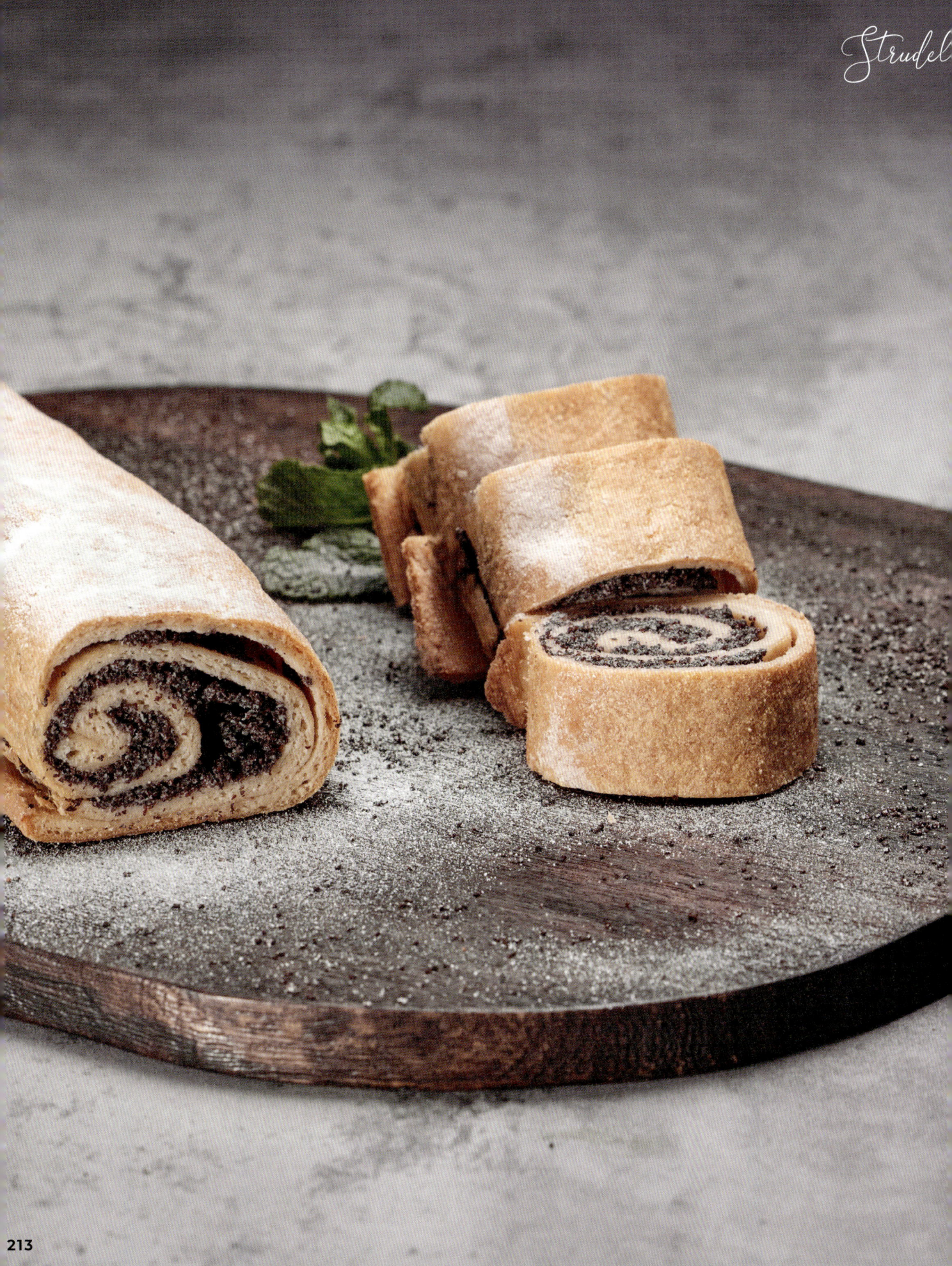

Strudel

Rezept Register A–Z

- Bärlauchsuppe 64
- Beeren-Blechkuchen 182
- Beerenmus 28
- Beerenstrudel 210
- Biskuitroulade 184
- Blätterteig 206
- Bolognese 108
- Brioche 200
- Crépes 164
- Eiernockerl 90
- Eingemachtes Kraut 140
- Eis 170
- Fisch mit Butterschaum 130
- Faschierte Laibchen 148
- Flammkuchen 118
- Frittatensuppe 52
- Frühstücks-Fisch 30
- Frühstücks-Joghurt 32
- Frühstücks-Toast 26
- Gemüsecremesuppe 66

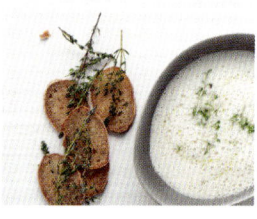

- Geröstete Knödel mit Ei 92
- Germknödel 198
- Germteig 196
- Geschnetzeltes mit Sorghum 142
- Grießnockerlsuppe 54

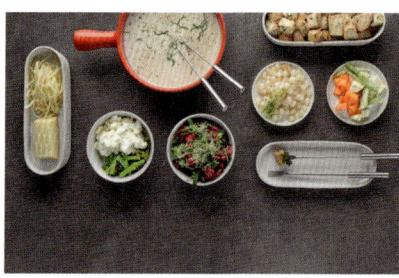

- Grießschmarrn 176
- Grillabend 154
- Gröstl 124
- Gulasch 146
- Ham and Eggs 20
- Hirse-Frühstück-Mix 34
- Innviertler Knödel 132
- Kaiserschmarrn 166
- Käsefondue 128
- Käsekuchen 186
- Käsespätzle 112
- Kaspressknödelsuppe 58
- Klassische Salate 78
- Kohlrabirahmgemüse 136
- Krautsalat 80
- Krautstrudel 134
- Krensuppe 68
- Lammbraten 152
- Lasagne 110
- Leberknödelsuppe 56
- Maronireis 190
- Maronisuppe 62
- Mohnnudeln 192
- Mohnstrudel 212
- Mozzarella mit Pesto 84
- Nockerl-, Spätzleteig 114
- Nudelauflauf 98
- Nudeln mit Käsesauce 102
- Nudelteig 104
- Omelette 22
- Panna cotta 172
- Pizza 120
- Pofesen 202
- Racletteabend 156
- Rindsuppe 50
- Rübensalat 82
- Ravioli 106
- Sauerteig 38
- Saures Rindfleisch 86
- Scheiterhaufen 188
- Schinkenfleckerl 100
- Schneewittchen-Torte 162
- Schnitzel Wiener Art 150
- Schokomousse 174
- Schupfnudeln 116
- Schwammerlgulasch 96
- Schwarzbeernockerl 180
- Semmelknödel 94
- Shakshuka 24
- Strudelteig 208
- Suppenwürze 50
- Süßer Sorghum 178
- Süßkartoffelgulasch 126
- Süßkartoffelschmarrn 122
- Topfenknödel 194
- Waffeln 168
- Zwiebelrostbraten 144
- Zwiebelsuppe 60

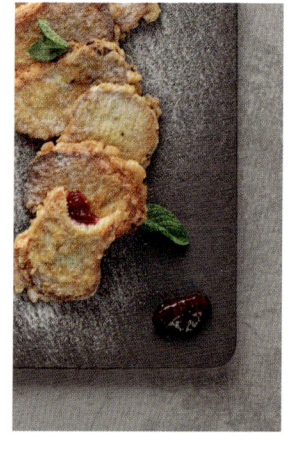

RECHTLICHE HINWEISE

Allulose:
Dieses Produkt oder Lebensmittel wurde bisher nicht für den Verkauf oder die Verwendung in der EU zugelassen. Die Informationen, die in diesem Zusammenhang bereitgestellt werden, dienen ausschließlich zu Informationszwecken und stellen keine Empfehlung für den Kauf oder Konsum dar. Die Verwendung oder der Konsum dieses nicht zugelassenen Lebensmittels geschieht auf eigene Verantwortung. Wir, die Autoren und der Verlag, übernehmen keine Verantwortung für etwaige gesundheitliche Risiken oder rechtliche Konsequenzen, die aus der Verwendung dieses nicht zugelassenen Lebensmittels entstehen können. Zudem wird empfohlen, sich vor dem Verzehr oder der Verwendung des nicht zugelassenen Lebensmittels über die geltenden Gesetze und Vorschriften in der EU zu informieren. Es liegt in der Verantwortung der Verbraucher, sicherzustellen, dass sie nur Produkte konsumieren oder verwenden, die den gültigen Gesetzen und Vorschriften entsprechen. Bevor Sie dieses Lebensmittel kaufen oder verwenden, wird empfohlen, sich über die aktuellen rechtlichen Anforderungen zu informieren und gegebenenfalls professionellen Rat einzuholen.

Haftungsausschluss:
Alle in diesem Buch *Seelenhunger. Wenn Ernährung unsere Seele retten kann.* von Tobias Stumpfl enthaltenen Informationen, Empfehlungen und Rezepte beruhen ausschließlich auf persönlichen Erfahrungen und dienen zu Informationszwecken sowie als kulinarische Anregung. Sie stellen keine medizinischen Ratschläge, Diagnosen oder Behandlungen dar und sind kein Ersatz für professionelle Beratungen oder Behandlungen durch medizinische Fachleute oder Ernährungsberater. Leser und Leserinnen mit spezifischen gesundheitlichen Bedenken, Nahrungsmittelallergien, individuellen Ernährungsbedürfnissen oder medizinischen Zuständen sollten professionellen medizinischen Rat einholen, bevor sie die hier beschriebenen Rezepte oder Ernährungsempfehlungen umsetzen. Wir, die Autoren und der Verlag, übernehmen daher keine Haftung für etwaige gesundheitliche Probleme oder Schäden und nachteilige Konsequenzen irgendeiner Art, die direkt oder indirekt aus der Verwendung der Angaben entstehen. Es liegt in der Verantwortung der Leser, allergische Reaktionen, Lebensmittelunverträglichkeiten oder andere gesundheitliche Bedenken zu berücksichtigen. Es wird empfohlen, bei gesundheitlichen Bedenken sowie vor Änderung der bisherigen Ernährungsgewohnheiten einen qualifizierten ärztlichen Rat einzuholen oder Ernährungsspezialisten zu konsultieren. Wir, die Autoren und der Verlag, übernehmen keine Haftung und Gewähr für die Richtigkeit oder Vollständigkeit der bereitgestellten Informationen und Rezepte.

Alle Urheberrechte, insbesondere das Recht der Vervielfältigung, Verbreitung und öffentliche Wiedergabe in jeder Form, einschließlich einer Verwertung in elektronischen Medien, der reprografischen Vervielfältigung, einer digitalen Verbreitung und der Aufnahme in Datenbanken, sind ausdrücklich vorbehalten. Die Rezepte von *Seelenhunger. Wenn Ernährung unsere Seele retten kann.* sind geistiges Eigentum der Zarastro GmbH.

Das Werk einschließlich aller seiner Teile ist urheberrechtlich geschützt. Jede Verwertung ohne Zustimmung des Verlags oder der Autoren ist unzulässig. Diese kann nur mit schriftlicher Genehmigung von Tobias Stumpfl erfolgen. Gerichtsstand ist Wels.

IMPRESSUM

© 2024 Zarastro GmbH
www.zarastro.com – office@zarastro.com
Alle Rechte vorbehalten.

Kreative Umsetzung und Projektleitung:
AZ-Marketing GmbH, www.az-marketing.at
Inhalte und Rezepte: Tobias Stumpfl
Statements: Christian Gersch, Elisabeth Grabmer, Markus Grillenberger, Karin Stumpfl
Lektorat: Impuls Büroservice GmbH
Fotos Cover, Food, Nature, Packagings,
Tobias Stumpfl, Karin Stumpfl, Familie Stumpfl,
Markus Grillenberger: Momentum Pictures,
www.momentum-pictures.com
Foto Christian Gersch: Christian Gersch
Foto Elisabeth Grabmer: Stefan Fürtbauer
Fotos DS „Fleischliche Leckerbissen": Shutterstock
Weitere Fotos Tobias Stumpfl: privat
Illustrationen wurden teilweise mit KI erstellt.
Kochen und Foodstyling: Markus Grillenberger,
www.markusgrillenberger.com
Produziert in der EU
Vertrieb: Amalthea Signum Verlag GmbH
Am Heumarkt 19, 1030 Wien, Telefon (+43-1) 7123560
verlag@amalthea.at, amalthea.at
ISBN 978-3-99050-275-4

Irrtümer und Druckfehler vorbehalten.
Für Angaben und Inhalte wird keinerlei
Verantwortung und Haftung übernommen.

Statement

WOHL BEKOMM'S!

TOBIAS STUMPFL

Wie kam es zu TOBIO? Oder anders gefragt: Was hat ein Softwareentwickler, ein Unternehmer, ein Pilot mit Kochrezepten und Lebensmittelzutaten zu tun? Er experimentiert, optimiert, innoviert, und er setzt auf die Kraft der Sinne. Genuss, der gesund macht. Diese Idee macht TOBIO zu TOBIO!

Dieses Buch versteht sich als Impulsgeber auf Ihrer Reise zur Gesundheit. Verwandeln Sie Lebensmittel in Erlebensmittel. Lektinfreie Gesundmacher sind Mutmacher und Muntermacher. Sie lassen Gaumen, Herz und Organismus jubilieren. Wohl bekomm's!

ÜBRIGENS, DIE 6 SINNE KÜCHE IST KEINE DIÄT-KÜCHE.

Sondern eine Lebensphilosophie für Menschen, die lange gesund bleiben wollen. Basierend auf neuesten Forschungsergebnissen und Erkenntnissen gesunder, nachhaltiger Ernährung.

ZUM G...
KANN ...
GLÜCK...
ESSEN...